한의사가 꼭 알아야 할

서양약초

西洋藥草

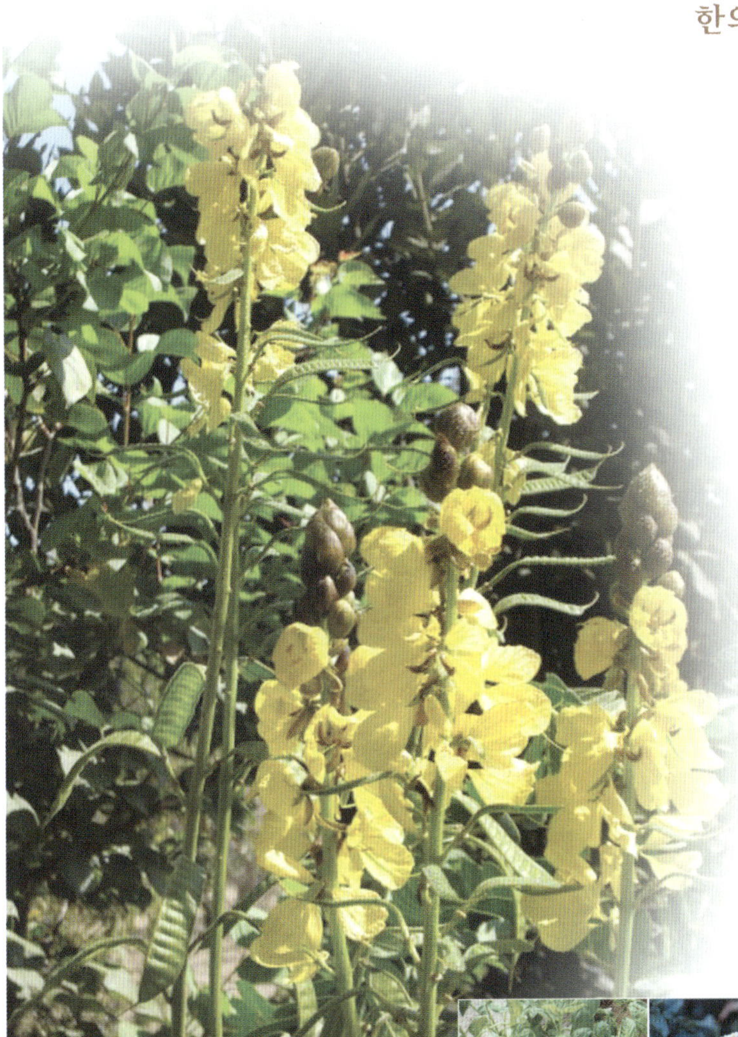

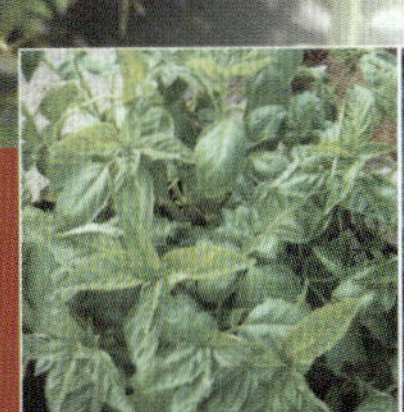

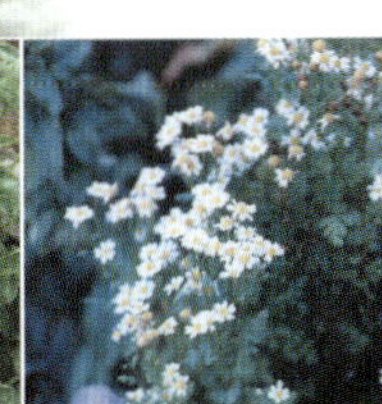

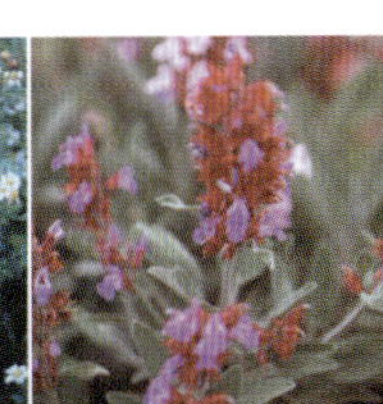

서 문

1992년으로 기억된다. 집에서 취미로 기르고 있던 서양약초가 건강식품점(health food store)에서 캡슐(Capsule)로 만들어져 팔리고 있었다. 상점을 둘러보니 많은 약초들이 단방(single herb)으로 만들어져 진열되어 있었다. 한방에서는 환자의 증상에 따라 여러 가지 약재(藥材)를 사용하는데 단방으로 치료를 돕는 약초의 종류들이 많은 것에 놀라웠다.

단일 약초로 증상을 개선시키고 건강을 증진시키는 손쉬운 방법에 흥미를 느꼈다. 그날 이후 서양 약초를 판매하는 건강식품점, 약초상점들을 돌아보며 어떠한 약초가 판매되고 사용되는지 조사를 하고, 더불어 산, 계곡, 사막 등을 다니며 약초를 채취하고 또한 종류별로 재배하며 연구를 시작하였다. 공부를 할수록 미국의 약초 세계가 엄청나다는 것을 느끼며 시간이 지날수록 많은 사람들한테 여러 형태로 보급되어 사용되는 것을 알 수 있었다.

미국인들의 가정에 비타민이 없는 가정은 없을 것이다. 이와 같이 이제는 서양약초도 비타민과 같이 모든 가정에 거의 보급된 상태이다(모든 약국, 건강식품점, 심지어는 대형마트에서도 취급). 시간이 흐르면서 지금은 치료의 중요한 보조 약재로 또는 치료 목적으로 사용되고 있다. 이러한 과정에 필자는 주요 일간지에 서양약초를 연재하며, 한의사 및 교민들을 상대로 강의를 하고 서양약초의 보급에 노력을 기울였다. 그러나 이 곳 미국인들의 사용에 비하면 미비한 수준이라 그 동안의 연재와 강의에 새로운 내용을 추가하며 책으로 엮기로 하였다. 책을 내는 까닭은 간단하다. 미국인들이 손쉽게 건강을 목적으로 역시 치료에 응용하는 단약들을 우리 미주에 살고 있는 교민들도 이용한다면 참 좋겠다는 것이다. 이것이 진정 신토불이가 아니겠는가?

신문연재 중 효과를 본 많은 한인들이 감사 전화와 격려에 감사를 드리고, 이러한 서양 약초의 효과가 많은 교민들에게 있기를 바란다. 아직까지 한글로 소개된 책자가 없는 만큼 부담감과 사명감을 가지고 하였다.

필자가 환자들에게 사용한 약초들과 경험을 통하여 얻은 지식을 위주로 하였으나. 서양 본초학자(herbalist)들의 경험도 기재하는데 소홀히 하지 아니하였다. 약초들은 필자 자신이 씨앗에서부터 때로는 모종으로부터 시작하여 약재로 쓰여질 때까지의 모든 과정을 경험하며 약재의 특징을 보고 치료에 응용하였다. 환자들에게 약초를 적용하며 기대 밖의 효과도 나름대로 기록하였다. 때로는 이곳 미국인들이 어떻게 사용하는지, 개개인에게 물어보기도 하고 또는 현지 아메리칸 인디안(American Indian)들의 전통적인 사용 방법들을 직접 체험해보기도 하며 가능한 한 약초의 안전성과 치료 효과에 중점을 두었다.

지금 돌아보면 아직도 미흡한 점이 많다. 이제 미국에서 살면서 우리 한국인도 미국인과 같이 치료제로, 보조제로 더 많은 혜택이 있기를 바란다. 특별히 근대에 들어 한국에서도 서양약초가 치료에 자주 이용되고 있다는 소식도 들리며 향기요법(Aroma theraphy) 등이 유행하고 있는 것으로 안다. 서양약초는 향기요법에서 가장 많이 쓰이는 약재로 향기요법 치료사에도 이 책이 도움을 주리라 본다. 서양약초를 사용하는 도중에 의문이 있으면 주저하지 말고 한의사나 약초연구가에 문의하여 사용하기 바란다. 병의 치료가 어떤 한 가지 방법으로만 되는 것이 아니다. 이 곳의 약초가 부디 건강 증진과 질병 치료에 도움이 되기를 바란다.

책이 나오기까지 도와준 모든 분들께 감사드리며, 특히 저희 어머니, 아버지, 장인, 장모님, 아내, Sydney, Sophia, 컴퓨터에 이 많은 글을 입력해 주신 강정호 선생님, 최수근 목사님, 그리고 많은 자료로 격려를 해주신 김상범 박사님, 중앙일보 김완신 선생님, 박윤섭 선생님, 안준성 선생님, Thomas Lee 목사님, 박진덕 선생님, 방익수 목사님, Esther 선생님, 이지선 선생님, 권숙자 선생님, 송경순 선생님, Michael Visnic, Durbin Knox에게 감사드립니다.

특히 저와 함께 다니며 사진을 찍고 궂은 일을 묵묵히 해준 아내에게 다시 한 번 가슴깊이 감사합니다.

Red Hill에서 저자씀

차 례

*한국이름은 이곳에서 사용되는 영어이름을 그대로 한글로 표기하였다.

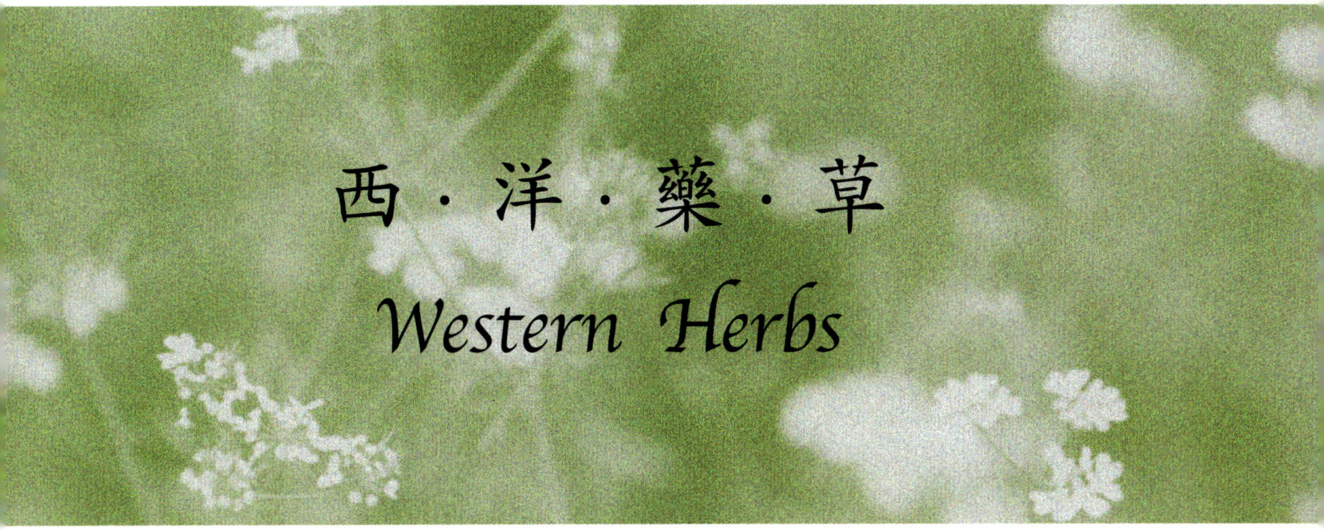

西 · 洋 · 藥 · 草
Western Herbs

Aloe Vera 알로에 베라

Aloe Barbadenis

서양을 대표할 수 있는 명약 알로에는 백합과에 속하는 잎이 두껍고 즙이 많은 식물로 '사막의 백합(Lily of the desert)'이라고도 부른다. 한때 한국에서도 치료약의 대명사로 불릴 정도로 많은 수요가 있었으며, 이곳 미국에서 화장품, 치료약, 음료수 등 광범위하게 사용되어지는 약초이다.

알로에(Aloe)는 그 종류만 하더라도 500여종에 달하고 있는데 그 중에서도 알로에 베라(Aloe Vera : vera(베라)는 라틴어에서 온 것으로 '참'이란 뜻)는 3,500년 이상을 써 온 가장 효과가 있는 알로에 중의 하나로 인정되고 있다. 인도의 전통적인 의술인 아유얼베다(Ayurveda)에서는 알로에 베라액은 "여성미를 넘치게 하고 여성의 원기를 회복시키는 중요한 강장제"로 사용하고 있다. 범어(고대 인도의 언어)로 Aloe는 여신(女神)을 뜻하는데 이것은 인도의 여성이 알로에를 일상생활에서 아름다움과 노화 방지를 위하여 사용했음을 나타내는 것이다.

인도의 여성뿐 아니라 그 옛날부터 전설적 미인으로 알려진 클레오파트라도 알로에 베라액으로 매일 피부를 윤택하게 하였다 하며, 나폴레옹의 부인인 죠세핀(Josephine) 역시 알로에와 우유를 사용해 피부를 보호하였다 한다. 지금도 세상의 많은 여성들이 피부를 아름답고 부드럽게 하기 위하여 알로에 베라를 사용하고 있으며 유명 화장품의 경우에도 이 약초를 주요성분의 하나로 사용하고 있다(예 : Nu Skin Intensive Eye Complex).

이 외에도 알로에 베라는 자연방취제(Deodorant)로서 사용되고 있다. 아프리카 원주민들은 사냥하기 전에 전신에 알로에 베라액을 발라 인체에서 나는 냄새를 제거하는데 이용하고 있다. 그러나 무엇보다도 알로에 베리는 '구급 치료 약초'로 알려져 있다. 미생물의 빈식을 억제하고 죽은 세포의 제거를 촉진하는 동시에 살아있는 세포의 기능을 활성화시키고 통증을 완화시키며 상처의 흉터를 최소화시키는 능력이 우수하다.

[주요기능]

- **각종 상처 및 화상(햇볕, 수증기)치료에 쓰인다.**

  알로에 베라의 상처 치료에 관한 과학적 증명은 1935년 '미국의학잡지(American Medicine

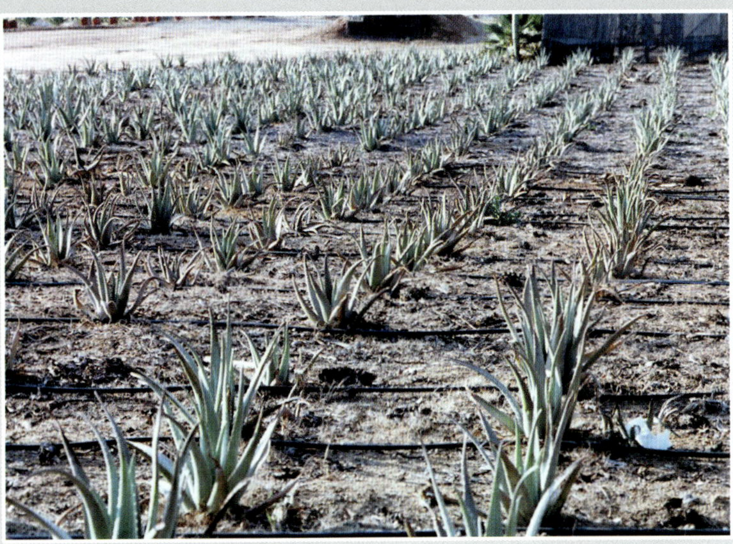

Journal)'에 최초로 기록되었다. 여기서는 X-ray 화상을 입은 여인이 알로에 베라액으로 성공적인 치료를 하였음을 실었다. 뿐만 아니라 독이 있는 담쟁이덩굴(Poison Ivy), 오크 나무(Oak tree)로 인한 피부가 가려움에도 좋은 효과가 있다. 알로에 베라는 가격도 싸고 실내에서도 키우기 쉬우므로 구급약초로 갖추어두면 여러 용도로 유용하게 쓸 수 있다.

- **감염 예방**

알로에 베라는 상처 치료능력뿐 아니라 감염 예방에 효과가 있음이 여러 연구를 통하여 발표되었다.

- **피부보호제로 사용(피부를 윤택하게 함)**

자연보습제(自然補濕劑)로 많이 쓰이며 주름살의 진행을 방지하고, 여드름, 건선, 도장 부스럼, 대상포진 등 피부에 관한 여러 질환에 알로에 베라 좋은 효과를 나타낸다(피부의 보습 효과 및 보호는 생잎의 즙(Gel)을 이용하는 것이 좋다. 민감한 피부는 경우에 따라 거북함을 느끼게 되는데 이런 때는 사용을 중단하고 한의사나, 피부과의사와 상의한 후 사용하기 바란다).

- **간 기능을 조절하고 월경전증후군에 대한 효과가 좋다.**

1찻숟가락 정도를 하루에 한 번씩 3~6개월가량 복용한다.

- **질 이스트 감염(Vaginal yeast infection), 혈액암, 당뇨병 등에도 사용하고 있다.**

- **한방에서는 알로에 베라액을 말려 노회(蘆薈)라 이름하여 통변약으로 이용하고 있다.**
  성질은 차고 맛은 쓰며 주로 열로 인한 변비를 치료하고 간(肝)에 熱이 있을 때 나타나는 옆구리 통증, 두통, 불안, 충혈된 눈에 사용하고 있다.

[사용방법]

- 피부질환에는 직접 잎에서 채취한 액(Gel)을 사용한다.
- 내복으로는 1찻숟가락을 하루에 한 번 복용한다.
- 햇볕으로 인한 화상(sun burn)에는 신선한 알로에의 껍질을 벗겨 회상 부위에 직접 붙인다. 1~2시간마다 새로운 잎으로 교체한다. 보통은 하루만에도 화기(火氣)가 가라앉는다.

주의

- 알로에 베라 즙에는 안트라퀴논(Anthraquinone)이라는 변을 통하게 하는 물질이 있다. 이 물질은 다른 통변제(예 : 번사엽)에도 함유되어 있으나 유독 알로에 베라의 통변작용은 격렬하여 장경련, 설사 등을 초래할 수 있기 때문에 이곳의 본초학자들은 통변제로서의 사용은 권하지 않는다. 만약 시중에 나와 있는 알로에 베라 제품을 변비약으로 쓰더라도 정해진 용량을 초과해서는 안 된다.
- 임산부와 어린아이에게 모유를 주는 어머니는 복용을 금한다. 알로에 베라의 배변기능이 자궁수축을 자극하여 유산의 원인이 될 수 있으며, 모유를 통해 어린아이가 섭취하게 되면 위경련, 설사의 원인이 될 수 있다.
- 소화도 궤양, 치질, 대장염, 게실염(diverticulitis)이 있는 분은 증상을 악화시킬 우려가 있으므로 복용을 금한다.
- 위부에 냉통(冷痛)이 있거나, 잦은 구토 등이 있으며 몸이 자주 쉽게 피곤한 사람은 사용을 금한다.
- 알로에 베라는 외용할 경우 안전하나 혹, 상업용 제품은 알로에 베라의 성분 외에 향료 및 다른 첨가물을 포함하고 있으므로 피부가 민감한 사람은 알러지 현상이 일어날 수 있다. 때문에 제품을 사기 전에 설명문을 확인하여 사용하기 바란다.

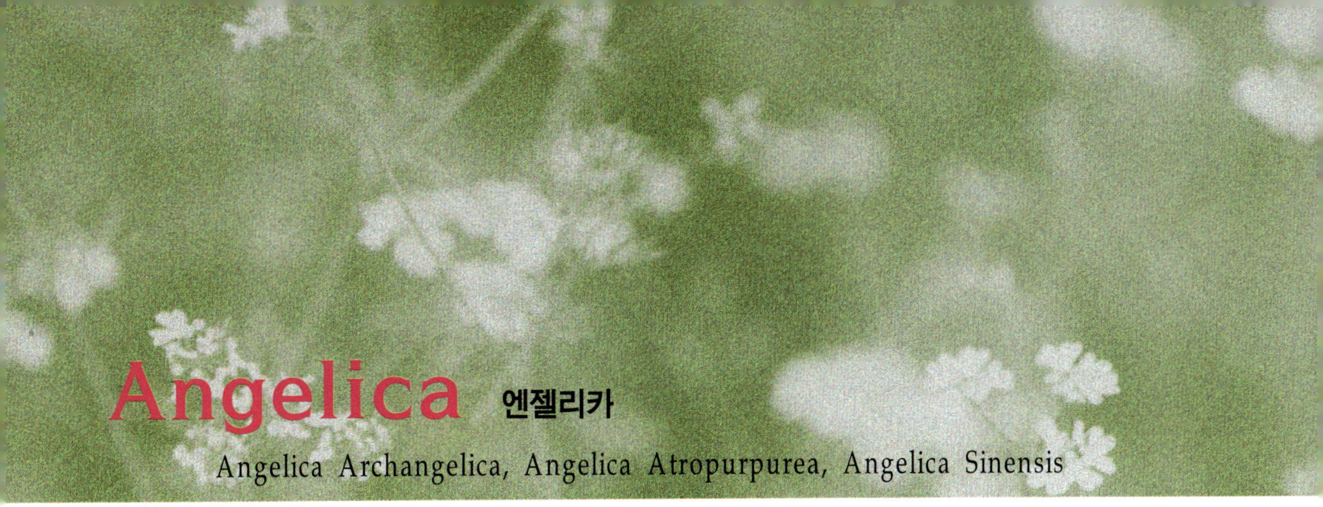

Angelica 엔젤리카

Angelica Archangelica, Angelica Atropurpurea, Angelica Sinensis

한 수도승의 꿈에 재앙을 치료하는 약초로 천사가 내려 주었다하여 엔젤리카라는 이름으로 전해오는 '천사의 약초'는 미나리과에 속하는 2년생 식물로 50cm~1m 가량 크며 줄기의 속은 비어 있고 밝은 녹색의 잎과 하얀 꽃이 우산처럼 피어난다. 엔젤리카는 온화한 지역 어디서건 잘 자라나 약간 습하고 그늘진 곳을 선호한다.

수천년 동안을 인류에게 신비와 치료 약초로 제공되고 있으며, 북미 뿐 아니라 아시아, 유럽 등 세계 각지에서 널리 사용되고 있다. 특히 일본의 하찌조섬(Hachijo Island)에서 자생하는 엔젤리카는 명일엽(明日葉) 또는 '신선초'로 불리는 낯익은 약초로 각종 성인병에 효과가 뛰어나다.

유럽산 엔젤리카는 1천년 이상 신비의 약초로 소개되었으며 유럽 농민들은 엔젤리카 잎사귀로 만든 목걸이를 그들의 어린아이들이 질병과 부정한 기운이 침범하지 못하도록 목에 걸기도 하였는데 이것은 엔젤리카가 결코 마귀들이 사용한 적이 없는 약초의 하나로도 평판이 나 있었기 때문이다. 중국에서는 모든 부인과 질환문제에 사용될 뿐 아니라 강장제로서 사용되고 있으며 인도의 아유얼베딕(Ayurvedic) 의사들도 월경이상, 관절염, 복부 통증과 감기, 독감 등에 처방하고 있다.

17세기에 들어와서 엔젤리카는 감기와 호흡기질환을 치료하는 약초로 유행하게 되었다. 이것은 엔젤리카의 줄기가 마치 인체의 기관지 및 폐처럼 속이 빈 형태를 하므로 인체의 호흡기 문제에 적용한 것이다. 이러한 것은 식물의 모양을 통하여 치료 작용을 인식하는 '표시의 학설(Doctrine of Signatures)'에 기인한 것으로 오늘날도 많은 새로운 약초들이 이 학설에 따라 각각의 질환에 시도되고 있다. 역시 당시의 영국 본초학자인 니콜라스 컬페퍼(Nicholas Culpeper)는 이 약초의 즙을 침침해지는 눈과 청력이상, 치통 등에 응용하였다.

유럽의 신대륙 개척자들이 북미에 도착하였을 때 그들은 많은 인디언 부족들이 미국의 엔젤리카를 유럽에서 사용하던 방법과 같은 유사한 질환에 사용하고 있음을 발견하였다. 예컨대 호흡기질환, 폐결핵 등에 사용하였는데 이러한 방법은 현대적 사용 방법에서도 마찬가지로 활용하고 있다.

19세기 미국의 절충학파*들은 가슴앓이(Heart burn), 소화불량, 기관지염, 학질, 장티푸스(Typhoid) 등에 엔젤리카를 추천하였다.

---

* 절충학파(eclecticism, electic ; 절충주의자)
  의학의 많은 요법 중에 좋은 부분만을 취하여 적용하는 의학의 한 유파. 미국에서 유행했고 약초요법에 의존하기도 하였다.

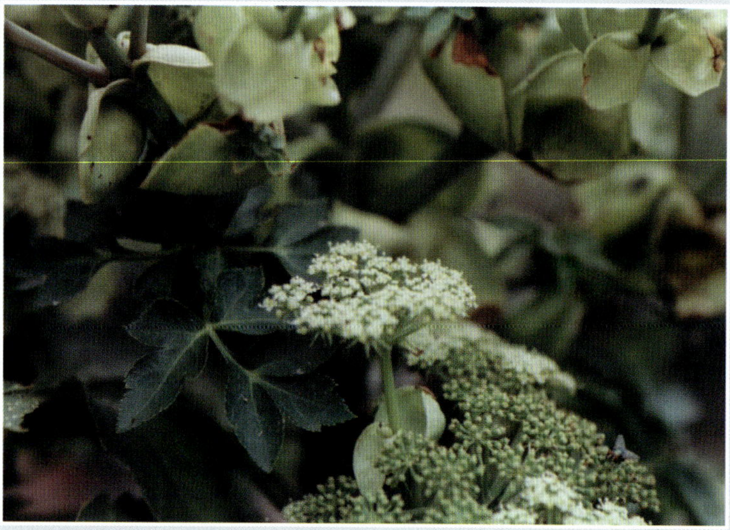

오늘날 엔젤리카는 서양 약초 중에서도 '보약'이라 일컬을 수 있으며 인체의 허한 기운을 북돋아 주고 따뜻하게 해주는 강장의 효과가 있다. 부인과 질병을 비롯해 산후의 몸조리에도 효과적으로 쓸 수 있는 약초이다.

[주요기능]

- **혈액 생성에 관여하는 중요한 약초이다.**

  엔젤리카는 혈액의 생성을 촉진한다. 각종 부인과 질환의 치료 뿐 아니라 강장기능 역시 탁월하고, 특히 혈액부족으로 인한 월경의 지연 또는 중지, 월경통에 효과가 우수하며 빈혈로 자주 어지럽거나 각종 허증성 통증에도 사용한다.

- **산후 혈체로 인한 통증 및 여성들의 신체허약에 사용한다.**

  여성들은 신체적 구조상 혈액의 소모가 많아 혈로 인한 각종 문제가 발생할 수 있다. 엔젤리카를 각종 여성 질환에 적절히 사용하면 좋은 효과를 볼 수 있다.

- **변비치료에 쓰인다.**

  체력이 약화되어서 나타나는 변비와 진액 및 혈액 부족으로 인한 변비에 효과가 좋다.

- **호흡기질환에 사용한다.**

  독일의 한 연구에서는 이 약초가 기관을 편안케 하므로 기침, 감기, 기관지염 천식 등에 가치있는 식물로 평가하였다.

- **소화기능을 돕는다.**
  식물의 모든 부분이 소화를 도우며, Gas, 급성복통 등을 완화시킨다.
- **말초혈관의 순환을 개선시킨다.**
  말초혈관의 순환장애로 나타나는 손발의 마목감, 차가움 등에 우수한 효과가 있다.
- **관절염에 효과가 있다.**
  일본의 한 연구에서는 엔젤리카가 염증을 억제하는 효과가 있는 것으로 발표하였다.
- **간염, 간경화로 인한 간의 저하된 기능을 개선시키는 효력이 있다.**

이외에도 상처회복을 촉진하며 위궤양, 내장통, 손발의 동맥이 좁아지는 질환인 탈저(脫疽), 즉 '버거씨병(Burger's Disease)'이라 하는 질환에 사용하고 있다. 엔젤리카는 비타민 E와 칼슘(Calcium) 등을 함유하고 있다.

[사용방법]

- 잎과 줄기는 여름에 채취하고 씨는 늦은 여름 잘 익은 것을 따며 뿌리는 1년 가량 자란 이듬해 10~11월에 채취하여 말렸다 사용한다.
- 1찻숟가락의 으깬 씨 또는 말린 잎을 1컵의 끓인 물에 10~20분 담갔다 마신다.
- 3찻숟가락의 잘게 부순 말린 뿌리를 3~4컵의 물과 10분간 끓인 후 하루에 3번 나누어 마신다.
- 정기(Tincture)는 1/2 또는 1찻숟가락을 하루에 2번 복용한다.
- 급성복통에는 본 약초에 애니스(Anise), 페넬(Fennel), 민트(Mint), 리코리스(Licorice)를 첨가하면 효과가 더욱 좋다.
- 호흡기질환과 혈액순환에는 주로 뿌리를 사용하나 줄기 및 씨도 적용할 수 있다.
- 류마티스성 통증, 근육통증에는 뿌리를 갈아 술에 타서 환부에 적용한다.

주의

- 임산부와 2살 이하는 복용을 금하고 65세 이상은 적은 양에서 시작하여 필요에 따라 양을 늘린다.
- 당뇨환자 역시 혈당을 높일 수 있다는 보고가 기록되었으므로 사용 전 전문한의사와 반드시 상의한다.
- 비위(脾胃)기능이 약하여 설사가 자주 있는 경우 역시 전문한의사와 상의하여 복용한다.
- 신선한 엔젤리카 뿌리는 독성이 있으므로 반드시 말렸다 사용한다.

연방식품의약국(FDA)에서는 일반적으로 안전한 약초로 규정하고 있으나 장기간, 특정한 질환을 치료할 목적으로 사용할 때에는 전문가와 상의한다.

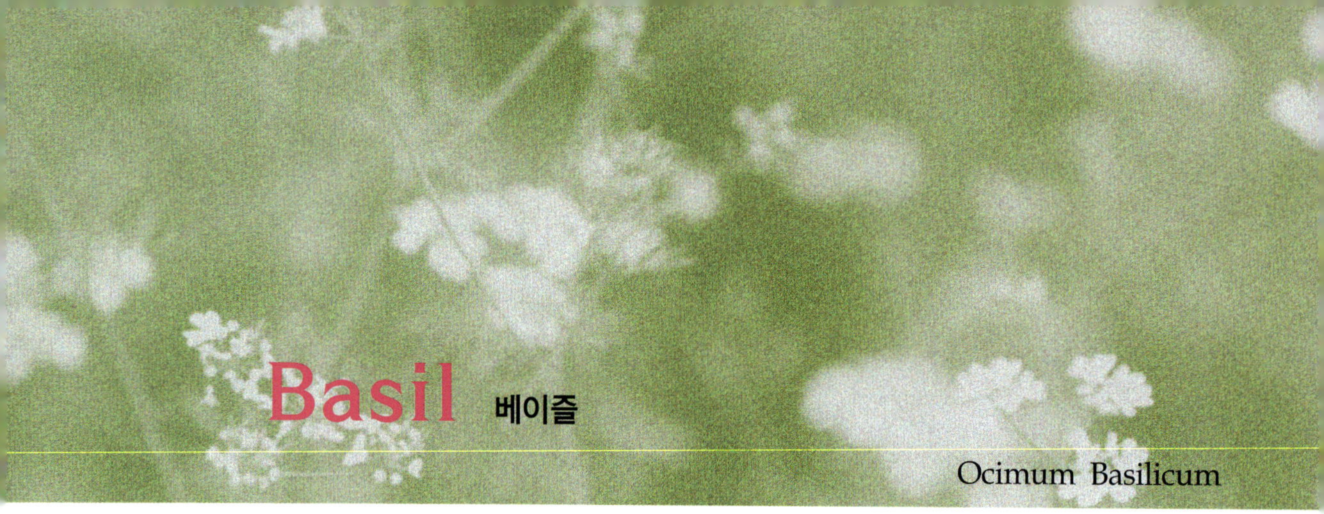

Basil 베이즐

Ocimum Basilicum

이탈리아 음식점에 들어가 보면 이제는 한국인들도 자주 접하게 되는데 아마 이탈리아인들이 쓰는 양념이 우리한테 익숙해 있는 것들이 많이 있는 까닭이 아닌가 한다. 특히 베이즐을 주원료로 하여 마늘과 잣을 넣은 페스토(Pesto)라는 소스(Sauce)는 이탈리아 음식에 자주 쓰이는 양념으로 이탈리아 음식을 처음 대하는 한국인에게도 식욕을 돋구는 맛과 향기가 뛰어난 양념이다.

베이즐은 서양요리에 널리 쓰이는 약초이나 치료 약초로서의 효능 또한 우수하여 수세기 동안 사랑을 받아 왔다. 문헌에 기록된 세계 여러 나라의 베이즐 사용을 볼 것 같으면 이탈리아 여인들은 그 독특하고도 은은한 향기의 베이즐 화분을 발코니(Balcony)에 놓아둠으로써 애인을 받아들일 준비가 되어 있음을 나타냈으며, 북유럽에서는 사랑하는 사람들이 베이즐 가지를 서로 주고받음으로써 '진실'과 '충실'하기를 약속하였다.

인도에서는 신성한 약초로 숭배하여 야생에서 자라는 베이즐은 '성스러운 베이즐(Holy Basil)'이라 부르며 귀히 여겼다. 특히 인도에서 추앙받는 신(神)인 '비슈누(Vishnu)'와 '크리슈나(Krishna)'에 바쳐진 약초로 존중되었고 생명을 지켜주는 약초로 믿었다.

서인도 제도의 공화국인 아이티(Haiti)에서도 베이즐에는 보호하는 힘이 있는 것으로 믿고 있으며, 그곳의 상점 주인들은 '행복과 부'를 바라며 베이즐물을 상점 주위에 뿌리기도 한다.

필리핀에서는 도장 부스럼으로 불리는 백선에 습포로 사용하고 있으며 또한 임산부가 출산을 유도하기 위하여 베이즐 차를 마시기도 한다.

말레반도(Malaya)에서는 구충제 및 월경촉진제로서 사용되고 있다.

이렇게 유럽 뿐 아니라 세계 여러 나라에서 중요하고 귀한 약초로 사용하고 있었으나 북미에서는 그렇지 못하였다.

다만 연방농무성(US. Department of Agriculture)의 의료 약초에 관한 자료에 따르면 베이즐은 모든 질병에 사용할 수 있는 약초임을 보여주고 있는데, 예를 들면 알콜 중독, 권태, 산후 회복, 콜레라, 감기, 변비, 경련, 기침, 경풍, 난청, 환각, 헛소리, 설사, 우울증, 심장기능부전에 의한 부종, 이질 및 특별히 영유아나 소아에게서 알러지, 이물감염 등으로 인두가 급성으로 폐쇄되는 위막성 후두염 등 실로 우리 주위에 있는 많은 질환에 사용할 수 있는 약초임을 알려주고 있다.

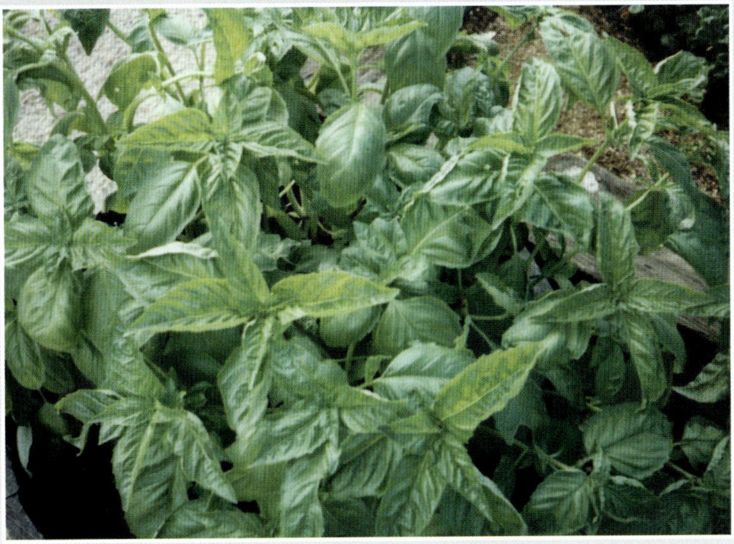

[주요기능]

- **장내 기생충 박멸에 쓰인다.**
  베이즐 오일은 장내 기생충을 제거하는 확실한 효력을 가지고 있음이 임상을 통해 증명되었다.

- **여드름 치료에 사용한다.**
  한 연구에 의하면 베이즐은 피부에 서식하는 박테리아를 죽이는 효과가 우수하며 베이즐 오일을 이용하여 성공적으로 여드름 치료가 되었음을 보여주고 있다.

- **면역 기능을 강화시킨다.**
  동물 연구에 따르면 베이즐이 질병과 싸우는 항체의 생산을 20% 증가시키는 것으로 나타났다.

- **취침 전 베이즐차는 편두통과 불안, 초조 등에 좋은 효과가 있다.**

- **입안이나 인후부의 이스트 감염(Yeast infection) 또는 칸디다증에 가글(Gargle)로 사용한다.**

- **혈액순환을 촉진한다.**

여성의 출산 전후에 모두 베이즐차를 사용할 수 있다. 이외에도 소화기능을 촉진하고 식욕을 돋구는 약초로 효과가 우수하다.

[사용방법]

- 여드름 치료에는 베이즐을 진하게 달여 피부에 바르며 역시 '베이즐정기'를 사용할 수 있다.
- 보통 2~3찻숟가락의 말린 베이즐을 1컵의 끓인 물에 10~20분 정도 담갔다 하루에 3번 복용한다.
- 베이즐 정기는 1/2~1찻숟가락을 하루에 3번 마신다. 베이즐은 향긋한 냄새와 함께 많은 영양물질을 함유하고 있으며 암 예방에 효과가 있는 것으로 알려진 비타민 A와 C가 있어 건강을 위한 차로도 가치가 있다.

주의

- 어떤 약초와도 마찬가지로 많은 양을 장기간 사용할 때는 본초학자나 한의사와 상의하며 임산부의 경우 적당량의 복용은 안전하나 치료용으로서의 사용은 전문가와 상의해야 한다.

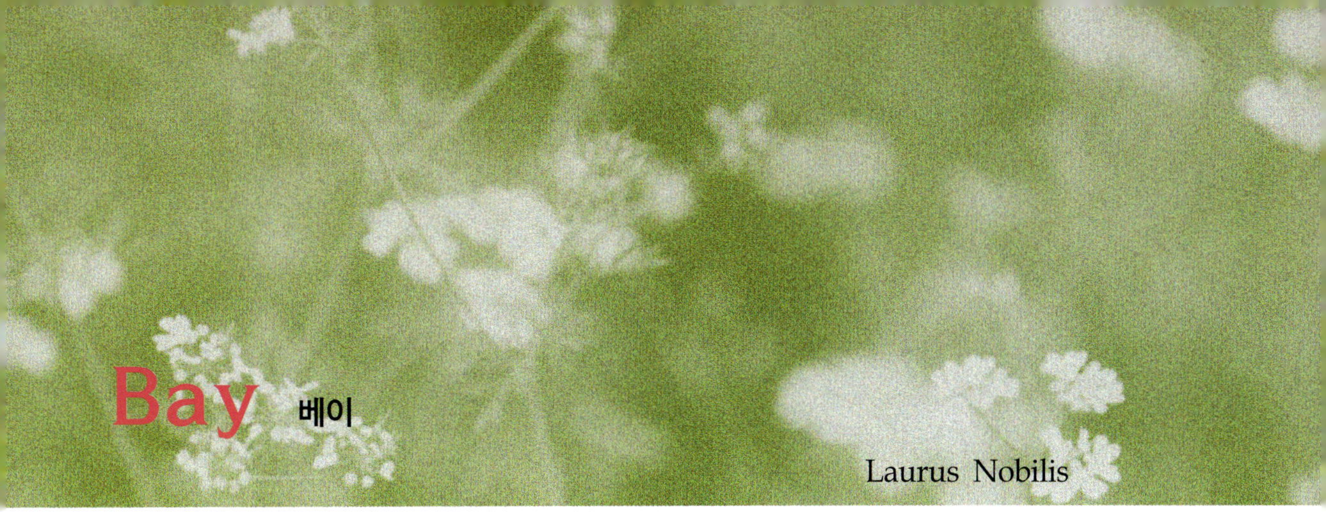

Bay 베이

Laurus Nobilis

고대에서는 시인들이나 최고의 운동가들에게 화관으로 사용되었던 베이는 우리에게 우승과 명예의 표시인 월계수라는 이름으로 익히 알려진 약초이다. 오늘날에는 바퀴벌레를 쫓는 약초로도 많이 이용되고 있는데 "변하지 않는 것은 이 세상에서 아무 것도 없다"는 周易(주역)의 이치를 한 약초를 통해서도 느끼게 된다.

베이는 잔잔한 향기를 품고 있는 상록수 또는 상록관목으로 지중해 연안이 원산지이다. 보통은 자그마하나 미국에서는 드물게 20feet 이상 되는 큰 나무도 눈에 띈다. 전통적으로 가장 영광스러운 약초로 사용된 베이는 본초학자들 사이에는 고귀한 약초로 많은 기능을 가진 것으로 평판이 나 있다.

2세기 때의 의사인 갈렌(Galen)은 베이의 잎과 열매에 상당한 치료 효과가 있으며, 특히 관절염에 좋은 효과가 있다 하였다. 또한 월경을 촉진하는데 사용한 기록을 볼 수 있는데 이러한 용도는 1,500여년이 지난 이후에도 영국의 본초학자인 니콜라스 컬페퍼(Nicholas culpeper)에 의해 유사하게 사용되었다. 컬페퍼는 이외에도 기침, 가려움증, 감염 질환 등에도 베이를 사용하였는데 당시로서는 베이의 약효가 대단한 것으로 각광을 받았다.

이후 시간이 경과함에 따라 여러 질환에 응용한 컬페퍼의 사용법이 치료에 널리 이용되지 못하였으며 다만 관절염과 여성의 건강을 위해 주로 이용되었음을 알 수 있다. 중동 지방에서는 정기(Tincture)로 만들어 관절의 통증이나 마목감(痲木感)에 외용으로 사용하였으며 또한 출산을 유도하거나 낙태를 시도하기 위하여 내복하기도 하였다.

미국의 인디언들과 초기 식민지 개척자들은 베이를 출산과 월경촉진, 관절염, 두통, 위장통, 요도의 문제, 벌레에 물렸거나, 상처 등에 사용하였다. 그러나 19세기에 이르러서는 치료 약초로서의 기능이 다소 약화된 감이 있으며 단지 절충학파들의 교과서인 '킹의 미국약전주해(King's American Dispensatory)'에 관절통의 치료약으로 기재되어 있다.

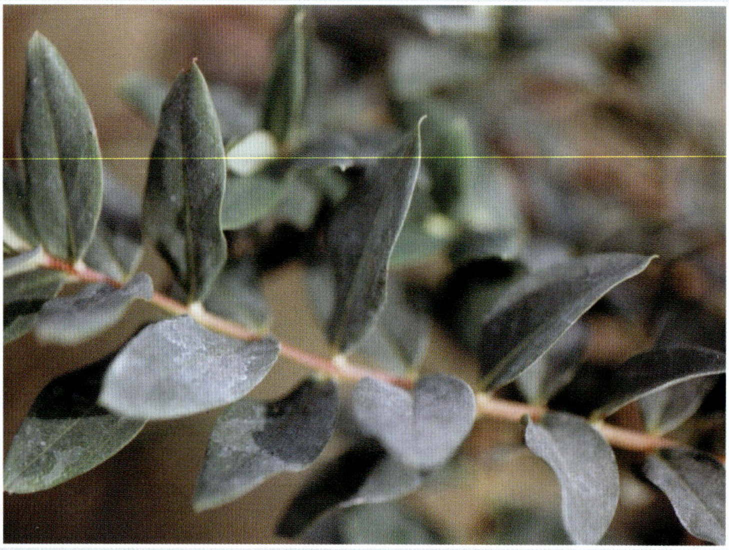

[주요기능]

- **관절통에 효과가 있다.**

  많은 문헌에서 베이가 관절의 문제에 치료 효과가 우수한 것으로 기록하고 있다.

- **혈압 강하 및 정신 긴장에 효과가 있다.**

  적은 양의 베이오일은 진정 효과가 있으나 많은 양의 오일은 일시적으로 혼미 현상을 초래하는 것으로 나타났다. 베이는 혈압을 내리게 하거나 사람을 쉽게 잠들게 하는 기능이 연구 발표된 것은 없으나 필자의 치료경험에 의하면 베이차는 수면을 도우며 역시 혈압을 내리는 기능이 있었음을 알 수 있다.

- **바퀴벌레를 퇴치한다.**

  과학 뉴스(Science News)의 기사에 따르면 "베이에 함유되어 있는 Cineol이라는 물질은 바퀴벌레 퇴치에 효과가 있는 물질이다"하였으며 "만약 바퀴벌레뿐 아니라 각종 벌레들로 인하여 스트레스를 받는다면 베이 잎사귀를 잘게 부숴서 부엌 찬장이나 구석진 곳에 뿌려 두면 좋은 효과를 볼 수 있다"하였다.

- **감염(感染)을 예방한다.**

  대개의 방향성 약재가 그렇듯이 베이 오일도 질병의 원인이 되는 박테리아나 곰팡이균을 죽이는 효과가 있다(베이는 강력한 방부제로서의 효과를 갖고 있지 않으나 가정에서 일어날 수 있는 각종 경미한 사고들에 외용으로 사용할 수 있다).

- **강한 해독작용(解毒作用)이 있다.**

  비록 동물실험이기는 하나 극도로 독성이 강한 알칼로이드인 스트리크나인(Strychnine)을 동물에 투여하고 베이 오일로 치료 실험한 결과 동물들이 모두 살아났는데 그 이유는 아직 밝혀지지 않았다. 베이는 아직도 의학용으로 많은 연구가 진행되고 있으며 그 효능이 점차 밝혀지고 있는 상태이다.

- **제2형 당뇨병에 사용한다.**

  베이는 혈당을 내리는 기능이 있다(The journal of the American Botanical Council).

- **정상적인 월경을 유지하는데 오랫동안 써 온 약초이다.**

  이 외에도 미국 가정에서 식욕을 돋구고 위장을 편안하게 하는 약초로 각종 요리에 베이를 사용하고 있으며, 특히 민트(Mint)나 로즈메리(Rosemary)와 마찬가지로 기름진 음식 등에 대한 소화가 탁월하므로 육류들의 요리에는 빠지지 않는 약초라 할 수 있다.

[사용방법]

베이는 1년 내내 채취하여 사용할 수 있다.

- 칼에 베이거나 상처에는 신선한 잎을 부수어서 환부에 적용한다.
- 각종 Stress와 환경성, 긴장성 불면에는 잘게 부순 잎사귀 1~2차 1컵의 끓인 물에 10분 가량 담갔다 하루에 3번 마신다(베이 잎사귀는 두껍고 날카로우므로 마시기 전 잎사귀를 제거한다).
- 1~2방울의 오일을 차나, 브랜디(Brandy) 또는 꿀물에 타서 마신다.
- 정기(Tincture)는 1/2~1찻숟가락을 하루에 3번 마신다. 2살 이하는 금하고, 65세 이상은 적은 양에서 시작하여서 필요에 따라 양을 늘린다.

주의

- 자궁을 자극한다는 임상보고는 없으나 수천년 동안 이 약초는 월경촉진과 낙태에 사용해온 만큼 임산부가 사용할 때는 반드시 전문한의사와 상의한다.
- 베이는 미식품의약국(FDA)의 약초목록에 일반적으로 안전한 것으로 기록되어 있다.

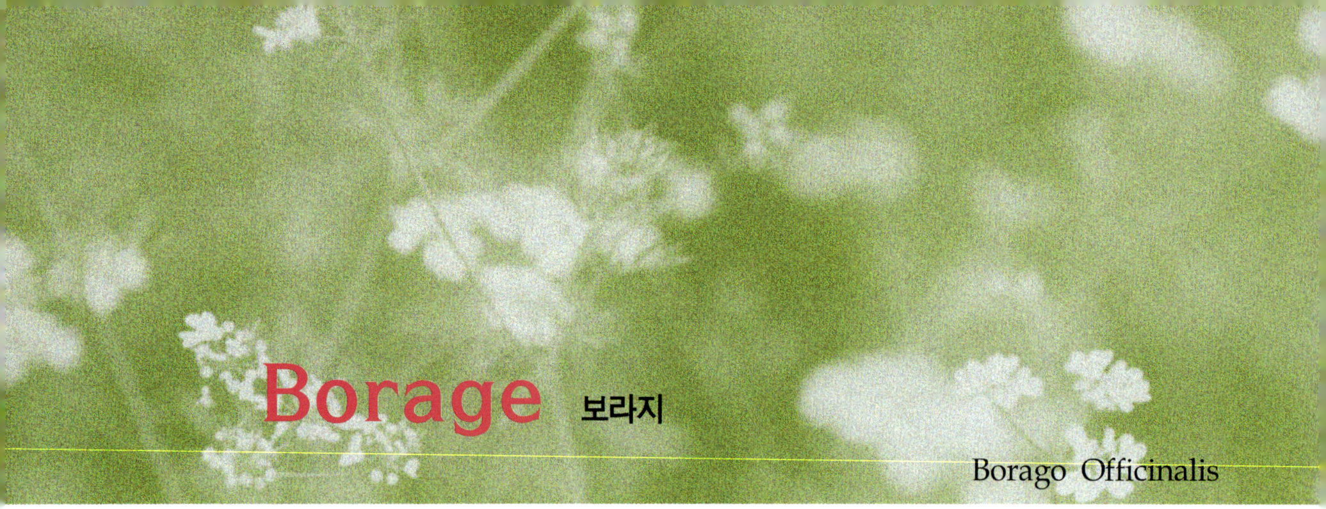

Borage 보라지

Borago Officinalis

보라지(Borage)의 원산지는 고대로부터 아시아와 유럽간의 교역상 요지로 알려진 시리아 서북부의 도시인 알레포(Aleppo)이나 현재는 미국 및 유럽 전역에 널리 퍼져있다. 잎사귀는 잔털이 많이 나 있는 것이 컴프리(Comfrey)를 연상케 하며 보라색에 가까운 파란색의 별모양 꽃은 오랫동안 모양을 유지하기 때문에 관상용으로도 좋은 아름다운 약초라 할 수 있다. 보라지는 그 꽃과 잎을 먹으면 행복과 용기를 준다고 믿어 왔다. 1세기 때의 본초학자로 알려진 프라이니(Pliny)와 디오스코리디스(Dioscorides)는 "침체되거나 슬프고 우울한 마음을 몰아내고 기쁨과 명랑을 주는 약초"라 하였으며 특히 와인(Wine)에 담가 마셨다는 기록이 전해지고 있다. 이후 서기 130년경에 태어난 클라우디스 갈렌(Claudius Galen)은 보라지의 사용을 더욱 발전시켰다. 그는 이 약초의 잎사귀에 이뇨기능이 있음을 발견하였고 꿀과 함께 섞어 인후통 및 그에 따른 증상을 치료하는데 사용하였는데, 이러한 방법은 오늘날까지도 현대 본초학자들에 의해 유지 사용되고 있다. 신선한 잎사귀는 성질이 서늘하고 맛은 쓰며 약간의 짠맛과 단맛을 갖추고 있다. 잎사귀를 씹으면 흡사 오이를 먹는 듯한 느낌을 받으며 시금치와 마찬가지로 샐러드(Salad)로 이용할 수 있고 조리하여 사용할 수도 있다. 자연식품애호가들에 의해서는 사탕, 잼(Jam), 젤리(Jelly) 등으로도 만들어져 사용되는 약초이다.

보라지는 또한 용기를 주는 약초로도 사용되었다. 프랭크 범(Frank Baum)이 지은 유명한 이야기 '오즈의 마법사(Wizard of Oz)'에서 "겁쟁이 사자에게 마법사는 네모진 녹색병에 담겨진 약물을 마시게 하여 용감한 사자로 변화시켜 주었다"는 내용이 있다. 보라지 역시 녹색병의 약물같이 용기를 생성하는 것으로 알려졌다. 예컨대 16세기의 본초학자인 제라드(Gerard)는 그의 저서 '식물의 역사(History of Plant)'에서 옛 라틴의 시구를 인용해 "보라지는 항상 용기를 가져온다(I Borage bring always courage)"는 기록을 남겨 놓았다.

17세기 때의 본초학자인 컬페퍼(Culpepper) 역시 각종 우울증, 둔화된 육체에 사용하였으며 이밖에도 열을 내리거나, 피를 맑게 하거나 황달, 가려움, 도장 부스럼, 눈의 염증 및 출혈, 입안이 헌 경우, 뱀 또는 벌레 물린데, 기침, 가래 등 실로 다양하게 치료에 응용하였다. 이러한 컬페퍼의 치료 응용은 20세기초까지 내려왔으며 '백 투 이든(Back to Eden)'의 저자인 제트로크로스(Jethro Kloss)는 컬페퍼의 치료 응용을 답습하였고 임상에서의 적용 범위를 확고히 하였다. Borage는 포타슘(Potassium), 칼슘(Calcium)이 풍부한 약초로 프랑스의 본초학자들은 열(Fever)을 내리는데 주로 사용하였다.

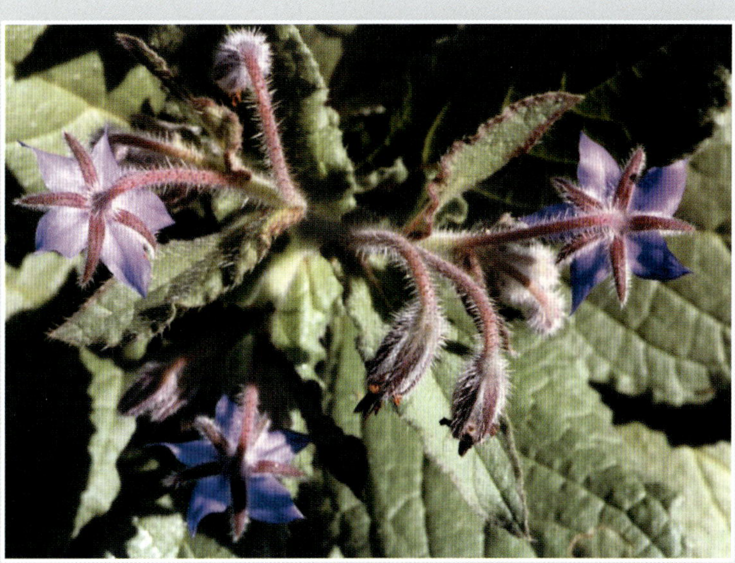

[주요기능]

- 기관지염을 완화시키는 특별한 기능이 있으며 소화도에 대한 진정 작용이 있다.
- 병의 완치 단계에서 원기 회복을 촉진시키는 기능이 있다.
- 불면 예방에 좋으며 모유를 증강시키는 약초로 오랫동안 사용되고 있다.
- 입안이 헐거나 인후의 통증에 가글(Gargle)하므로 증상을 완화시킨다.

이외에도 신경 안정, 심기능 강화, 늑막염에 자주 사용되는 약초이다.

[사용방법]

- Borage는 꽃과 잎을 모두 사용한다. 1찻숟가락의 말린꽃이나 2~3찻숟가락의 말린 잎을 1/2컵의 끓인 물에 5~10분 담갔다 약물을 하루에 3번 마신다.

주의

- Borage는 영양제나 강장제같이 오랫동안 정기적으로 먹는 약초는 아니고 급성으로 오는 질병에 치료 목적으로 사용하여야 하며 단용으로 7~10일 이상의 사용은 한의사나 본초학자와 상의하여 사용하여야 한다.

Burdock 벌덕

Arctium Lappa

국화과에 속하는 벌덕(Burdock)은 2년생, 혹은 다년생으로 유럽과 아시아가 원산지이며 현재는 미국을 비롯한 세계의 온화한 지역에서 모두 재배가 되고 있다. 벌덕은 두 단어가 합쳐서 이루어진 것으로 열매의 모습을 표현한 이름이다.

'벌(Bur)'은 열매 따위를 싸고 있는 '가시'를 말하며 '덕(Dock)'은 '식물'을 나타내는 단어로 '가시돋친 열매를 맺는 식물'을 나타낸다.

벌덕은 이곳 미국의 인디언들이 전통적으로 사용한 약초이다. 특히 아메리카 인디언의 유력한 부족인 '체로키(Cherokee)' 여인들이 출산을 전후하여 자궁을 튼튼히 하기 위하여 사용하고 있으며 또한 괴혈병, 류마티즘, 신장의 결석, 성병 등에도 사용하고 있다.

중세 때 독일의 수녀원장으로 본초학자로 유명한 힐데가르트 폰 빙겐(Hildegard von Bingen 1098~1179)은 '종양 치료'에 벌덕을 사용하였으며 초기 중국의 의사들은 기침, 감기, 인후염, 폐렴 등에 벌덕을 사용하였다.

인도의 전통 의술인 아유얼베다(Ayurveda)에서도 중국의 의사들과 유사한 방법으로 이 약초를 치료에 응용하였다.

14세기 유럽에서는 벌덕의 잎사귀를 와인(Wine)에 담가 나병으로 알려진 한센스 질병(Hansen's Disease)을 치료하는데 사용하였다.

17세기에 들어와서는 영국의 본초학자인 니콜라스 컬페퍼(Nicholas Culpeper)의 특별한 사용방법에 의해 더욱 유명해졌다. 그는 하수된 자궁을 정상 위치로 오게 하기 위하여 환자의 머리에 약초를 얹어놓는 독특한 방법으로 치료를 하였으며, 이 외에도 요도결석에 벌덕을 추천하였다. 이후 유럽의 많은 본초학자들은 벌덕의 뿌리를 암, 열병, 각종 피부질환, 머리 비듬, 통풍, 백선, 매독, 임질 및 출산에 연관된 여러 문제들에 사용을 하였다.

미국의 19세기 절충학파들은 이뇨제로서의 기능이 탁월함을 밝혔으며 그들은 또한 요도 감염, 신장질환, 소변시 통증, 피부감염, 관절염 등에 벌덕을 추천하였다. 힐데가르트에 의해 벌덕이 암치료제로 소개된 이후 이 약초는 종양 치료제로 러시아, 중국, 인도, 아메리카 등에도 널리 퍼졌으며, 특히 1930년에서 1950년 사이 약초를 통한 암 치료로 유명했던 미국의 해리 헉시(Harry Hoxsey)에 의해 벌덕은 암을 치료하는 약초로 더욱 유명하여지기도 하였다.

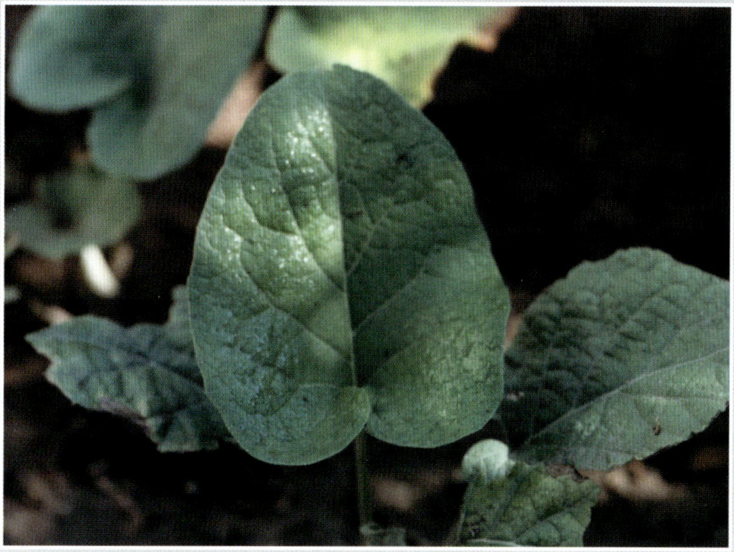

오늘날의 본초학자들은 암치료 약초로서의 과학적 근거가 미비하다는 이유로 이른감을 표명하고 있으나 아직도 피부 문제, 상처 치료, 요도 감염, 관절염, 좌골신경통, 궤양에 유용한 약초로 추천을 하고 있다. 특히 환자가 식욕을 잃거나 혹은 규칙적으로 아주 조금밖에 식사를 취하지 않는 '신경성 식욕부진(Anorexia Nervosa)'에 좋은 치료제로 추천하고 있다.

주 신경성 식욕부진은 심하게 마르거나 자발성 구토, 무월경증, 남자에게는 음위(Impotence) 등이 나타난다.

[주요기능]

벌덕은 부위에 따라 효과에 차이가 있다. 부위별로 기능을 보면 다음과 같다.

1) 뿌리

- **감염 치료에 우수한 효과가 있다.**

독일의 연구에 의하면 벌덕의 신선한 뿌리에 함유된 물질인 폴리아세틸린(Polyacetylenes)은 질병의 원인이 되는 박테리아와 진균을 처치하는 능력이 있는 것으로 발견되었다. 비록 말린 뿌리에서는 신선한 뿌리만큼의 물질을 기대할 수 없지만 아직도 그 효과가 상당한 것으로 보고 있다.

- **혈액 정화 능력이 우수하다.**

  벌덕은 에키네시아(Echinecea)와 함께 대표적 혈액 정화 약초이며 인체 각 조직에 대한 정화 능력이 우수하고 철분을 비롯한 다른 미네랄(Mineral)을 풍부히 함유하고 있다.

  이곳 인디언들은 전통적으로 혈액을 맑게 하는데 이 약초를 사용하고 있다.

- **종양 치료에 사용한다.**

  벌덕은 아직 암치료 약초로서의 자료가 부족함에도 불구하고 각종 암치료에 널리 쓰이고 있다. '화학요법(Chemotherapy)'이라는 한 간행물에 따르면 벌덕이 종양의 성장을 억제하는 것으로 나타났다.

- **각종 독소들에 저항하는 능력이 있다.**

  인체의 각종 독소, 특히 중금속을 제거하는 기능이 있다. 동물실험에서는 독소로 알려진 각종 화학 물질로부터 보호가 되는 것으로 나타났다.

- **피부질환에 우수한 효과가 있다.**

  벌덕은 내복 또는 외용으로 피부질환을 치료하는 기능이 뛰어나며, 특히 독이 있는 담쟁이덩굴(Poison Ivy) 및 오크나무로 인한 피부 가려움증과 습진, 건선, 종기 및 입안의 궤양 등에 사용한다.

- **체중 조절에 쓰인다.**

  벌덕은 소변 촉진 및 발한 작용이 있어 정체되어 있는 인체의 과수분을 제거한다.

이외에도 위장과 신장의 기능을 강화하고 관절염, 류마티즘의 통증, 치질로 인한 항문 통증, 통풍(Gout) 및 가벼운 정신불안에 효과가 있다.

2) 씨(Seed)

벌덕의 씨는 감기로 인한 열(熱) 증상에 쓰이는 중요한 약재이다.

맛은 쓰고, 매우며 성질은 차가운 편이다.

- **감기 치료에 쓰인다.**

  특히 기침과 인후가 붓고 아프며 열이 있는 증상에 효과가 있다.

- **열독으로 인한 각종 피부 증상에 사용한다.**

  뿌리와 마찬가지로 피부 증상에 효과가 있으며 피부의 발적 및 종창, 홍반, 유행성 이하선염(볼거리)에 사용한다.

- **열성 변비에 효과가 있다.**

  벌덕의 씨는 열로 인해 기능이 저하된 장을 윤활시켜 배변 활동을 촉진시킨다.

[사용방법]

- 벌덕은 봄에 씨를 뿌려 여름에 열매를 수확하며 뿌리는 첫해의 가을 또는 다음해 봄에 채취하여 사용한다.
- 이곳의 인디언들은 어린잎을 샐러드(Salad)로 하여 먹기도 한다. 신선한 뿌리가 더욱 효과가 있으나 보관이 쉽지 않으므로 말렸다 사용하여도 좋다.
- 2찻숟가락의 말린 뿌리에 5컵 가량의 물을 붓고 이틀에 걸쳐 마신다.
- 정기(Tincture)는 1/2~1찻숟가락을 하루 3번 마신다.
- 말린 벌덕은 분말로 하여 캡슐(Capsule)에 넣어 복용할 수 있다. 식전에 한 알씩 하루 3번씩 먹는다.
- 감기 및 열독에는 벌덕씨와 페퍼민트(Peppermint)를 같이 쓰면 효과가 좋다.
- 관절염에는 약물보다 정기(Tincture)를 사용하는 것이 효과가 좋으며 또는 환부에 벌덕을 진하게 달여 수건 또는 면으로 만든 붕대에 적셔 바른다.
- 씨를 끓인 물은 여드름 치료에 효과가 있다.
- 종기나 농양(Abscess)에는 잎을 찧거나 끓는 물에 잎을 약간 데쳐서 환부에 적용한다.

주의

- 벌덕은 인체에 강하게 작용하는 약초이므로 사용할 때 양과 기간에 주의하고 몸이 허약하거나 설사가 있는 경우 사용 전 전문한의사와 상의한다.

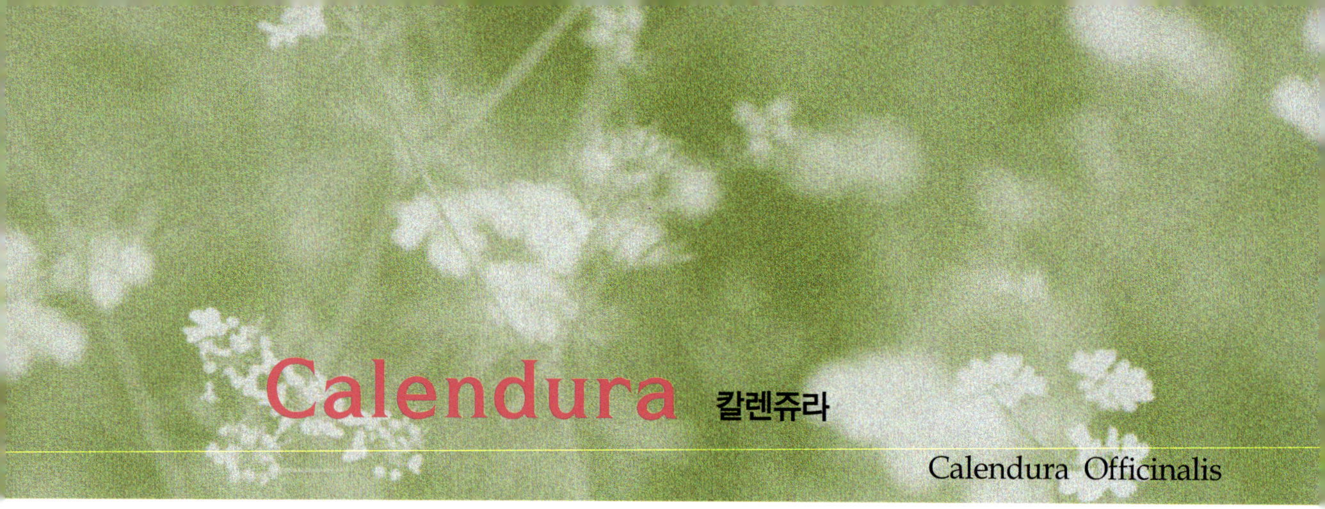

Calendura 칼렌쥬라

Calendura Officinalis

국화과에 속하는 약초로 팟메리골드(Pot Marigold)라는 이름으로 일반화되어 있는 칼렌쥬라는 남유럽이 원산지이며 세계 각지에서 재배되고 있다. 어떤 종류의 토질에서도 쉽게 자라고, 서양약초 중에서도 많이 사용되는 종류로 피부에 관한 치료 약초의 대명사로 불릴 만큼 각종 피부질환에 우수한 효과를 발휘한다. 꽃잎을 주로 사용하나 잎사귀 또한 샐러드(Salad)나 생선요리 장식에 많이 이용되기도 한다.

1년생 혹은 다년생으로 초여름에 피는 꽃 중에서도 칼렌쥬라는 그 만발하는 밝은 오렌지 색깔의 꽃으로 인해 단연 화원에서 여름철의 꽃으로 자리를 하고 있다. 꽃잎은 피부 염증에 상당한 치료 효과가 있으며, 특히 감염의 확산을 방지하고 치료 회복 촉진시키는 물질을 함유하고 있다. 체내에 쌓인 독소를 없애고 노폐물의 대사를 촉진시켜 체외로 배출시키는 효과 역시 뛰어나므로 기본적으로 다른 많은 약초들과 함께 자주 사용되고 있다. 칼렌쥬라는 안전하고 부드럽게 인체에 작용하므로 어린아이들이나 연로한 노인들한테도 안심하고 사용할 수 있다.

미국의 남북전쟁(1861~65) 동안에도 칼렌쥬라 꽃잎을 상처 치료에 많이 사용하였다는 기록을 볼 수 있으며, 오늘날에도 유럽과 미국 각지에서 널리 사용되고 있고 질병에 따라 여러 가지 형태로 이용하고 있다. 각종 외상에는 연고를 만들어 사용하고 있으며 벌이나 해충에 물렸을 때, 각막염 및 충혈된 눈에는 칼렌쥬라 차를, 특별히 만성적인 감염에는 정기(Tincture)와 칼렌쥬라 차를 전통적으로 사용하고 있다.

[주요기능]

- **항바이러스, 항박테리아, 항진균의 효과가 있다.**

  칼렌쥬라는 세균의 증식 및 생장을 억제하며 이 약초가 함유하고 있는 레진(Resin)이라는 물질은 항진균 효과가 뛰어나 무좀 치료에 사용하고 있고 그 외의 여러 피부질환에 사용한다.

- **모세혈관에 대한 수렴 작용이 있다.**

  칼에 베이거나, 타박상 등의 외상 및 정맥류와 여러 염증에 효과가 있다.

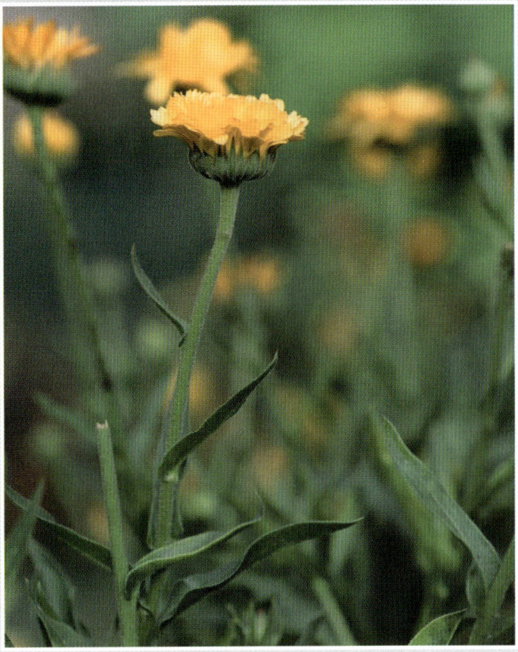

- **각종 피부질환에 적용한다.**

칼렌쥬라는 피부를 치료하는 모든 약초 중에서도 가장 효과가 있는 약초로 알려져 있으며 모든 피부질환에 효과 있게 적용할 수 있다. 예컨대 여드름, 화농성 염증, 화상, 햇볕에 탔을 때 피진(Rash : 특히 기저귀로 인한 피진), 백선, 발의 무좀, 아구창(Thrush) 등에 사용하고 수유로 인해 젖꼭지가 쓰라릴 때에도 효과가 좋다(연고로 사용하고 젖먹이기 전에 씻어낸다). 많은 미국여성들이 외과 수술 후 상처 회복을 촉진하고 흔적을 최소화하기 위하여 자주 이용한다.

- **소화도 질환에 사용한다.**

칼렌쥬라 차와 정기(Tincture)는 위염, 소화성궤양, 국부성 회장염(Regional ileitis), 대장염(Colitis) 등에 효과가 있다.

- **해독 작용이 있다.**

칼렌쥬라는 오랫동안 해독하는 약초로 사용되어 왔으며 감염, 열독(熱毒), 전신성 피부질환, 즉 습진, 여드름의 원인이 되는 독소들을 제거하는 기능이 있다. 또한 간과 담낭의 기능을 강화시킬 뿐만 아니라 이들 장기의 문제도 치료하는데 사용하고 있다.

- **부인과 질환에 사용한다.**

  칼렌쥬라는 가벼운 에스트로젠(Estrogen) 효과가 있으며 흔히 월경통과 월경이상에 쓰인다. 역시 칼렌쥬라 차는 이스트 감염(Yeast infection)에 효과가 있다.

이외에도 근육경련과 출혈 예방에 이용하고 있으며 Vitamin A를 함유하고 있다.

[사용방법]

칼렌쥬라는 약간의 쓴맛과 서늘한 성질을 가지고 있다. 초여름에 꽃이 피었을 때 채집하여 반드시 그늘에서 말렸다 사용한다. 대개 밝은 오렌지 색깔의 꽃잎에 많은 약효가 있으므로 꽃잎만 따서 말려 사용해도 좋다.

- 여드름, 습진에는 30방울의 정기(Tincture)를 반 컵의 물에 타서 하루에 3번 마신다. 특히 여드름에는 정기(Tincture)를 여드름 주위에 하루에 2~3번 바르면 효과를 증진시킬 수 있다.
- 백선 또는 백반창(아구창, Thrush)에는 말린 칼렌쥬라 잎 2찻숟가락을 끓인 물에 5분 가량 담갔다 하루에 3번 마신다.
- 대상포진(Shingles)에는 칼렌쥬라 차를 진하게 끓여 습포 또는 찜질한다.
- 햇볕에 손상되어 따끔거리는 피부에는 칼렌쥬라 오일을 이용한다(목욕물에 20~30방울의 오일을 타서 목욕을 해도 좋은 효과가 있다).

주의

- 임산부는 사용 전 전문한의사와 상의한다.

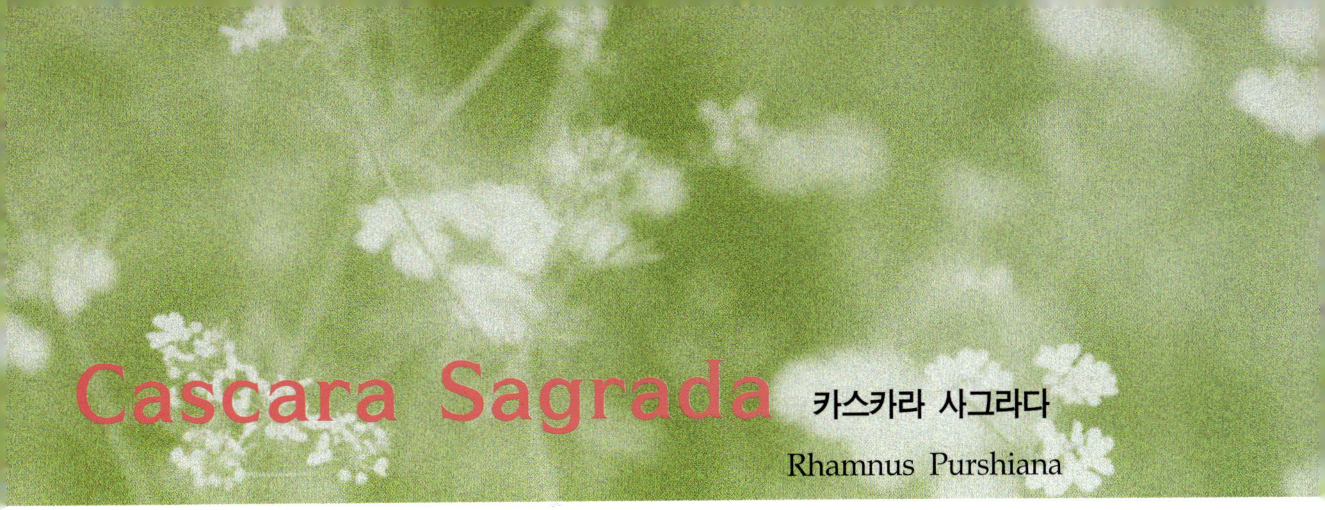

Cascara Sagrada 카스카라 사그라다

Rhamnus Purshiana

카스카라 사그라다(Cascara Sagrada)는 많은 약초 서적들이 기록하였듯이 세상에서 가장 대중적인 '변비치료 약초'라 할 수 있다. 16세기 북가주(Northern California)를 처음 밟았던 스페인의 탐험가들은 변비로 고통을 받고 있었는데, 그들은 변비의 고통을 그 지역의 인디언들이 신성하게 여기고 있는 약초로 치료를 받고 효험을 보았다.

이것이 바로 '카스카라 사그라다'로 '신성한 껍질'(Sacred Bark)이라는 의미를 가지고 있다. 탐험가들은 이 '신성한 껍질'을 곧 스페인에 보냈으며 스페인 사람들은 이 약초가 고대로부터 유럽에서 사용하여 온 강력한 통변제인 벅쏜(Buck Thorn)과 유사한 것으로 생각하였으며 또한 벅쏜의 통변 작용보다는 완만하게 작용함을 발견하였고, 이 새로운 변비치료약은 스페인 사람들의 열렬한 환영을 받게 되었다.

그러나 스페인 탐험가들은 새롭게 발견한 대륙에서 이 약초를 소개하는 일보다 금(Gold)을 찾는 일에 더욱 열중한 까닭으로 오랫동안 카스카라 사그라다는 미서부 해안 지방의 민간 약초로만 남아 있게 되었다.

1877년에 디트로이트의 절충학파들은 가정의료약으로 카스카라 사그라다의 부드러운 사하(瀉下)효과를 격찬하였으며, 당시 한 제약회사에 의해 상업용 제품으로 만들어져 판매된 이후 카스카라 사그라다는 효과 있고 안전한 사하약으로 지금까지 인식을 같이하고 있다.

1890년에는 미국약전에 수록이 되었으며 오늘날까지도 남아있는 전통적인 변비치료 약초이다. 또한 미국 애팔래치아 산맥 주위의 민간인들에 의해서는 암치료 약초로 오랫동안 사용되고 있으나, 아직은 논쟁의 여지가 있는 것으로 많은 연구가 계속되고 있다.

근래에 들어 카스카라 사그라다에서 장관의 연동 운동을 촉진시키는 호르몬과 유사한 기름을 껍질에 다량 함유하고 있음을 발견하였으며, 특별히 이 약초는 습관성이 없어 만성 변비에 쓸 수 있는 치료 약초로, 무력해진 장관의 본래 기능을 회복시켜 정상적인 배변활동을 할 수 있게 하고, 또한 통증없이 배변을 유도하고, 혹 사용기간이 길어지더라도 대장에 대한 긴장을 유지시키는 강장 효과가 있는 것으로 알려졌다.

또한 위(胃), 간(肝), 췌장(膵臟)의 분비물을 증가시키며 역시 담석 제거에 효과가 있는 약초로, 즉 담, 간에 작용을 하여 신체가 스스로 담석을 제거할 수 있도록 도와주는 역할을 한다.

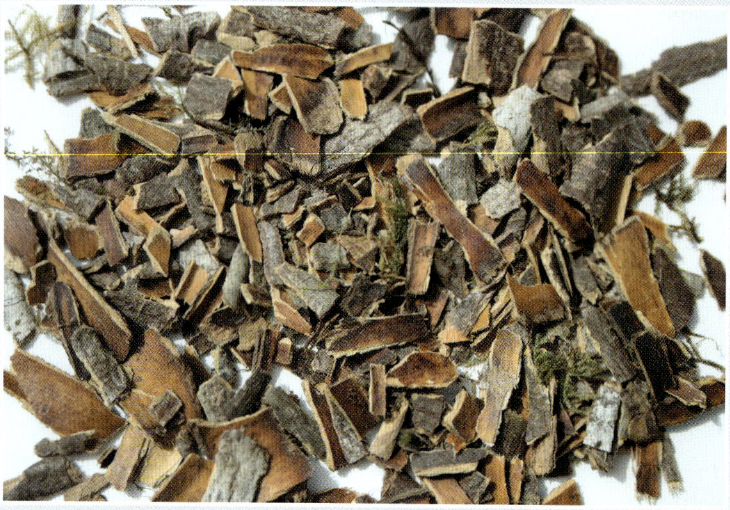

[주요기능]

오늘날 '카스카라 사그라다'는 주로 변비치료약으로 쓰고 있다. 주목할 만한 것은 19세기 절충학파들에 의해 주장되어진 것으로 일시적인 치료약이 아닌 '장의 원래 기능을 회복시키는 약초'로 널리 알려져 있다.

- **변비치료에 안전하게 사용할 수 있는 약초이다.**

  카스카라 사그라다에는 안트라퀴논(Anthraquinones)이라는 물질을 함유하고 있으며 이 물질이 장의 운동을 촉진시키는 역할을 한다. '안트라퀴논 변비치료제'로 알려진 알로에(Aloe), 벅쏜(Buck Thorn), 센나(Senna) 등에 비하여 부드럽게 장관에 작용하며 이런 까닭에 오심, 구토, 장경련 등의 부작용이 거의 없는 것으로 나타났다.

- **고혈압 치료에 사용한다.**

- **백혈병에 대한 치료 작용이 있는 것으로 나타났다.**

  '카스카라 사그라다'에 함유된 또 하나의 물질인 알로-에모딘(Aloe-Emodin)이란 물질은 동물실험에서 백혈병에 대한 치료 효과가 있는 것으로 나타났다(동물실험이 인체에 모두 적용되는 것은 아니나 계속 연구할 가치가 있는 약초이다).

- **소화불량, 불면, 담석증, 기침, 인후부의 염증 등에 사용한다.**
  이외에도 신경계에 대한 강장 효과와 장관의 청소 기능이 있으며 비타민 B 콤플렉스(Vitamin B-Complex), 칼슘, 포타슘(Postasium) 등을 함유하고 있다.

[사용방법]

카스카라 사그라다는 5~6월에 꽃이 피는 20~30feet 가량의 큰 낙엽수로 정원에서 기를 수 있는 약초가 아니며, 신선한 껍질은 약효가 강하므로 최소한 1년 정도 잘 말려 묵혔다가 사용하여야 한다. 본 약초는 매우 쓰기 때문에 정기(Tincture)로 만들어 사용할 수 있으며 효과에는 차이가 없다. 잘 말린 잘게 부순 약초 1찻숟가락을 3컵의 물에 30분 가량 끓인 후, 적당한 온도가 되었을 때 1컵을 자기 전에 마신다.

주의

- 궤양이 있거나, 궤양성 대장염이 있는 경우 사용을 금한다.
- 임산부는 복용을 금한다.

'카스카라 사그라다'는 안전한 약이나 만약 사용 도중 불편한 느낌이 있거나 오심, 구토 설사, 또는 심한 장경련이 있을 때 용량을 줄이거나 사용을 멈추고 전문한의사와 상의한다.

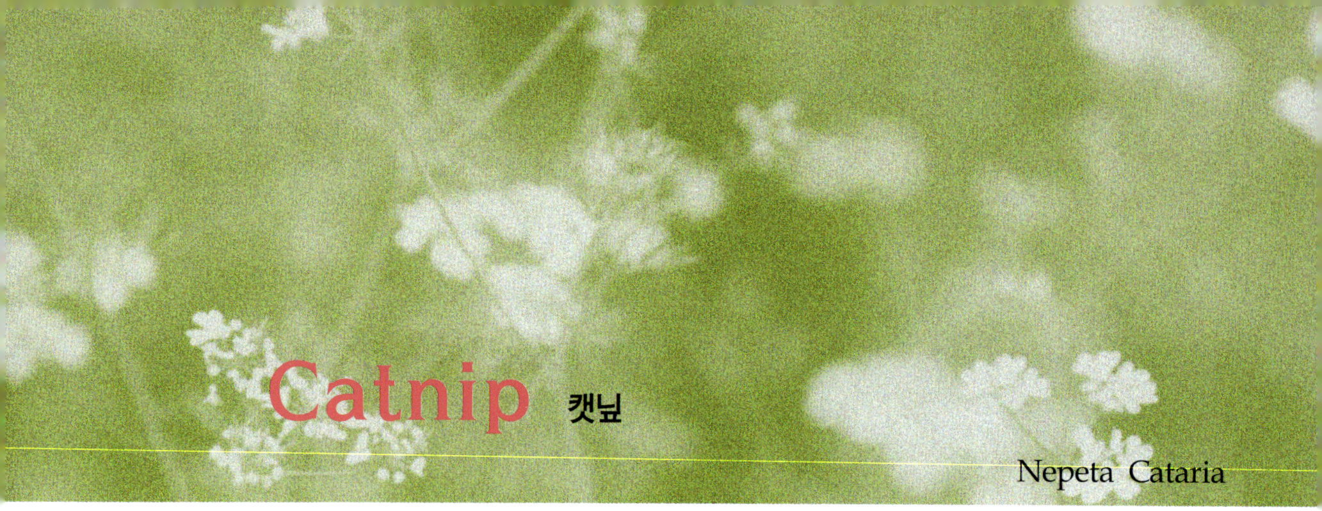

Catnip 캣닢

Nepeta Cataria

고양이의 박하(Catmint), 고양이의 풀(Catswort) 등의 이명으로 불리는 캣닢(Catnip)은 이름에서 알 수 있듯이 고양이들이 좋아하는 특수한 물질을 함유한 약초이다. 때문에 많은 미국 가정에서는 캣닢주머니를 만들어 고양이 목에 달아 주기도 한다. 고양이에게 매력있는 약초일 뿐 아니라 인체에 대해서도 많은 치료 효과가 있는 약초이다. 특히 소화도에 작용하여 긴장을 풀어주고 월경통과 긴장된 신경을 완화시킨다. 역시 외상이 잦을 수 있는 정원사들에게는 간편한 구급약초로 사용할 수 있다. 유럽에서 중국에 이르기까지 캣닢은 2000년에 가까이 의료용으로 사용되어 왔다. 레몬향에 가까운 박하 냄새를 품고 있으며 수세기 동안 차(茶), 기호식품으로 감기와 기침 치료제로 사용되었다. 가슴이 답답한 것을 해소시키며 담(痰)을 삭이는 효과가 있고, 또한 땀을 내게 하는 기능이 있어 전통적으로 열(熱)을 내리는 데도 많이 사용하였다.

캣닢은 이와 같이 진정제, 신경안정제, 소화제, 월경촉진, 월경통 치료제, 고창, 소아 급성복통에 오랫동안 사용된 역사가 있으며, 특히 소아의 급성복통에는 캣닢 차를 만들어 사용하는 외에 조그만 주머니를 만들어 목 주위에 걸어 주기도 하는데 이것은 캣닢의 방향성 향기를 이용한 것으로 잦은 소아 급성복통에 좋은 효과가 있다. 치통은 잎사귀를 씹음으로써 완화시킬 수 있고 캣닢을 태워 연기를 이용해 기관지염과 천식에도 사용한 문헌을 볼 수 있다.

캣닢 차는 유럽 지방에서 오랫동안 애용되었던 차 중의 하나였다. 식민지 개척자들은 캣닢을 북미에 소개하였으며 이것은 빠른 속도로 번져 미 대륙 전역에 퍼지게 되었다. 인디언들은 이 약초를 백인들이 사용한 것과 같이 소화불량, 소화 복통과 일상적인 음료로서 사용을 하였다.

캣닢은 위장을 편안하게 하는 약초로 1842~1882년 사이에 미국약전에 기록이 되었으며 약사들의 참고서인 '전국처방집(National Formulary)'에는 1916~1950년 사이에 수록되기도 하였다.

오늘날의 본초학자들 역시 캣닢에 대한 믿음과 사용이 아직도 대단하며 옛날부터 이용해왔던 방법 외에도 감기 초기, 설사, 열병 등에 적용하고 있으며, 특별히 초기 감기 증상에 단용으로 따뜻하게 차로 마시면 감기를 예방할 수 있는데 필자의 경험으로 보아 환자의 95% 이상이 효과를 보는 것으로 나타났다. 환절기 감기 유행 시기에는 필히 구비할 약초라 할 수 있고, 또한 피로회복, 혈액순환 개선 특히 유산과 조산을 예방하는 기능이 있으며 위장감모, 위장 불안, 독감 등으로 인한 몸살에 효과가 있다.

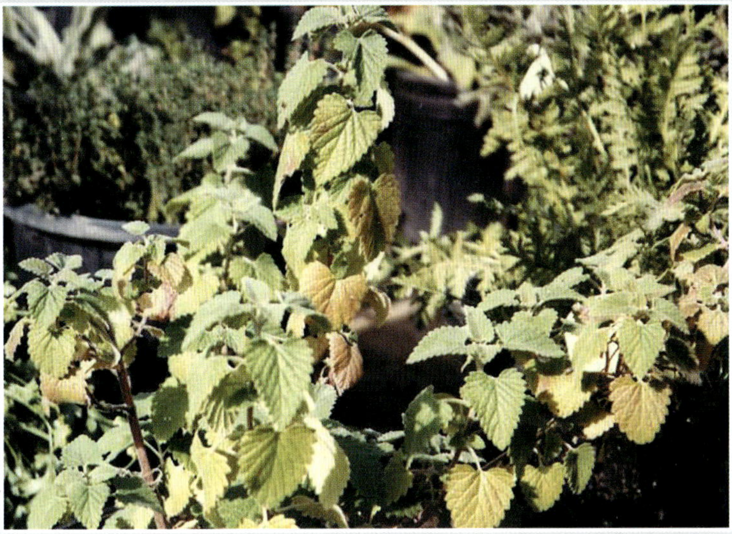

[주요기능]

- **소화기능을 도와준다.**

  캣닢은 다른 박하 종류와 마찬가지로 평활근에 작용하여 소화기능을 도와주며 항경련 작용이 있다. 식사 후 속이 거북하거나, 가슴앓이 증상(Heart Burn)이 있을 때 차로 하여 마시면 좋다.

- **월경통에 좋은 효과가 있다.**

  캣닢의 항경련 작용은 소화도에 뿐만 아니라 자궁에도 작용하므로 월경통, 특히 쥐어짜는 듯한 통증에 효과가 있다(캣닢은 전통적으로 월경촉진 목적으로 사용되었으나 최근의 연구에 의하면 자궁에 수축 작용이 없는 것으로 나타났다. 그러나 임산부에게서의 사용은 전문한의사와 상의하여 사용하여야 한다).

- **신경안정제로 쓰인다.**

  독일의 한 연구에 의하면 고양이를 끌리게 하는 네페탈락톤(Nepetalactone)이라는 물질이 벨레리안에 있는 자연 신경안정제인 벨레포트리아티스(Valepotriates)와 유사한 것으로 발표하였는데 이것이 안정제 역할을 하는 것으로 보고 있다. 때문에 긴장성 두통, 또는 스트레스(Stress)가 심한 날은 취침 전 한잔의 캣닢 차를 권한다.

- **감염 예방**

  캣닢은 항생물질을 함유하고 있어 세균성 설사와 열병(熱病)에 쓸 수 있다. 캣닢의 항생작용은 강하지는 않으나 가벼운 상처 등에는 감염 예방을 위해 사용할 수 있다.

이외에도 빈혈, 딸꾹질, 입덧 등에 사용할 수 있고 니코틴 제거에도 높은 효과가 있는 것으로 알려졌으며 비타민 A, C, B콤플렉스 등이 다량 함유되어 있다.

[사용방법]

박하향의 캣닢은 차로 하여 즐기기에 좋은 약초이다.

- 두 찻숟가락의 말린 약초를 1컵의 끓인 물에 5~10분 담갔다 마신다. 주의할 것은 본 약초는 방향성 약재이므로 오랫동안 끓이면 약효가 상실되어 효과가 없다.
- 정기(Tincture)로 만들어 1/2~1찻숟가락을 하루에 3번씩 마신다.
- 가벼운 상처에는 신선한 캣닢을 짓찧어서 상처 부위를 씻어낸다.

주의

- 캣닢에는 특별한 부작용이 보고된 바는 없으나 어느 약초라도 치료용으로 사용할 때에는 전문한 의사와 상의하여 사용한다.

Chamomile 카모밀

Maticaria chamomilla

영국의 여류 동화 작가인 Beatrix potter가 쓴 《토끼 피터의 이야기(The Tale of Peter Rabbit)》을 보면 토끼 피터가 맥그리거(McGreger) 정원에 숨어들어가 여러 가지 채소를 먹은 후 몸이 불편하였으며, 더욱이 화난 농부에게 쫓겨 다니다가 결국 지친 몸으로 집에 돌아왔는데 Peter의 어머니는 그에게 차(Tea)를 끓여 마시게 했다는 내용이 있다. 이 차가 바로 카모밀 차(Chamomile Tea)이다. 이런 동화의 내용에서도 카모밀이 등장할 정도로 영국뿐 아니라 이곳 미국에서도 많이 쓰고 안전한 약초 중의 하나이다.

아마 차를 즐기는 미국 가정에서는 상비약초로 누구든 갖추고 있는 Herb라 생각한다. 카모밀은 언급한 바와 같이 소화기관이나 신경계통을 돕는 탁월한 기능이 있다. 또한 위궤양을 예방하는데 도움을 주며 치료에도 빠른 회복을 촉진시킨다. 아이들의 여름 설사에도 오래 전부터 이것을 써 왔다. 카모밀 꽃은 해바라기의 아주 작은 축소판 모양을 하고 있는데 이것은 마치 사람의 눈이 반짝거리는 것과 같은 모습을 띄고 있다. 이러한 모습을 보고 사람들은 눈의 질환에도 적용해 왔었다.*

이러한 방법은 동종요법(Homeopathy)에서도 쓰고 있는 전통적인 방법이다. 카모밀은 냄새 또한 향기로운데 대개 사과 냄새 같다고 하나 필자의 경우는 달콤한 딸기 냄새도 나는 것 같다. 특히 Jet-Lag(젯-레그)증후군, 즉 항공기 여행의 시차로 인한 피로와 수면장애, 신경과민, 두통 등에 우수한 효능이 있다.

[주요기능]

- Stress나 긴장으로 인한 근육경련에 안전하고 효과 있는 약초이다.
- 설사, 긴장성 소화불량에 좋은 효과를 나타낸다.
- 카모밀 즙은 국소피부의 과민반응에 일정한 효과를 볼 수 있다.

---

* 옛날 본초학자들은 사람의 기관과 유사한 모양이나 성질을 가진 약초를 인체에 적용하였다. 이러한 식물들의 냄새, 모양, 성질, 자라는 형태 등등의 것들은 고유의 치료 기능을 갖고 있는 것으로 여기는데 이것을 '표시의 학설(Doctrine of Signatures)'이라고 부른다. 우리말 중에 '생긴대로 논다'는 표현이 있는데 아마도 같은 뜻이지 싶다.

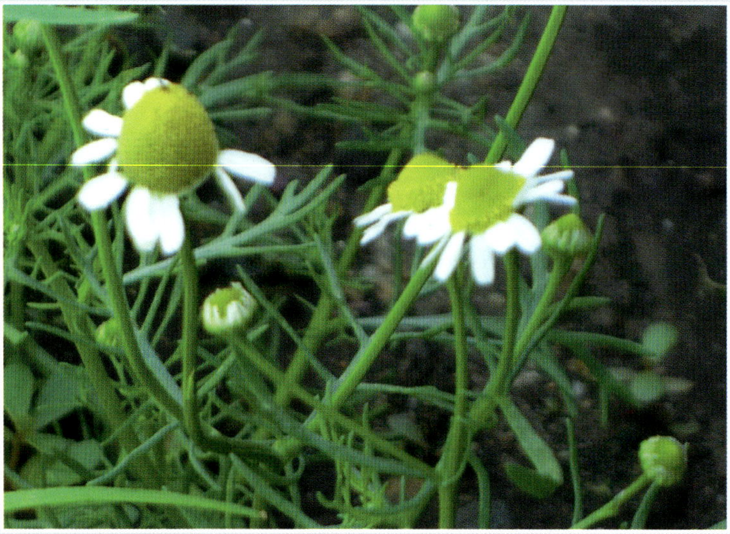

- 동물 연구에서는 카모밀이 관절의 염증을 가라앉히는 것으로 발표되었다.
  동물에서의 효과가 사람에게서도 같은 효과로 나타난다는 보장은 없으나 전통적으로 카모밀은 관절치료에도 응용을 하여 왔다.
- 카모밀은 면역 기능을 도와 질병 예방 효과도 있다. 만약 감기에 걸렸거나 몸이 개운치 않을 때 이것을 차로 하여 마실 수 있다.
- 입안에 염증이 있거나 목이 아플 때 Gargle할 수 있고 눈이 따끔거리고 불편할 때도 카모밀을 이용해 씻어내면 좋다.
- 여성들의 경우에 있어서는 통경(痛經)을 완화시키고 조산의 가능성을 줄이는 기능이 있다.

[사용방법]

- 6月이나 늦어도 7月 중순 전에는 꽃을 채취하여 잘 말린 후 봉지에 넣어 냉장보관하면 1년 내내 향과 맛을 즐길 수 있다.
- 항공기 여행 시에는 Tea Bag(티백)을 준비하여 차로 마신다.

주의

- 정상의 여성들은 카모밀을 월경통(Menstrual Crams)나 일정한 월경 주기를 돕기 위하여 안심하고 복용할 수 있으나 임신부에 있어서는 주의하여야 하며 복용시 한의사나 본초학자들과 상의하여야 한다.

여행 정보

모기, 벌레 등을 퇴치할 때 쓸 수 있다. 여행, Camping을 자주 다니는 사람의 경우 야영 생활을 하다보면 모기나 기타 벌레들로 인하여 불편을 겪을 수 있다. 마켓에서 판매하는 대부분의 '벌레퇴치약'은 피부를 불편케 하는 경우가 많은데, 이때 자연약재인 카모밀을 이용하여 모기, 벌레들을 퇴치할 수 있다. 방법은 차를 만들어 노출된 피부에 뿌려주면 된다.

Chives 차이브스

Allium Schoenoprasm

이곳 서양음식점에 들어가서 구운 감자(Baked potato)나 으깬 감자(Mashed potato)를 시키면 대개 그 위에 Sour cream을 놓고 파같이 생긴 모양의 양념을 뿌려주는데 이것이 지금 말하려고 하는 차이브스(서양부추 : 모양이 부추와 흡사하여 필자가 붙인 이름)이다.

차이브스는 따뜻한 성질에 매운 맛을 갖고 있으며 기(氣)의 순환을 촉진시키고 어떤 원인으로 인한 어혈(瘀血)이라도 좋은 효과를 볼 수 있다. 설사가 있거나 자면서 땀을 흘리는 사람에게 쓸 수 있고 또는 야뇨증의 아이들에게 달걀과 함께 요리하여 먹이면 효과가 있어 아침에 이불 빠는 수고를 한결 덜 수 있다.

차이브스는 무엇보다도 어혈에 탁월한 효과를 나타낸다. 사고로 인하여 다쳤을 때 짧게는 다음 날 길게는 수주일 후에 통증을 호소하는데 X-ray상으로 진단이 되지 않는 경우가 있다. 이런 환자는 대개 특정한 부위에 고정되어 있는 통증을 호소하게 된다. 이때 차이브스를 잘게 썰어 끓는 물에 Wine과 함께 잠깐 삶아 국처럼 마시면 한의원에 가지 않더라도 웬만한 어혈로 인한 통증은 집에서도 치료할 수 있다. 차이브스는 따뜻한 성질이 있으므로 여름철 차가운 음식으로 인해 배가 아플 때도 차로 다려 마시면 효과를 볼 수 있다. 자주 코피가 나는 사람의 경우 또한 차이브스를 즙으로 마시면 예방할 수 있다.

여행 정보

장시간 걸어야 하는 하이킹의 경우 차이브스는 좋은 약재가 될 것이다. 멍들거나 부은 경우 통증을 수반할 때 차이브스 생잎을, 또는 뿌리를 으깨어 환부에 바른다.

주의

- 눈병이 있거나 또는 피부발진이 있는 경우에는 사용을 금한다.

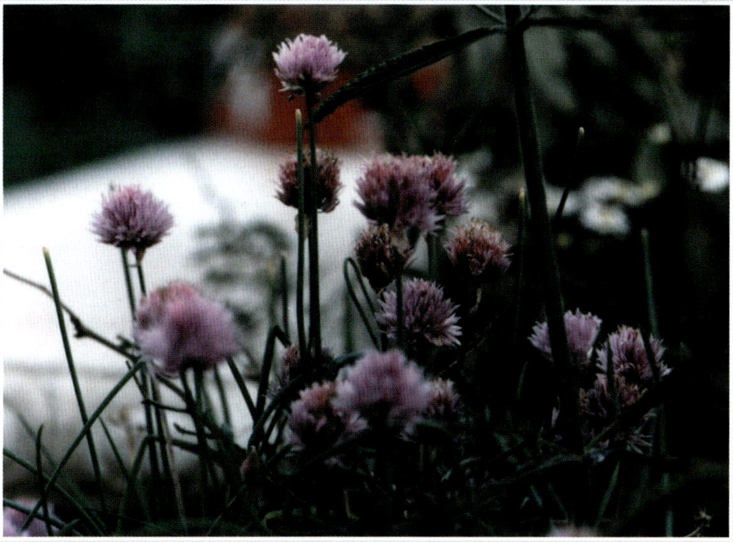

차이브스 씨 Chives seed

많은 사람들은 정력에 관심이 많은 것 같다. 비싸게 돈을 들여서라도 한 번쯤은 정력에 좋다는 것들을 시도하려는 경향이 있다. 그러나 여기 형편이 여의치 않은 사람의 경우에도 값싸게 정력을 증진시킬 수 있는 것이 있으니 바로 차이브스의 씨이다. 차이브스는 한약재에서도 보양(補陽)을 하는 중요한 약재이다.

[사용방법]

차이브스 씨를 10g 정도 갈아서 따뜻한 물과 함께 하루에 3번 나누어 먹는다. 또는 15g 정도의 씨를 낮은 온도에서 2컵 정도의 물을 붓고 1컵 정도의 물이 될 때까지 끓여 그 국물을 하루에 3차례 마신다. 또는 20알 정도의 씨를 아침에 소금물과 함께 마신다.

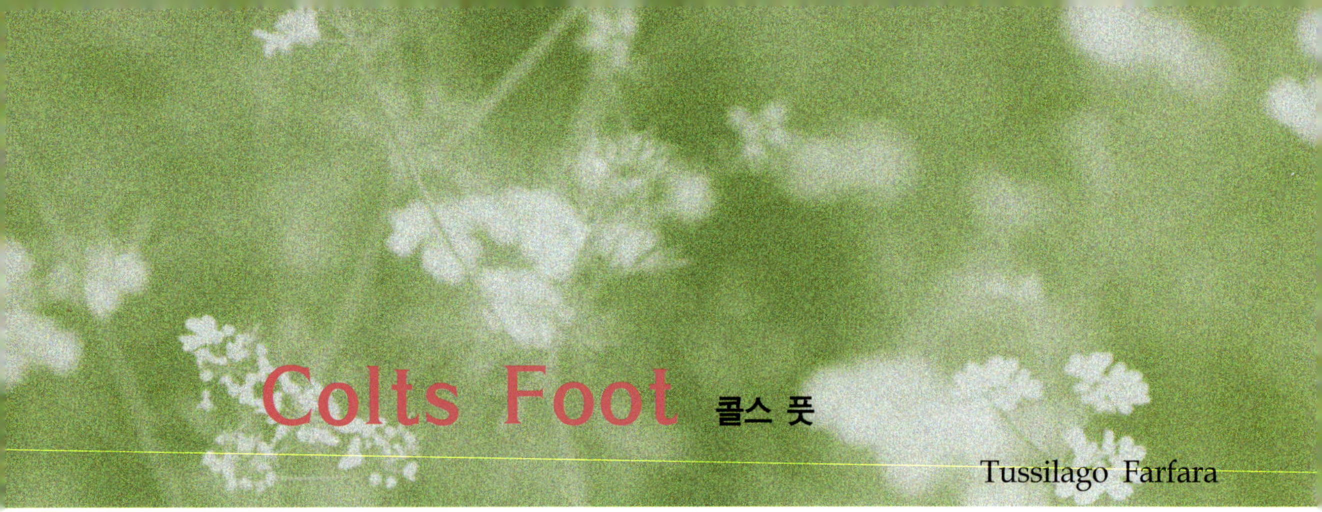

Colts Foot 콜스 풋

Tussilago Farfara

콜스 풋은 국화과에 속하는 다년생 식물로 유럽과 북아시아가 원산지로 미국으로 들어온 이후 각처에서 재배되고 있다. 이미 토착 지역에서는 2천년 가까이 기침을 치료하는 중요 약재로 사용하고 있으며 오늘날까지도 많이 이용되고 있다.

중국의 의사들은 오랫동안 천식, 감기, 독감, 기관지 충혈에 주로 사용하고 있으며 심지어 폐암에까지도 처방하고 있는 약초이다.

인도의 전통 치료법을 사용하는 아유얼베다 의사는 콜스 풋을 분말로 기침, 두통, 코막힘 등의 치료에 이용하고 있다.

고대 그리스 의사인 디오스코리디스(Dioscorides)와 로마 자연요법가인 프라이니(Pliny)는 약초의 연기를 들여 마시게 하여 기침과 천식을 치료하였는데 이러한 방법은 2세기경의 유명한 본초학자인 갈렌(Galen)에까지 이어졌고 이후 1,500여년이 넘도록 사용되어진 독특한 방법이라 할 수 있다.

17세기 영국의 본초학자인 니콜라스 컬페퍼(Nicholas culpeper)는 기관지 협착으로 인한 천명, 숨가쁨, 기침 등의 전통적으로 사용된 증상 이외에도 열병, 감염 등에도 효과가 우수함을 밝혀 놓았다.

불란서 혁명 전후로 해서 콜스 풋은 파리에서 여러모로 대단히 유행했던 약초이다. 특히 약재상들의 문 앞에는 약초 가게임을 알리는 표시로 콜스 풋을 대표적으로 걸어 놓기도 하였다.

신대륙 개척자들이 북미에 콜스 풋을 소개한 이후 토착민들은 기침 치료에 이 약초를 사용하였는데 흥미로운 사실은 콜스 풋 끓인 물에 담요를 적셔 환자의 신체를 둘렀다는 기록을 볼 수 있다.

19세기에 들어와 미국의 절충학파 의사들은 모든 종류의 호흡기 문제와 긴장된 소화도를 진정시키는 약초로 콜스 풋을 사용하였고 오늘날에 이르러서도 많은 본초학자들이 호흡기질환의 중요 치료약재로 사용하고 있으며 드물게는 신선한 잎사귀를 찧어 화상, 부종, 염증 등의 환부에 적용하기도 한다.

독일의 본초서인 어벌 메디슨(Herbal Medicine)에서도 특별히 폐에 공기가 병적으로 축적되는 폐기종(Emphysema)에도 효과가 있는 것으로 발표하였다.

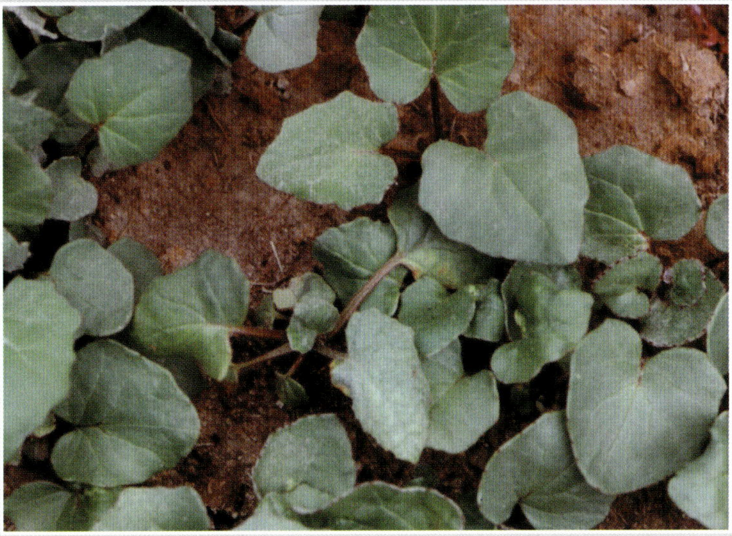

[주요기능]

- **천식과 기침 치료에 사용한다.**
  콜스 풋은 여러 방법으로 호흡기 계통의 질환을 치료하는 대표적인 약초이다. 이 약초에는 호흡기도를 진정시키는 물질(Mucilage)을 함유하고 있다. 독일의 연구에 따르면 콜스 풋을 동물에 투여한 결과 기관지의 운동을 증가시켜 호흡도 내의 점액을 밖으로 배출시키는 것으로 나타났으며 또한 이 약초는 인체에서 천식을 유발시키는 물질로 알려진 '혈소판 활성인자(Platelet Activating Factor or PAF)'를 억제시키는 것으로 나타났다(혈소판 활성인자는 기관지 수축의 강력한 매개체이다).

- **기관지 점막을 보호하고 거담(祛痰)효과가 있다.**
  유럽에서는 담으로 인한 흉통을 치료하는 가장 대표적인 약초로 유행하고 있다. 유럽에서는 잎사귀를 주로 사용하고 아시아에서는 꽃봉오리를 선호하는 경향이 있으나 어느 부분이건 모두 흉통에 효과가 있다.

이외에도 식물 전체에서 뽑아낸 추출물은 인체저항력을 높이며 비타민 C와 면역기능에 관여하는 것으로 알려진 아연(Zinc)을 함유하고 있다.

[사용방법]

꽃봉오리와 잎사귀를 사용하며 꽃봉오리는 늦은 가을에, 잎사귀는 여름 동안 채취하여 그늘에 말렸다 사용한다. 특히 꽃봉오리는 꿀을 적당히 희석하여 함께 버무린 후 은은한 약한 불에 끈끈한 기가 없어질 때까지 데쳐서 사용하면 더욱 좋은 효과를 볼 수 있다.

- 1~2찻숟가락의 말린 잎은 1컵의 끓인 물에 10분 가량 담갔다 하루에 3차례 복용한다. 이때 꿀을 타서 마시면 더욱 좋은 효과를 볼 수 있다.
- 정기(Tincture)는 1~2찻숟가락을 1/2컵의 물에 타서 마신다.

주의

이곳 미국보다도 약초의 사용이 더욱 활발한 독일에서는 의사들이 일반적으로 짧은 기간에는 안전한 약초로 이용하고 있으나 미식품의약국에서는 주의할 약초로 명시하고 있다. 때문에 알콜 중독의 경험이 있거나 간에 어떠한 질환이라도 있을 때는 사용을 금하며, 비록 짧은 기간 적당량은 안전하다고 간주될지라도 반드시 사용 전에 전문한의사와 상의한다.

- 꽃봉오리는 따뜻하고 매운 성질이 있으므로 몸에 열이 있거나 기(氣)가 허약한 사람은 신중히 사용하고 위장 불안, 설사 등이 나타나면 복용을 중지한다.
- 콜스 풋(특히 꽃 부분)에는 피롤리지딘(Pyrrolizidine)이라는 물질을 함유하고 있는데 많은 양의 피롤리지딘은 간에 손상을 주는 것으로 나타났으나 약초를 끓일 때 거의 파괴되는 것으로 알려졌다.

Comfrey 컴프리

Symphytum officinale

컴프리는 고대 그리스 시대로부터 써 온 치료 약초로 골절에 탁월한 치료 작용을 가지고 있어 당시 전쟁터에서 발생한 부러진 뼈에 간단한 Cast를 하는데 써 왔다(이러한 부러진 뼈에 대한 우수한 치료 작용 때문에 '뼈결합(Knit Bone)'이라는 별명이 있음).

이후 수세기 동안 컴프리는 어떠한 종류의 질병에도 모두 이용되는 대중치료 약재이었는데, 예를 들면 설사, 대장염, 이질, 기관지염, 위궤양, 월경부조 등 많은 종류의 病症(병증)에 적용하였다. 그러나 근래에 와서 발견된 것으로 컴프리에 있는 알칼로이드(Pyrrolizidine Alkaloids)가 간질환 및 암의 원인이 되는 것이 알려진 이후로 내복(內服)으로는 금하고 있다.

반면에 몇몇의 본초학자들은 여전히 컴프리를 내복으로 사용하고 있다. 예컨대 목의 염증이나 쉰 목소리, 잇몸 출혈 등에 Gargle로 사용하고 있다. 이러한 '주의'는 최근에 밝혀진 것으로 70년대만 하더라도 컴프리는 안전한 약으로 많은 본초학자들이 내복, 외용을 막론하고 사용하여 왔었다. 그런 까닭에 컴프리의 잎이나 뿌리를 사용할 경우 반드시 한의사나 본초학자들과 상의하여 적당량을 사용하되 기간을 단축하여 사용하여야 한다. 많은 약초들 중의 몇몇 Herbs들은 그들의 함유물 중에 암을 유발하기도 하고 예방할 수도 있는 양면성을 가진 것들이 있다. 컴프리는 그런 약 중의 하나이다. 그러므로 무조건 안전한 것으로 권하고 있는 것은 시정되어야 하겠다.

참고로 Washington Post의 기사 중 컴프리 뿌리(Comfrey root)에 관한 내용을 보면 "동물실험에서 간과 방광암의 원인이 되는 것으로, Canada와 많은 유럽 국가들은 컴프리 뿌리의 사용을 금하고 있으나 미국에서는 아직 제한이 없다"라고 되어 있다. 또 하나 FDA에서도 컴프리는 안전성이 명백히 밝혀지지 않았다고 하였다. 그러나 이러한 내용의 많은 주의에 비해 外用은 안전한 것으로 알려졌으며 필자 자신도 외용으로서의 치료효과에는 의심의 여지가 없다고 하겠다.

컴프리에 있는 알란토인(Alantoin)이라는 백색결정 물질은 새로운 세포를 자라게 하는 촉진제 역할을 하기 때문에, 특히 상처, 멍든 데, 삔데, 골절 등에 효과가 좋으며 치질의 치료에도 사용되고 있다. 컴프리 잎은 털이 많이 나 있기 때문에 민감한 피부를 가진 사람에게는 가벼운 자극을 줄 수 있으나 벌레에 물렸거나 또는 가벼운 화상(Sunburn도 포함)에 습포하면 좋은 효과를 볼 수 있고, 시큰거리는 근육이나 햇볕에 그을려 따끔거리는 피부는 컴프리를 이용해 목욕하면 증상이 많이 가라앉는다.

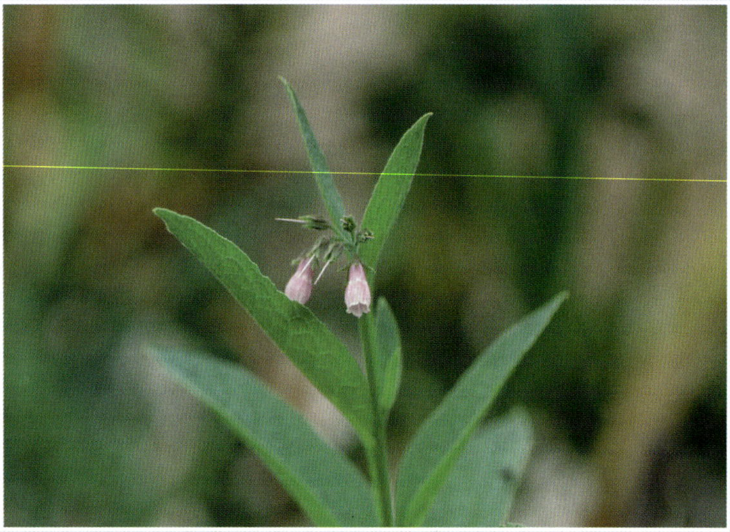

[습포방법]

습포는 생(生)잎, 또는 잎을 찧어서 신체에 직접 붙이거나 또는 즙을 짜서 바르거나 깨끗한 천에 싸서 붙이거나 하는데, 피부 여건에 따라 방법을 결정할 수 있다. 습포는 보통 멍들거나 충혈된 피부, 그리고 염증을 감소시키거나 고름을 빼거나 또는 피부의 독소를 뺄 때에 쓸 수 있는 방법이다.

습포는 열(熱)습포와 냉(冷)습포로 나누는데 열 습포는 긴장된 근육을 풀거나 한통(寒痛)에 쓸 수 있다. 냉습포는 염증 또한 충혈된 피부, 열감 등을 감소시킬 목적으로 사용한다.

컴프리는 즙이 많이 나오지 않는 까닭에 분말로도 흔히들 사용하고 있다.

Dr. Kirshner는 그의 저서 Natures Healing Grass에서 Comfrey는 뿌리를 분말로 습포하는 방법으로 사마귀를 치료한 예를 다음과 같이 적고 있다.

"86살의 할머니가 왼쪽 코 옆에서 빨갛고 못생긴 모습의 사마귀 같은 것이 자라고 있었다. 그녀는 의사에게 가서 정기적으로 치료를 받았으나 불행하게도 치료할 때 뿐 시간이 지나갈수록 더욱 커지며 모양이 흉측하게 돼 갔다. 이때 마침 그의 아들이 저자의 컴프리에 관한 것을 읽고 부모님과 상의 끝에 써 보기로 결정한 후 아들이 컴프리 뿌리 분말을 그의 어머니에게 보냈다. 낮에는 조그맣게 습포하여 코에 붙였고 밤에는 크게 하여 코에 습포하였다. 치료 시작과 동시에 효과를 보기 시작하였고 천천히 치료가 되면서 60일 가까이 걸려 그 지긋지긋한 못생긴 사마귀 같은 것이 감쪽같이 자취를 감추었다"

컴프리뿐만 아니라 다른 서양 약초도 적절히 사용한다면 부작용 없이 많은 질병을 치료하고 예방할 수 있다.

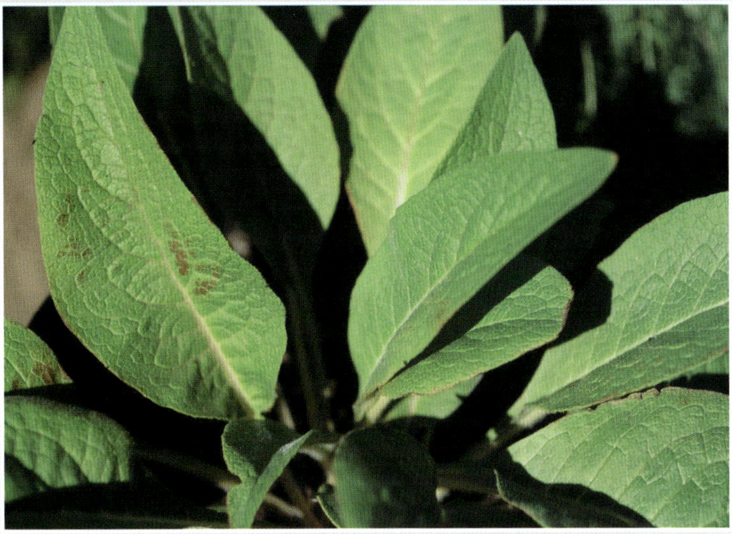

[주요기능]

- 손상된 근육, 뼈에 대한 치료 효과가 뛰어나다.
- 관절염, 부종 및 찰과상 등의 외상에 사용한다.

[사용방법]

- 습포로 사용한다.
- 뼈가 손상된 경우 외과전문의와 상의 후 사용한다.

주의

- 내복은 금한다.

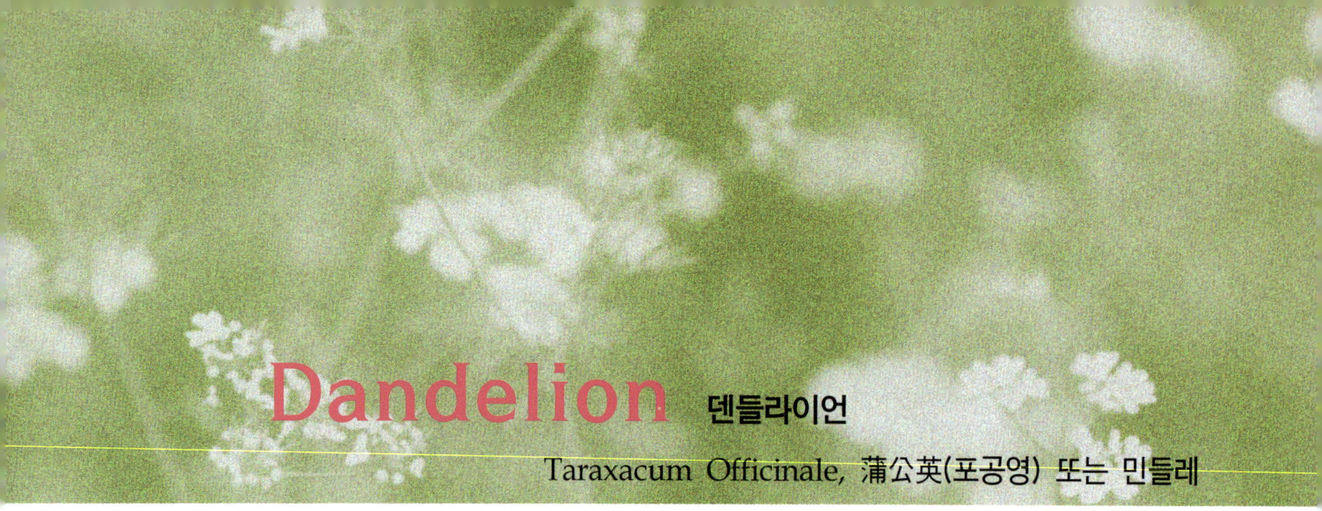

Dandelion 덴들라이언

Taraxacum Officinale, 蒲公英(포공영) 또는 민들레

"민들레 꽃씨가 바람에 흩날리듯…", 어린 시절 부르던 동요에서부터 무척 친근하게 느끼는 덴들라이언(민들레)은 그 잎 모양이 마치 사자의 이빨같다 하여 'Lion's tooth(사자의 이빨)'란 별명이 있다.

덴들라이언은 영양이 많고 치료 효과도 상당한 약초로 미국뿐만 아니라 유럽이나 아시아에서도 널리 쓰인다. 민들레는 한방에서 포공영, 황화지정(黃花地丁)이라 부르고 급성유선염(急性乳腺炎), 결핵성 경부임파선염을 치료하는 중요한 약으로 사용하여 단방으로도 그 효능이 뛰어나다.

중국 명나라 때 유명했던 본초학자인 이시진 선생은 그의 저서 《본초강목》에서 "포공영은 독이 없으며 수염과 머리털을 검게 하고 근육과 뼈 등을 튼튼히 한다"고 기록하였다.

또한 덴들라이언 잎은 자연산 이뇨제(오줌 내리기 약)로서 많은 치료에 응용되고 있다. 특히 이뇨기능을 이용하여 월경전증후근(PMS)에서 나타나는 복부팽만감을 해소하며 고혈압증 치료에도 흔히 쓰이는 약초이기도 하다(이뇨제를 오래 사용하게 되면 인체의 포타슘(Potassium) 저하를 초래하므로 이뇨제 복용시 포타슘이 많이 들어 있는 음식물-바나나, 신선한 야채 등-을 섭취하여 포타슘 부족을 예방하여야 한다). 다행히 민들레는 자체 내에 포타슘을 많이 함유하기 때문에 그 부담을 덜 수 있지만 오랫동안 민들레를 사용하려면 포타슘이 함유된 다른 음식물을 섭취하는 것이 안전한 방법이다.

수년전 필자와 가깝게 지내던 분이 부인의 암(백혈병)을 치료하기 위해 밤낮없이 덴들라이언을 채취하러 다니던 모습이 떠오른다. 반면에 적은 수의 미국인들을 제외한 대부분의 미국인들은 덴들라이언을 필요없는 잡초로 여겨 뽑아버리거나 제초제를 써서 없애버리고 있다.

FDA에서도 덴들라이언을 아직도 "아무런 믿을만한 치료 효과가 없다"는 이유로 잡초로 여기고 있다.

그러나 **"잡초란 것은 그 효능을 밝히지 못한 것이지 쓸모가 없다는 뜻은 아니다. 잡초는 가치있는 식물이나 아직 그 가치를 밝히지 못한 것 뿐"**이라고 말할 수 있다.

이처럼 덴들라이언에 대한 동서(東西)의 관점이 달라도 여전히 많이 사용하는 귀중한 약초이다. 덴들라이언은 뿌리와 잎 전부를 혼용해 쓸 수 있으나, 그 고유의 특성에 따라 나누어 사용하는 것이 더욱 효과적이다.

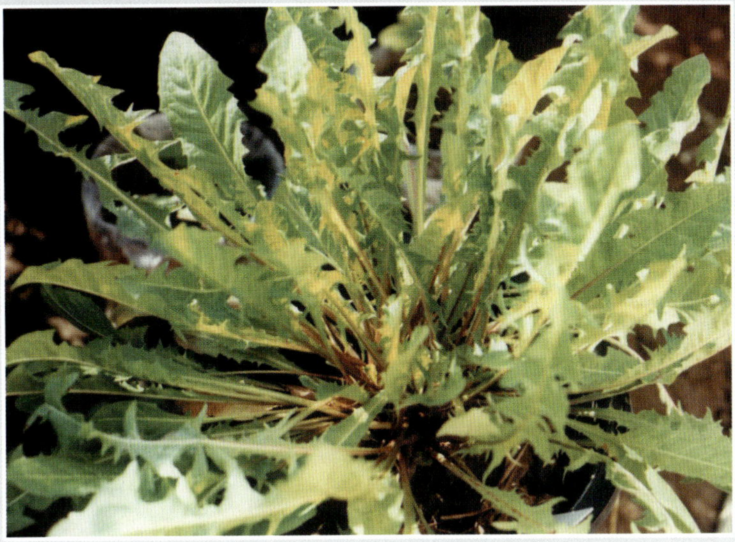

[주요기능]

1) 잎은 주로

- 월경전증후군(PMS)에 나타나는 복부팽만감을 해소시킨다.
- 체중 감소에 쓴다.
  동물실험에서는 30% 가량의 체중 감소가 나타났다(동물실험이 인체에 항상 적용되는 것은 아니지만, 덴들라이언의 이뇨작용이 인체 내부에 쌓인 불필요한 물을 빼는데 상당한 효과가 있는 것으로 알려져 있다).
- 고혈압, 울혈성 심부전증(Congestive heart failure)에 사용한다.

2) 뿌리는 주로

- 담즙 분비를 촉진하고 간이나 담 기능을 활성화시킨다. 특히 황달 치료에 효과가 있으며 담석치료에도 많이 쓴다.
- 산화방지제로서 암의 진행을 예방한다(덴들라이언에는 암 발생을 지연한다고 생각하는 산화방지제인 비타민 A와 비타민 C가 많이 들어있다).
- 소화를 돕는다.
- 혈당을 내린다.

[사용방법]

- 덴들라이언은 겨울을 나기 위하여 가을부터 겨울에 이르기까지 뿌리에 영양을 많이 저장하므로 이른봄에 뿌리를 캐면 땅속 깊이 뻗어 내려간 살찐 뿌리를 캘 수 있다. 이것을 잘 씻어서 1주 가량 햇볕에 말려 습기가 적은 곳에 보관하였다 사용한다. 그리고 덴들라이언 꽃은 술로 담아서 많이 이용하는데 봄에 꽃이 활짝 피기 이전의 것이 좋다.

  꽃과 뿌리를 잘게 썰어(300~400g) 소주나, 보드카(Vodka) 1리터를 붓고 2~3개월 정도 숙성하여 사용한다. 민간에서는 덴들라이언 술을 해열, 천식, 가래 제거뿐만 아니라 설사와 변비에도 사용한다.

주의

- 덴들라이언으로 체중 조절을 하려면 한의사나 양방 의사와 상의 후 사용하여야 한다.

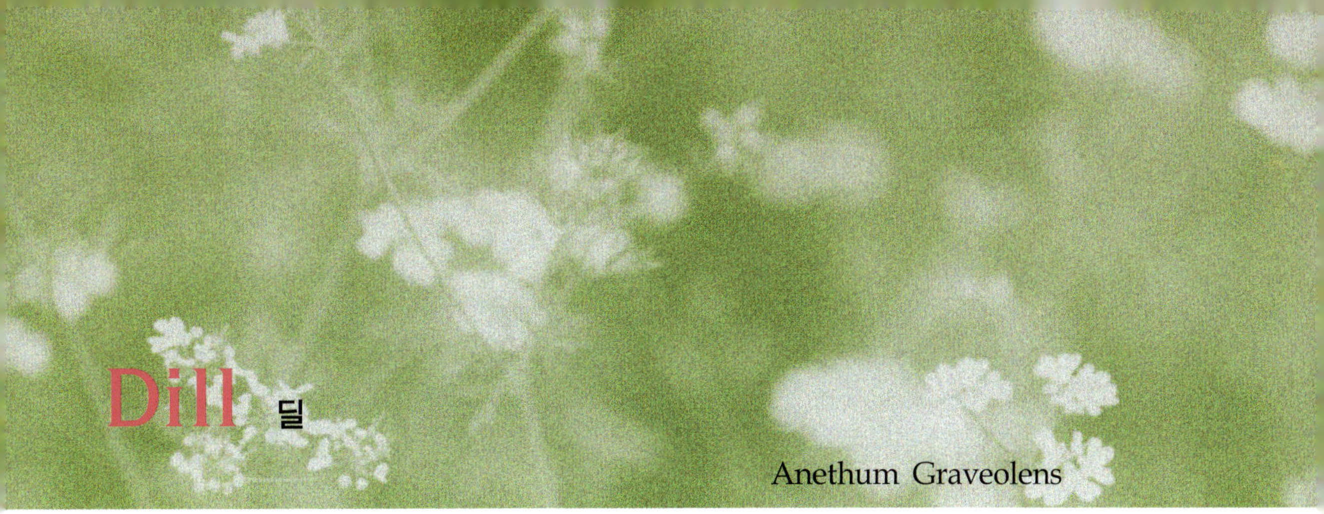

Dill 딜

Anethum Graveolens

미나리과에 속하는 딜은 일년생 식물로 파슬리(Parsley), 페넬(Fennel), 당근(Carrot)과 마찬가지로 우산 모양의 꽃이 핀다.

이 약초는 현재 햄버거 속에 들어가는 절인 오이(Pickle)를 만들 때에 향기를 좋게 하기 위하여 사용하고 있으나 원래는 절인 오이를 오랫동안 신선하게 보존하기 위한 '자연방부제(Natural Preservative)'로서의 기능이 주요 사용목적이었다.

'딜'은 이미 고대 이집트 문명이 싹트기 시작할 때부터 치료 약초로서 사용되었고 수천년 동안 자연 방부제로서 인체의 감염 예방과 치료제, 또한 소화기 계통의 각종 질환에 처방되는 전통 약초이다. 3천년 전의 것으로 추정되는 이집트인의 무덤에서 고대의 의사들이 향기로운 딜을 소화제와 장내의 가스(Gas)를 제거하기 위해 사용하였다는 기록이 발견되었는데 오늘날의 딜의 사용법이 3천년 전부터 이어져 내려온 것을 생각하면 고대인들의 뛰어난 자연 인식 능력에 놀라지 않을 수 없다.

1세기경의 그리스 의사인 디오스크리디스(Dioscorides)는 대부분의 치료에 딜을 사용하였는데 이 때문에 딜은 수세기 동안 '디오스크리디스의 약초'로 전해져 내려오기도 하였다. 고대 로마인들도 소화촉진을 위해 딜을 씹었을 뿐 아니라 이 약초를 부엌에 장식용으로도 흔히 걸어놓는 풍습이 있었다. 이렇게 함으로써 소화도의 각종 질환을 예방할 수 있는 것으로도 믿었으며 실지로 향기만으로도 긴장이 완화되고 위의 기능이 활발해지는 것을 알 수 있다.

중국의 의사들 또한 전통적으로 딜을 일천여년 이전부터 소화를 돕고 신체를 따뜻하게 해주는 약초로 사용하였다.

무엇보다도 딜은 페넬(Fennel), 카라웨이(Caraway), 애니스(Anise)보다도 안전하고 부드러운 까닭에 어린아이들 치료에 주로 사용된 약초이기도 하다.

8~10세기에 유럽 서해안을 무대로 활약했던 바이킹(Viking)들도 딜을 소화기능 촉진에 사용하였다는 기록을 볼 수 있는데, 현재 사용되고 있는 딜의 이름은 고대 노르웨이 말인 '딜라(Dilla)'에서 온 것으로 "진정시키고 가라앉힌다"는 뜻을 가지고 있다.

17세기 영국의 본초학자이며 각 약초들을 별자리에 연계하여 사용처를 기록한 것으로 유명한 니콜라스 컬페퍼(Nicholas Culpepper)는 '장관을 안정시키고, 딸꾹질을 제지하며 뇌의 기능을 강화시키는 약초'로 딜을 추천하였다.

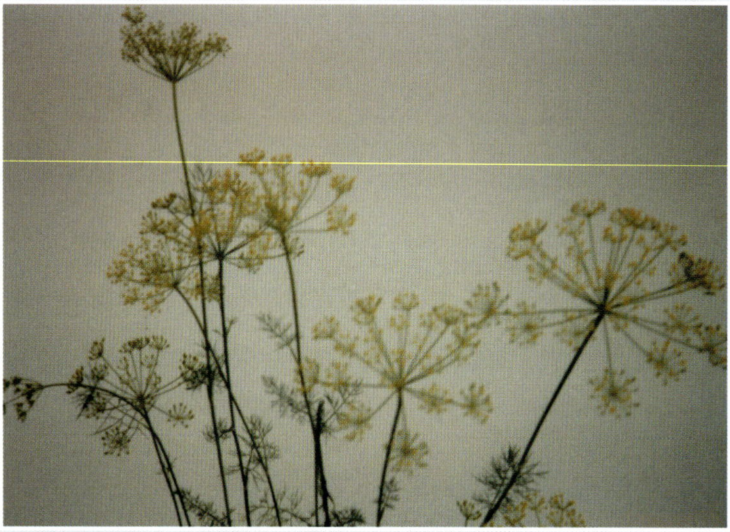

이곳 북미에는 새로운 대륙을 찾아 나섰던 개척자들에 의해 소개가 되었으며, 특히 씨를 물에 끓여 만든 "딜 워터(Dill Water)"는 미국의 민간치료가들에 의해 어린아이들의 장산통, 기침, 소화불량, 가스, 위통, 수면장애 등에 안전하고도 효과 높은 치료 약물로서 유명하여졌으며 더욱이 어른들에게도 치질, 황달, 괴혈병, 수종 등의 치료에 사용되는 가정의 상비약초로 자리하였다.

오늘날의 많은 본초학자들도 어린아이들의 내장통에 가장 효과적인 약초로 '딜'을 손꼽고 있으며 역시 입안의 악취 제거, 소화기능 촉진 및 산모의 모유 증강에 괄목할만한 효과를 보이고 있다.

[주요기능]

- **소화기능을 강화하고 가스(Gas)를 제거한다.**

  오늘날의 과학 발전은 딜이 수천년 동안 소화촉진 기능으로 사용한 것을 뒷받침하고 있다. 이 약초는 소화도 관의 평활근에 작용하여 소화를 도우며 역시 장내에 포말형성을 억제하는 물질이 있어 가스 형성을 예방하는 것으로 연구되었다. 또한 딜의 씨앗 오일은 장관 내에서 문제를 일으키는 각종 박테리아의 증식을 억제하기 때문에 미생물의 감염으로 발생할 수 있는 설사 등에 효과가 있는 것으로 나타났다.

- **요도 감염(UTI : Urinary Tract Infection)에 사용한다.**

  '딜'은 요도의 감염을 일으키는 특정한 균에 대한 억제 작용이 있다.

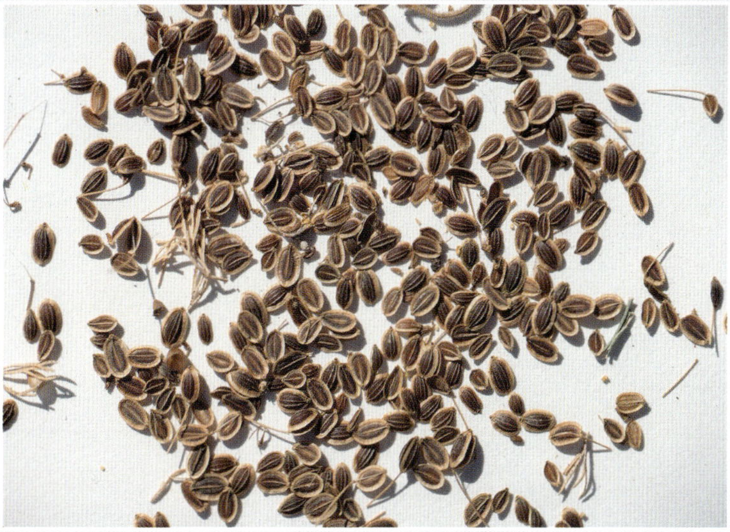

- **신이 허하여 나타나는 요통(Back Pain)과 손발 및 무릎이 시린 증상에 사용한다.**
  '딜'은 따뜻한 성질의 약초로 페뉴그릭(Fenugreek)과 함께 신장의 기능을 강화함으로 허한성 요통을 치료한다.

- **호흡을 촉진시키고 혈압을 내린다.**
  동물실험에서는 '딜'의 추출물이 호흡 기능을 높이고 혈관을 확장시켜 혈압을 내리는 것으로 나타났다. 비록 동물실험이지만 이 약초의 폭넓은 치료 기능을 보여주는 것이라 할 수 있다.

[사용방법]

가을에 씨가 익어 갈색으로 변하였을 때 채취하여 사용하며 잎사귀는 주로 요리에 사용하며 약용으로는 씨를 이용한다.

- 자주 재발하는 요도 감염에는 '딜' 목욕이 효과가 있다. '딜'의 씨앗을 끓인 약물 또는 기름(oil) 1~2찻숟가락을 목욕물에 넣어 사용한다.
- 입안 청결에는 1/2 찻숟가락의 씨를 씹거나 약물로 입가심(Gargle)을 한다.
- 소화제로 사용할 때에는 1 찻숟가락의 씨를 1컵의 물에 끓여 마시거나 1/2 찻숟가락의 정기(Tincture)를 하루에 3번 마신다.

- 내장통과 가스가 자주 차는 어린아이들은 어른 용량의 1/2 정도를 취하며 65세 이상은 적은 양에서 시작한다.

주의

'딜'은 미연방식품의약국(FDA)에 일반적으로 안전한 약초 목록에 속해 있으나 피부가 민감한 사람의 경우에는 피부 발진의 원인이 될 수 있으므로 사용 전 전문한의사와 상의한다.

- 페넬(Fennel)과 같은 과 식물인 '딜'(Dill) 은 외형이 페넬과 매우 유사하므로 주의 깊게 관찰하여 채취하여야 한다. 실제로 중국의 몇몇 지방에서는 페넬과 '딜'을 혼용하고 있는데 이것은 이시진 선생이 지은 《본초강목》에서조차도 '딜(시래)'의 별명을 페넬(Fennel : 小茴香)이라 하여 같은 종류로 취급하여 오랜 세월 사용하였음을 볼 수 있다. 그러나 두 약초는 향기, 모양, 효능에 차이가 있는 만큼 반드시 구분하여 한다. '딜'의 씨는 비교적 납작하며 둥그런 형상이나 페넬은 딜에 비해 굵고 크며 두툼하다. 딜의 향기 역시 페넬에 비해 연하며 딜의 향기는 신선한 느낌을 불러일으킨다.

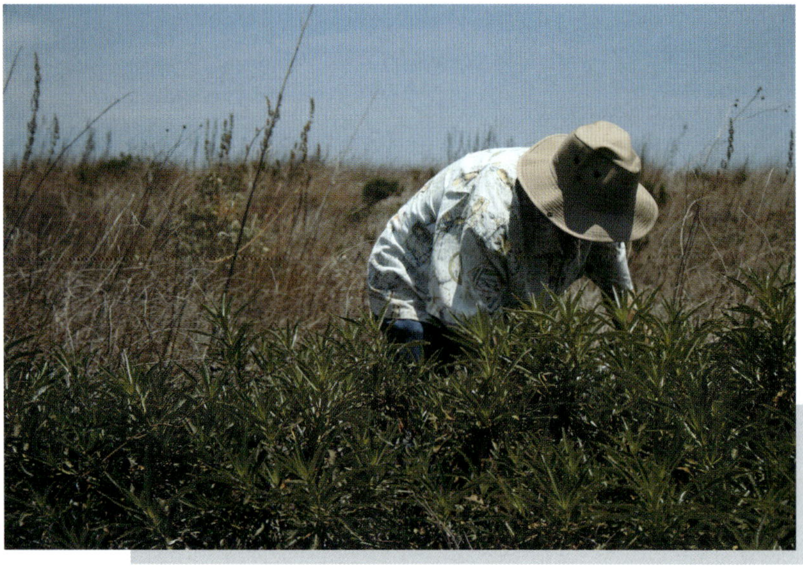

Echinacea 에키네시아

Echinacea Angustifolia

'약방의 감초'라는 말이 있다. 어느 한약 조제이건 감초가 안 들어가는 곳이 없을 정도로 많이 쓰인다 해서 나온 말이다. 서양 약초에서도 감초와는 용도가 다르지만 여러 질환에 가장 많이 이용되는 약초로 에키네시아를 꼽을 수 있다.

이곳 인디언(Native American)들은 이 약초를 칼에 베이거나, 깊은 상처, 벌레나 뱀에 물렸을 때, 또는 벌레에 쏘였을 때 습포(濕布)하는 방법으로 사용하였다. 또한 약물을 만들어 잇몸이 붓거나, 통증이 심할 때 입안을 헹구었으며 에키네시아차를 이용해 감기, 소두(少痘, Smallpox), 홍역(Measles), 볼거리(Mumps), 그리고 관절염(Arthritis)을 치료하였다.

그러나 이 약초의 연구가 진전됨에 따라, 에키네시아는 유해한 미생물의 발육을 억제하거나 죽이는 능력이 탁월하며 또한 면역 기능을 강화하므로 감기, 독감, 각종 염증, 감염 등을 예방하고 치료하는데 우수함을 발견하였다. 때문에 에키네시아는 강장제로 쓰일 뿐 아니라 암(Cancer) 또는 후천성 면역결핍증(AIDS)의 예방과 치료에까지 광범위하게 사용되고 있다.

에키네시아는 1870년 의약품을 공급하던 메이어박사(Dr. Meyer)에 의하여 '피를 정화하는 약'으로 소개된 이후 많은 우여곡절 끝에 《미국인 의약품 해설서》(American Dispensatory : John King이 지은 식물에 관한 책)에 수록되었으며, 이후 각종 염증, 감염 등에 많이 사용되었다.

이후 1930년대에 와서는 항생제의 보급으로 에키네시아는 사용이 잠시 주춤하였다. 그러나 1970년대에 들어와서 자연 요법의 추구와 함께 에키네시아에 대한 연구가 활발해졌으며, 특히 유럽(주로 독일)에서의 많은 연구 결과는 오늘날까지도 임상에서 여러 종류의 치료에 응용되고 있다.

[주요기능]

- **감염 억제 능력이 탁월하다.**

에키네시아는 질병의 원인이 되는 바이러스, 박테리아, 곰파이균, 원충류(Protozoa) 등을 죽이는 능력이 뛰어나다. 독일의 한 연구에 따르면 편도염(Tonsillitis), 뇌막염(Meningitis), 백일해(Pertussis), 귀의 감염(Ear infection)에 에키네시아의 치료 결과가 매우 성공적임이 밝혀졌다. 에키네시아에는 '에키나코사이드(Echinacoside)'와 '에키나씬(Echinacein)'이라는 물질을 함유

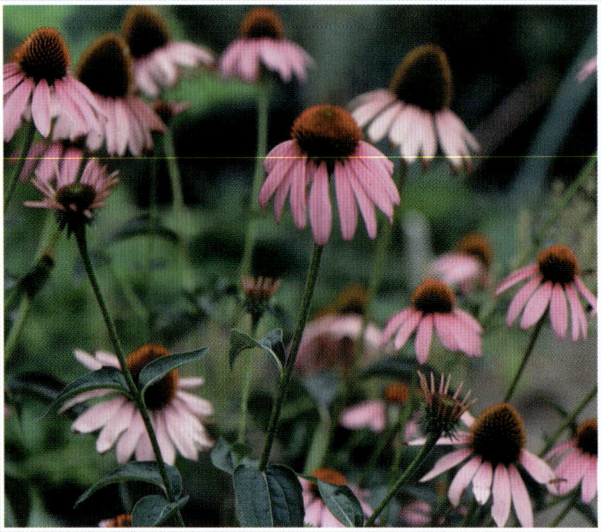

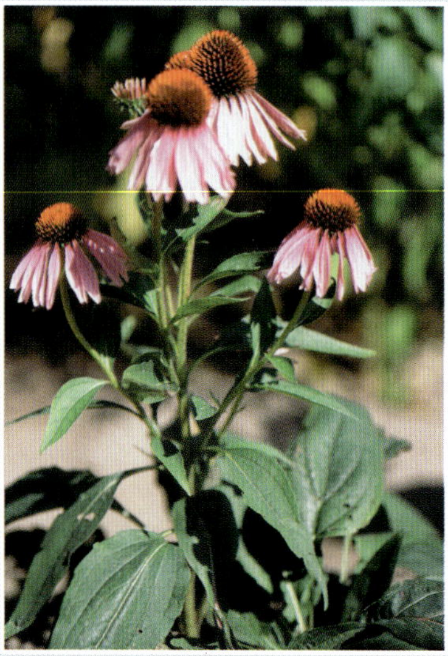

하고 있는데 에키나코사이드는 자연항생제로 페니실린의 작용과 유사하며, 에키나씬은 조직의 저항 능력을 높여 감염을 예방하는 역할을 한다.

- **면역기능을 강화시킨다.**

대식세포의 병균 처리능력을 강화시킨다. 뮌헨(Munich)대학의 연구 보고에 따르면 에키네시아는 다른 면역강화제 보다도 T세포를 30% 가량 더 증진시키는 것으로 발표되었다.

- **감기와 독감 치료에 괄목할만한 치료 효과가 있다.**

바이러스의 증식을 제거하는 작용을 가진 인터페론(Interferon : 간섭 인자)과 유사한 작용을 에키네시아가 하는 것으로 연구되었다.

- **질 이스트 감염(Vaginal yeast infection)**

여성들에 있어서 질 감염은 골칫거리며 치료되더라도 재발성이 높은 질병이다. 그러나 에키네시아는 이에 대해 현저한 치료 효과를 가지고 있다. 최근 독일에서 연구된 결과에 의하면 질 감염의 재발 경험을 가진 203명의 여성을 상대로 항효모크림(Anti-yeast cream)만을 쓴 조와 항효모크림과 함께 에키네시아를 복용한 조를 6개월 후에 재발 여부를 비교 조사한 결과 항효모크림만을 쓴 조는 60%의 여성이 재발을 경험하였고, 에키네시아를 복용한 조는 단지 16%만이 재발하는 큰 차이가 나타났다

• **방사선 치료 후유증**

암 환자가 방사선 치료를 받게 되면 전형적으로 백혈구가 감소되어 감염의 위험이 높아지게 되는데, 에키네시아는 백혈구를 보호 유지시켜 방사선 치료 환자의 감염을 예방할 수 있다.

• **상처 치료(Wound healing)**

상처의 빠른 회복을 돕는다.

• **관절염(Arthritis)**

독일의 임상 연구가들은 류마티스성 관절염(Rheumatoid Arthritis)에 에키네시아를 사용해 성공적으로 치료하고 있다.

• **기타 가능성**

에키네시아는 백혈병 및 동물의 종양에 대하여 항암작용이 있음을 보이고 있다. 아직 암을 치료하는 약초라 부르기에는 이른 감이 있으나 언젠가는 에키네시아가 암치료제의 하나로 쓰일 것을 믿어 의심치 않는다.

[사용방법]

- 에키네시아는 맛이 약간 달고, 쓰고, 매우며 서늘한 성질을 갖고 있다. 주로 뿌리를 쓰나 잎도 가능하다(여기서는 뿌리를 사용). 물 1컵에 2찻숟가락의 에키네시아를 넣고 15분 가량 끓인 후 마신다. 하루에 3번 복용, 처음에는 단맛이 나며 뒷맛이 씁씁하다. 또한 자주 혀에서 따끔거리는 맛내지는 얼얼한 느낌을 주는데 이것은 정상적인 반응으로 인체에 해로운 것은 아니다.
- 술에 재워서 복용할 수 있다(Tincture). 1파인트(Pint)의 병에 뿌리를 가득 넣고 보드카(100Proof)를 병끝까지 가득 붓는다. 2~3주 숙성시켜서 차 숟가락으로 한 번씩 하루에 3번 마신다(숙성시키는 동안 술이 내려가면 다시 술을 가득 채우고 이틀에 한 번씩 흔들어 준다).

주의

■ 2살 이하의 어린이는 복용을 삼가고, 65세 이상의 노인은 적은 용량으로부터 시작한다.

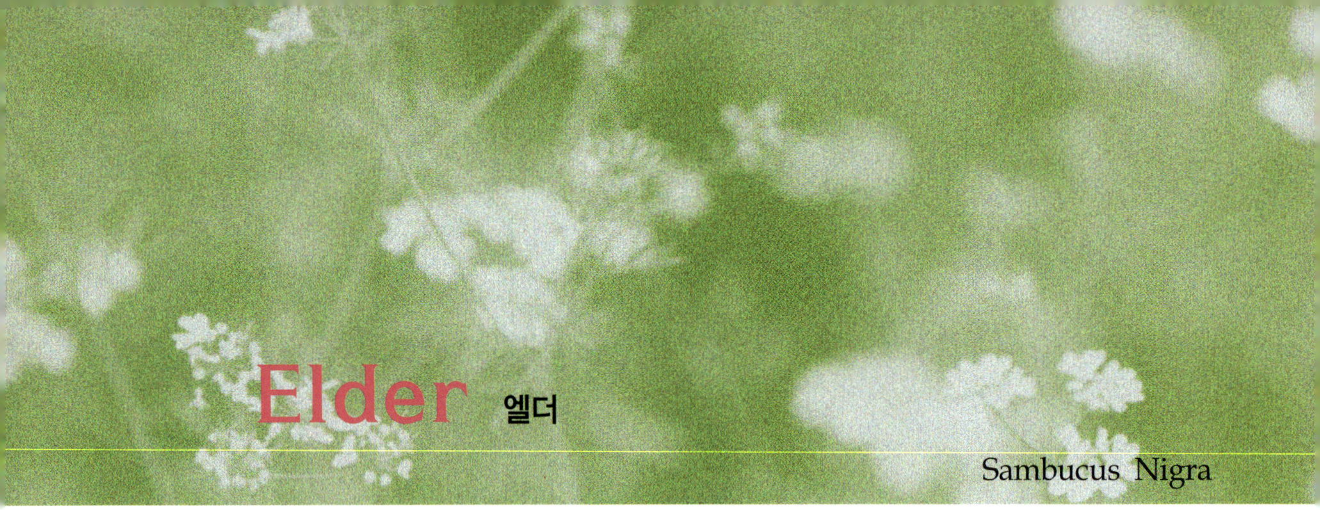

Elder 엘더

Sambucus Nigra

유럽이 원산지인 엘더는 다른 어떤 유럽산 식물보다도 많은 전설을 가지고 있는 약초이다. 그중 특별한 것은 조상의 혼이 나뭇가지에 존재해 있기 때문에 함부로 엘더나무를 자르는 것은 대단히 위험하다고 전해오고 있다. 때문에 조상의 진노를 피하기 위해 나무꾼들은 자르기 전에 나무를 달래는 시를 특별히 읊는다하니 동서양을 막론하고 이 세상의 많은 자연물들이 조상들의 음덕(陰德)의 산물이며 이를 감사하고 귀하게 여기는 마음의 자세를 가져야함을 나타내는 민간 전설이라 하겠다.

엘더는 한방의 중요 약재인 뽕나무와 마찬가지로 그 전체 나무가 약재가 아닌 것이 없을 정도로 쓰임이 많은 나무로 치료 작용 및 영양 작용을 함께 갖춘 까닭에 '농촌 사람들의 약장(The medicine chest of the country people)'이라는 칭호로 널리 사랑을 받고 있다. 특히 유럽 전역에서 광범위하게 사용되고 있으며 유랑인들 사이에서는 그들의 식량과 함께 챙기는 필수적인 구급 약초로 알려져 있다. 역시 영국에서는 마녀들에 대항하기 위해 엘더를 재배하는 풍속도 있었다.

엘더의 학명인 삼부커스(Sambucus)는 그리스의 엘더나무로 만든 삼부카(Sambuca)란 현악기에서 나온 것으로 아직도 악기의 재목으로 이용되고 있다.

17세기 니콜라스 컬페퍼 이후 영국 및 미국에서 사용되는 서양약초를 정리 편집하여 1931년 편집한 최초의 약초 백과사전이라 할 수 있는 '모던 어벌(Modern Herbal : Mrs. Grieve)'에는 엘더의 잎사귀, 껍질, 꽃, 열매 등 각 부위의 사용 및 효능에 관해 자세히 기록을 하였는데, 이것은 오늘날까지도 엘더 사용의 기본이 되고 있다. 엘더는 환절기 때 자주 발생하는 각종 알러지 현상 등에 가장 효과적으로 사용할 수 있으며 에키네시아(Echinacea)와 함께 알러지로 인한 콧물, 충혈된 눈, 재채기 등의 원인치료에 뛰어난 효과를 보이고 있다.

[주요기능]

엘더(Elder)는 그 쓰임에 비해 연구 사례는 미진한 상태이나 알러지 및 염증에 효과가 우수하며 특히 발한(發汗 : 땀내기)작용은 잘 알려진 사실로 감기 초기 및 열병에 많이 쓰이는 약초 중의 하나이다.

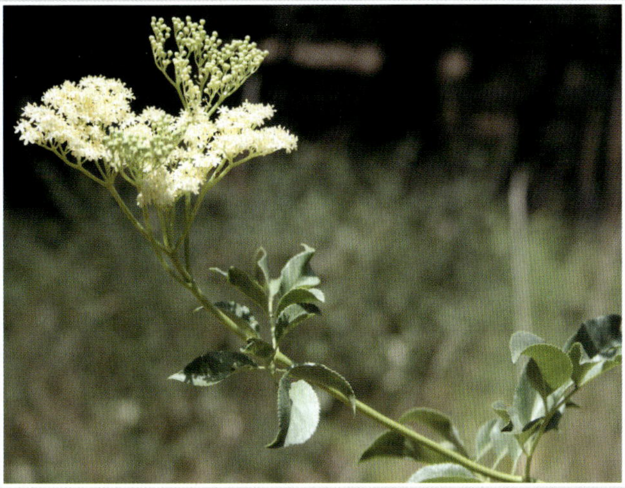

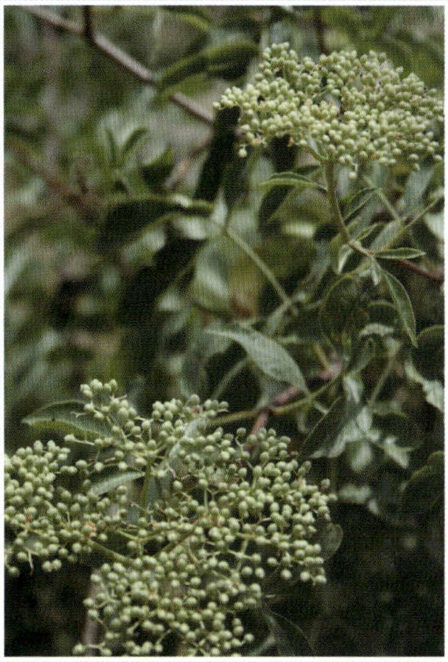

부위별 기능

- **꽃 부위**

(1) 고초열(Hay Fever), 기침, 감기에 사용한다.

잔잔한 사향 냄새를 품고 있는 꽃 부위를 차처럼 마시므로 열을 내리거나 인후통, 기침을 치료한다.

(2) 알러지, 울혈의 치료 및 기(氣)의 순환을 촉진시킨다.

코, 인후부의 점막 조직을 강화하여 감염을 예방하고 만성 울혈, 알러지, 귀의 감염, 칸디다증(Candidiasis)에 우수한 효과가 있다.

(3) 관절염

발한 및 소변을 증가시켜 체내의 각종 노폐물을 신속히 배출시키므로 관절염 치료에 좋은 효과를 볼 수 있다.

- **열매 부위**

열매는 다량의 '비타민 C'가 많으므로 전통적으로 에키네시아(Echinacea), 로즈힙(Rose Hip)과 함께 면역강화제로 많이 이용하고 있으며, 특별히 각종 피부질환과 류마티즘에 사용하고 있다. 또한 대장에 작용하여 변비, 장산통, 설사에 효과가 있는 약초이며, 각종 요리와 젤리(Jelly), 잼(Jam), 파이 등의 재료로도 많이 이용된다.

- **껍질 부위**

  주로 내피를 사용하며 강력한 통변작용이 있어 히포크라테스시대 이래로 변비치료에 사용되어 온 약초이다. 외용으로 연고 또는 정기를 만들어 거친 피부에도 사용하고 있다.

- **잎 부위**

  잎사귀 또한 많은 치료기능을 가지고 있다. 그 중에서도 특히 통변, 거담, 이뇨, 발한 기능은 우수한 것으로 나타났다. 영국의 민간치료법에서는 잎으로 만든 연고를 멍든 곳이나 상처난 피부에도 오랫동안 사용하고 있다.

- **뿌리 부위**

  임파질환 및 신장질환에 사용한다.

[사용방법]

심한 헤이피버(Hay fever : 고초열 or 건초열)는 신체의 진액을 고갈시켜 극심한 피곤, 건성 피부 및 각종 질환의 원인이 될 수 있다. 헤이피버의 예방을 위해서는 1~2달 전부터 꾸준히 꽃 부위를 차로 하여 달여 마시면 좋은 효과를 볼 수 있다.

꽃 부위는 초여름에 채취하고 열매는 10~11월경 잘 익었을 때 따서 그늘에 말렸다 사용한다.

- 말린 꽃 1~2찻숟가락을 1컵의 끓인 물에 5~10분 가량 담갔다 마시며 하루 3차례 마신다.
- 정기(Tincture)는 1찻숟가락을 반컵의 물에 타서 하루 3차례 마신다.
- 열매를 4컵 가량의 물에 15~20g 정도 넣고 10~15분 가량 끓인 후 3차례 나누어 마시면 류마티스성 통증에 좋은 효과가 있다.

주의

- 엘더는 일반적으로 안전한 약초이나 특정한 질환에 사용할 때는 전문한의사와 상의하여 복용한다.

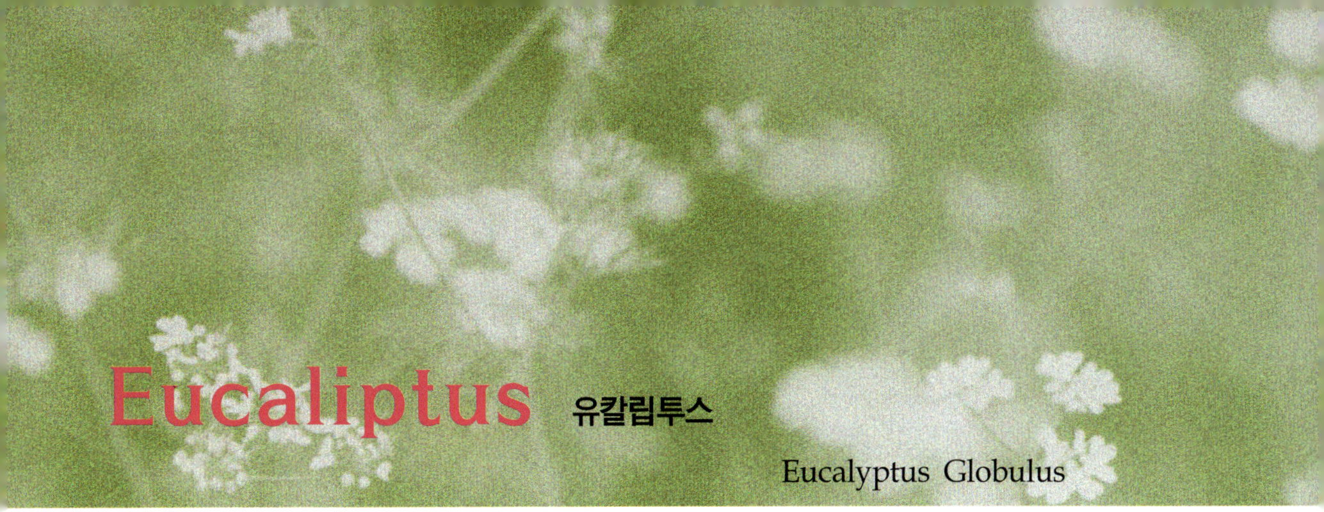

Eucaliptus 유칼립투스

Eucalyptus Globulus

지 지구상에서 유칼립투스로 알려진 종류만도 500여 가지가 넘으며 이중의 대다수가 오스트렐리아에 서식하는 것으로 알려졌다. 이 약초는 우리가 이미 사용하고 있는 입안청결제, 충혈제거제 등에 향료로 또는 치료를 목적으로 첨가돼 있는 친근한 약초이다.

오스트렐리아는 천혜의 자연 조건에 힘입어 약초 분야의 연구에서 정상을 달리고 있으며 아직도 새로운 약초의 연구가 끊임없이 이어지고 있고 훌륭한 임상 결과도 가지고 있다.

유칼립투스는 '미연방식품의약국(FDA)'에서 '감기와 독감 치료제'로 이미 인정을 받았다. 유칼립투스의 뿌리는 놀라울 정도로 많은 양의 물을 간직하고 있다. 때문에 호주의 토착민들은 물론 초기 이민자 역시 황폐한 오지에서 물의 공급원으로 뿌리를 사용하였으며 잎사귀는 각종 질환의 열을 내리는 약초로 이용하였다.

1840년경 프랑스의 선원들이 시드니(Sydney)에 도착하였을 때 그들은 고열을 수반하는 괴질에 시달렸으나 유칼립투스 차로 치료하였다는 기록이 있다. 이것은 그들이 본국으로 돌아간 후에도 이 약초를 각종 열병에 사용하는 계기가 되었으며, 이후 오랫동안 유칼립투스는 '호주인의 고열 치료 나무(Australian Fever Tree)'로 불려지게 되었으며 오늘날까지도 열을 내리는 약초로 많이 사용하고 있다. 1860년에 들어와 유칼립투스는 잎뿐만 아니라 오일도 당시 지중해 지역에 유행하던 고열의 치료에 사용하였다. 특히 말라리아(Malaria : 학질)질환의 간헐적인 열을 치료하는데 상당한 공을 발휘한 것으로 전해 내려오고 있다. 그러나 이러한 치료 효과에도 불구하고 당시의 의사들 사이에는 치료 효과에 대한 찬반 양론이 대두되기도 하였다.

오늘날의 연구에 의하면 말라리아를 일으키는 병원균에 직접적인 효과는 없는 것으로 나타났다. 그러나 흥미로운 일은 유럽인들이 유칼립투스 나무를 지중해 습지대에 심은 이후 이 나무들이 자라며 습지대의 물기를 뿌리가 흡수하게 되어 말라리아를 일으키는 모기의 서식지를 없애는 결과를 가져와서 간접적 퇴치에는 분명 효과를 보았다 할 수 있다.

유칼립투스의 오일은 19세기 영국의 한 병원에서 요도관의 세균 번식을 억제하는 약으로 사용하는 등 감염 예방에 우수한 효과가 있다. 미국의 19세기 절충학파 의사들은 이 약초의 오일을 상처 치료와 가정의 상비약초로 소개하였으며 이와 함께 수증기를 이용한 오일의 흡수를 통하여 기관지염, 천식, 백일해 및 폐기종 치료에 사용하였다.

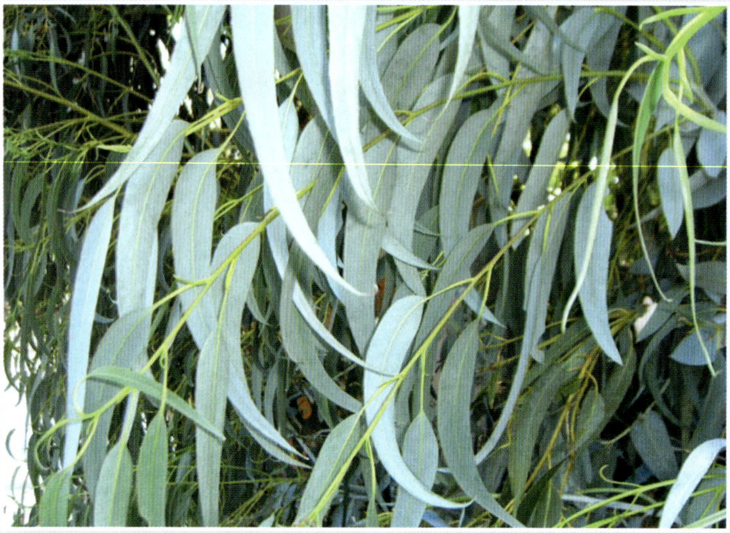

오늘날의 본초학자들은 유칼립투스를 피부 소독제 및 인후통, 역시 수증기법을 이용해 기관지염 및 천식, 또한 질식성 호흡곤란, 후두경련 등을 특징으로 하는 후두염, 감기, 독감으로 인한 코막힘 등에 대표적으로 사용하고 있다.

[주요기능]

유칼립투스 잎에는 이 약초의 특유한 향을 간직하고 있는 물질이 있는데 이것은 '유칼립톨(Eucalyptol)'이라는 물질로 향뿐만 아니라 치료 작용이 있는 중요한 성분이다.

- **감기와 독감에 우수한 효과가 있다.**

  '유칼립톨'은 인체의 담(痰)을 제거하는 특별한 효능이 있어 감기 또는 담으로 인한 기침, 가래를 치료하는데 효과가 있다. 이 때문에 시중의 많은 '기침사탕(Cough Lozenges)'에는 유칼립톨이 함유되어 있음을 볼 수 있다. 또한 러시아에서 행한 동물 연구에서도 유칼립톨은 독감 바이러스에 대한 처치 능력이 있음을 발견하였으며 이와 함께 박테리아성 질환에 사용할 수 있다.

- **상처 치료에 사용한다.**

  박테리아에 대한 억제, 처치 능력을 이용해 각종 상처 치료에 외용할 수 있다.

- **바퀴벌레 퇴치 기능이 있다.**
  '과학 뉴스(Science News)'에 따르면 유칼립투스도 베이 로럴(Bay Laurel)과 마찬가지로 바퀴벌레 퇴치에 우수한 효과가 있음을 기록하였다.

[사용방법]

- 잘게 부셔 말린 유칼립투스 잎 1~2찻숟가락을 1컵의 끓인 물에 담갔다 마신다. 하루에 2번 가량 마시며 레몬, 또는 꿀을 타서 마시면 더욱 좋다.
- 감기로 인해 코가 막혀 호흡이 순조롭지 못할 때 한 주먹의 잎사귀를 끓인 후 4~5방울의 유칼립투스 오일을 탄 후 코로 수증기를 서서히 들여 마신다. 수증기가 새지 않도록 주위를 수건으로 두르고 들이마시면 더욱 효과적이다. 이 방법은 코감기에 상당한 효과가 있다.
- 상처에는 1~2방울의 유칼립투스 오일을 바른 후 비누와 물을 이용해 씻어낸다.
- 한 주먹의 유칼립투스 잎을 천에 싸서 목욕물에 담가 사용해도 감기, 스트레스 등에 효과가 좋다.
- 바퀴벌레 퇴치에는 유칼립투스 잎 또는 오일을 천으로 싸서 집안 구석구석에 놓아둔다.

주의

- 2살 이하는 금하며 65세 이상은 적은 양에서 시작해 필요에 따라 양을 늘린다.
- 많은 양의 유칼립투스 오일은 인체에 해를 주므로 사용 전 반드시 전문한의사와 상의한다.

Evening Prim Rose 이브닝 프림 로즈

Onnmthera Biennis

'선드랍스(Sun Drops)'로도 널리 알려진 이브닝 프림 로즈는 2년생 식물로 첫해에는 장미 모양의 잎사귀가 자라며 이듬해에 잔털이 많이 있는 줄기가 올라와 4개의 꽃잎으로 이루어진 은은한 레몬향의 노란 꽃을 피운다. 낮에는 시들해졌다가 밤에 생기를 찾으며 향긋한 향기를 뿜어내는 꽃잎은 새벽에는 졌다가 저녁때 새로운 꽃잎이 다시 활짝 피어난다. 자연의 아름다움은 한밤중에도 끊임없이 연출되고 있으며 이것이 '이브닝 프림 로즈'라는 이름으로 표현되는 까닭이라 할 수 있다.

미국의 원주민들과 초기의 신대륙 정착민들은 이 약초를 천식성 기침을 비롯해 소화도 질환, 상처 치료 등 여러 방면에 사용하였다. 이것은 이후에도 큰 변화없이 내려왔으나 근래에 와서 이 약초의 갈색을 띤 조그만 씨에서부터 '지방산'을 위시하여 인체에 유익한 각종 특별한 물질들이 발견되고 난 후 본초학자를 비롯한 많은 자연치료가들에게 관심의 대상이 되었다.

특히 감마리놀레닉산(GLA)이란 물질이 다량 함유되어 있는데 이것이 인체에 들어와서는 호르몬과 유사한 역할을 하는 프로스타글란딘(Prostaglandin)이라는 중요한 물질로 변하며 이 물질은 인체의 각종 기능을 조절하는 것으로 알려졌다.

예컨대 혈관을 튼튼히 하고 전해질 및 인슐린 분비, 신경기능, 면역기능을 조절하며, 구체적으로 월경전증후군(PMS), 고혈압, 염증 등에 효과가 우수한 것으로 나타났다. 또한 오일은 신체 피부, 머리, 손톱 등의 건강을 유지시키며 인체의 독소를 제거하고 간을 보호한다.

더욱이 최근 수년 동안 이 식물이 치료약초로서 이목이 집중되고 있는 가운데 한 연구 기관에서는 이 식물이 혈액 응고를 억제하는 기능이 있어 혈전증으로 인한 심장질환을 예방할 수 있음을 밝혀냈다. 또한 1982년 영국의 유명 의학 저널인 란셋(Lancet)에서는 이브닝 프림 로즈의 오일은 알러지로 인한 피부습진 등에 효과가 있는 것으로도 발표하였고 또 다른 연구에서도 천식과 편두통에 효과가 있음을 시사하는 등 다방면에서 효능이 밝혀지고 있다.

역시 《약초 백과(Heinerman's Encyclopedia of Fruits, Vegetables and Herbs)》의 저자로 유명한 '잔 하이네만(John Heinerman)'은 그의 저서에서 "이브닝 프림 로즈 오일은 월경전증후군과 정신분열증(Schizophrenia) 환자들에게 희망의 밝은 미래를 주었다"라고 기록하였으며 이어서 그는 영국 리스 대학(University of Leeds)의 정신과 의사인 케네쓰(Kenneth Vaddadi)의 정신분열증 환

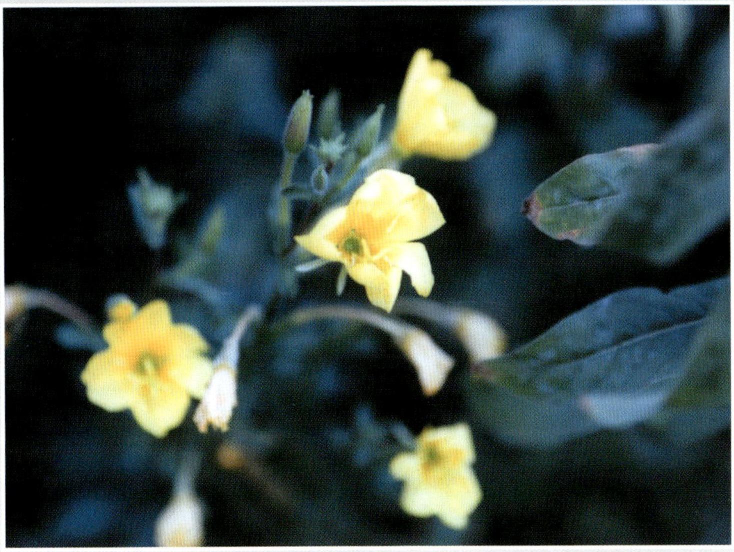

자에 대한 성공적인 치료 효과를 기록하기도 하였다(Vitamin B-3, B-6, C, Zinc와 함께 복용하였음).

오늘날에는 이러한 연구들을 바탕으로 월경전 종합증후군, 혈전 생성방지, 혈압강하 및 혈중 콜레스테롤을 저하시키는 중요한 약초로 사용하고 있다.

[주요기능]

- **월경전증후군(PMS)에 수반하는 두통, 유방 통과 복부팽만에 효과가 뛰어나다.**
  이브닝 프림 로즈 오일에는 프로스타글란딘 생산을 위한 감마리놀레닉산(Gamma-Linolenic Acid)을 함유하고 있으며 이 물질은 월경전 종합증후군에 효과가 있는 것으로 알려졌다.

- **혈전의 생성을 억제하며 혈압을 강하시킨다.**
  캐나다의 연구에 의하면 이브닝 프림 로즈의 주요 성분인 감마 리놀레닉산이 현저한 혈압 강하 능력이 있는 것으로 발표되었다.

- **혈관을 확장하고 협심증의 통증을 감소시킨다.**

- **정신적 불안과 초조감을 안정시킨다.**

- **체중을 감소시킨다.**

이외에도 콜레스테롤의 수치를 내리며 보행시 통증, 긴장 및 힘이 빠지는 간헐성 파행(Intermittent Claudication) 등의 혈관 순환의 문제 등에 효과가 있고, 알콜리즘, 특히 숙취, 알러지, 편두통, 관절염, 다발성 경화증 등에 사용되는 유용한 약초이다. 이브닝 프림 로즈에는 다량의 포타슘(Potassium)과 마그네슘(Magnesium) 등을 함유하고 있다.

[사용방법]

- 이브닝 프림 로즈의 잎, 꽃, 줄기의 껍데기는 수렴과 진정 기능이 있어 지상 부위 전체를 쓸 수 있으나 치료 약초로는 주로 잎과 씨에서 채취한 오일을 사용한다.
- 1찻숟가락의 말린 약초는 1컵의 끓인 물에 5~10분간 담갔다 하루에 한 컵 마신다.
- 정기(Tincture)는 10~15방울을 하루에 2번 복용한다.
- 이브닝 프림 로즈 씨의 오일에는 건강한 조직을 유지시키기 위한 필수지방산(Essential Fatty Acids)이 함유되어 있다.
- 월경전증후군에는 오일을 사용하고 하루에 250~500mg 섭취한다.

주의

- 임산부와 간(肝)질환자는 사용을 금한다(프로스타글라딘은 자궁을 수축하는 기능이 있는 것으로 알려져 있다).
- 이브닝 프림 로즈는 일반적으로 안전한 약초이나 특정한 질환에 사용할 때에는 전문한의사와 상의한다.

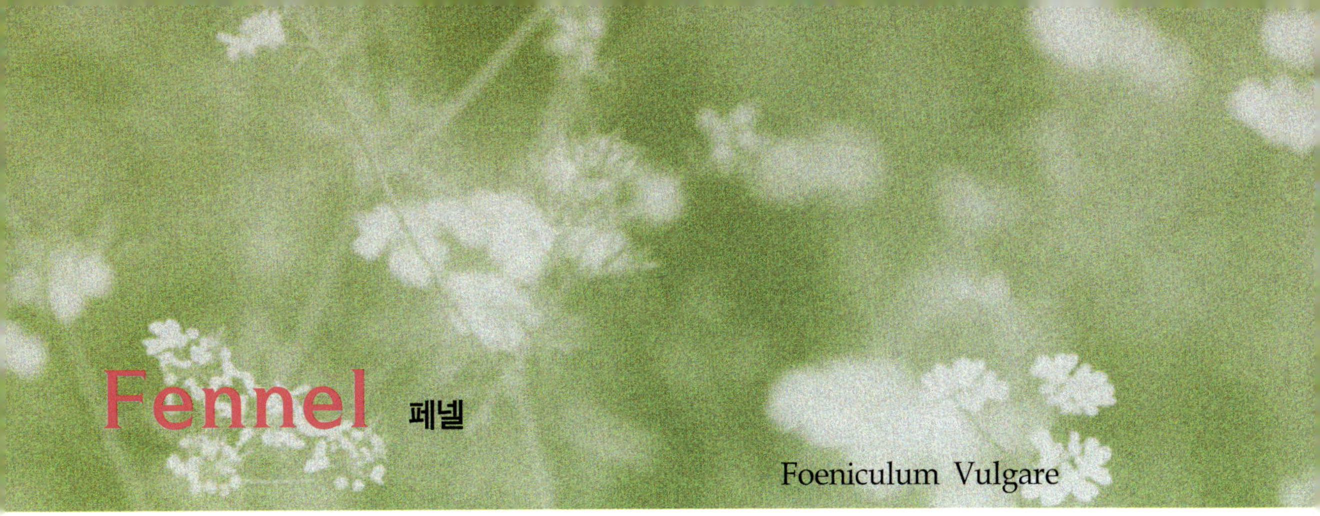

Fennel 페넬

Foeniculum Vulgare

가을의 페넬(Fennel)은 캘리포니아의 들판을 노랗게 물들이고 실갈은 이파리는 바람따라 땅바닥을 스치며 물결을 이루고 있다. 한국의 가을이 코스모스의 계절이라면 이곳 캘리포니아는 단연 페넬의 계절이라고 할 수 있다. 따뜻한 열매 페넬씨는 겨울을 대비시키는 가을의 선물이기도 하다.

셀러리(Celery)와 그 줄기가 유사하게 생긴 페넬은 독특한 향(香)을 가지고 있다. 한방에서는 소회향(小茴香)이라 하며 따뜻한 성질을 갖고 있으며 신(Kidney)이 허(虛)하고 허리가 차갑고 시큰거리는 사람한테 오랫동안 써온 약재로, 보통은 가정에서 돼지 콩팥에 페넬 한 숟가락을 넣고 은은한 불에 오래 삶아 보신(補身)을 위해 먹기도 한다. 특히 입맛을 좋게 하고 소화를 도우며 구토가 잦은 분에게는 권할만한 약초이다. 중국 음식에서도 빼놓을 수 없는 약재, 향료로 건강 음식에 많이 이용되는데 오향장육(五香醬肉)은 페넬을 쓰는 대표적 요리라 할 수 있다.

이탈리안 역시 그들이 즐기는 소세지(Sausage)에 중요한 향료로 사용하고 있다. 페넬의 줄기 또한 약재로 사용되며 Vitamin A, 포타슘(Potassium)을 많이 포함하고 있어 영양이 풍부한 약초라 할 수 있다.

페넬은 아주 오랜 역사를 가지고 있다. BC 3세기 의학의 아버지로 불리는 히포크라테스는 페넬을 어린아이의 산통(疝痛)에 사용하였으며, 그 후 400여년 뒤에 디오스코리디스(Dioscorides)는 모유의 생산을 증가시키는 약초로 페넬을 추천하였다. 로마의 자연요법가인 프라이니(Pliny)는 그의 유명한 22가지 치료약에 페넬을 포함시켰으며, 그의 관찰한 바에 따르면 "몇몇 뱀들이 그들의 껍질(허물)을 벗은 후 페넬에 몸을 비비니까 그들의 흐려졌던 눈이 곧 밝아졌다"는 것이었다. 프라이니는 이러한 것에서 페넬이 눈의 문제뿐 아니라 시력을 잃은 사람까지도 치료할 수 있다는 표시로 받아들였다. 이러한 식물의 자연적인 특성이 치료 가치를 드러낸다는 '표시의 학설(The Doctrine of Signatures)'은 중세 때의 식물에 관한 일반적인 관점이었다. 페넬의 노란꽃은 간의 담즙과 어떠한 연관이 있다고 믿었기 때문에 이 약초는 눈의 이상 및 황달에 추천되어진 것이다.

5세기경 영국에 정착한 앵글로색슨(Anglo Saxon) 또한 부정한 기운이 집안으로 들어오지 못하도록 페넬을 문 위에 매달아 놓기도 하였다. 17세기에 와서는 약초 치료의 대들보 역할을 하였을 뿐 아니라 생선요리의 빼놓을 수 없는 향료로 일상화되었다.

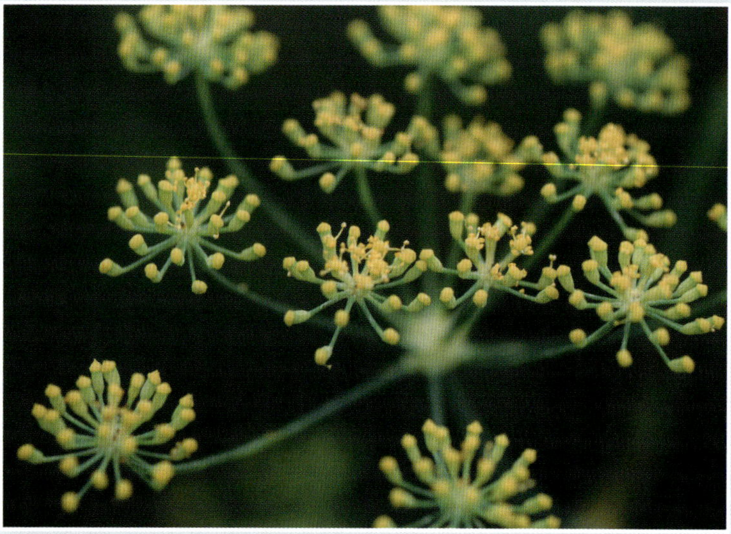

동서양을 막론하고 약초의 사용을 음식을 통하여서도 많이 소개가 되었는데 이것은 향료의 역할 뿐 아니라 예방 차원에서도 중요한 의미가 있는 것이다. 이러한 음식, 예방은 한방에서도 중요한 부분으로 식의 동원(食醫同源), 즉 의약이 식품이고 식품 자체가 훌륭한 의약이라는 것은 우리가 익히 알고 있는 사실이다. 역시 "약으로 치료하는 것은 음식으로 치료하는 것보다 못하고, 병을 치료하는 것은 예방하는 것보다 못하며, 병원을 이용하는 것은 부엌을 이용하는 것보다 못하다. 또 병원의 의약을 이용하는 것은 주방의 의약(식품)을 이용하는 것보다 못하다"는 옛말은 지금 바로 우리에게 적용되어야 할 오늘날의 말인 것이다.

17세기 당시의 유명한 영국의 본초학자인 니콜라스 컬페퍼(1616~1654)는 모유를 증가시키는데, 침침해진 눈, 불안한 위장 및 월경을 촉진하는데 페넬을 추천하였으며 민간에서는 변비치료제(예 : 번사엽, 알로에)를 사용할 때 발생할 수 있는 장의 경련 등을 예방하기 위해 페넬을 섞어 사용하기도 하였다. 미국의 청교도들에 의해서도 소화를 돕는 약초로 많이 이용되었는데 이러한 용도는 아직도 많은 가정에서 사용되고 있다. 19세기에 들어와서 미국에서 유행하던 절충학파 의사(Eclectic Physicians)들에 의하여 소화를 돕는 약초로는 물론이고, 모유 및 월경을 촉진하는 약초로서 또는 구복하기에는 너무 맛이 없는 약을 감추기 위해서도 많이 사용되었다.

이외에도 라틴아메리카인들은 아직도 모유 증강에 쓰고 있으며 자마이카인들은 감기치료에, 아프리카인들은 설사, 소화불량 등에 페넬을 이용하고 있다. 오늘날에는 많은 본초학자들이 소화제, 모유증강제, 거담제(祛痰劑), 눈 세척 및 통변의 완충역할제로 추천하고 있다.

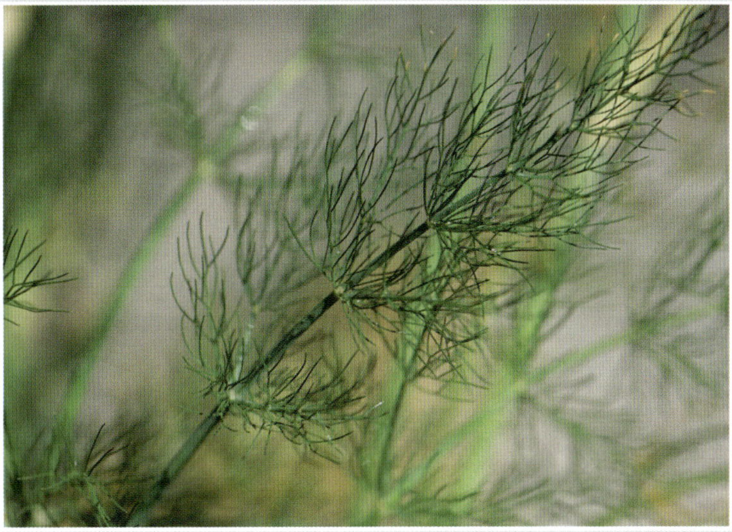

[주요기능]

페넬(Fennel)은 시력을 회복시키지는 않으나 과학 연구는 페넬의 전통적인 사용에 대해서 긍정적인 뒷받침을 하고 있다.

- **소화도에 작용하여 기능을 활성화시키며 위, 장에 공기나 기체가 많이 존재하여 팽만감과 통증이 있는 고창증에 좋은 효과가 있다.**

  역시 방향성 약재와 마찬가지로 평활근에 대한 진정작용이 있으며, 가스배출을 도와준다.

- **찬 음식을 먹거나 또는 추운 곳에서 자주 일어나는 위경련을 완화시켜준다.**

- **여성들의 월경 촉진 및 모유를 증가시킨다.**

  한 연구에 따르면 페넬에는 에스트로제닉 효과가 있음을 제시하였는데, 이 뜻은 여성 호르몬인 에스트로젠(Estrogen)과 유사한 기능을 한다는 의미로 이러한 기능이 전통적으로 사용되어진 모유 증강 및 월경촉진에 작용한 것으로 보고 있다. 또한 중년 여성의 폐경기 제반 증상을 완화시키는데 도움을 준다.

- **전립선암에 이용할 수 있다.**

  합성 에스트로젠(Synthetic Estrogen)은 전립선암에 사용되는 호르몬치료제로, 페넬의 에스토로제닉 효과가 이에 사용될 수 있다(페넬을 기본적인 치료와 병행할 시는 담당의사와 상의하여야 한다).

- **결막염 치료에 쓸 수 있다.**
- **입냄새 제거에 페넬 씨를 씹으면 좋다.**
- **페넬기름은 류마티스의 통증을 완화시킨다.**

이외에도 기침 및 감기 치료에 쓰이며 약하게 만든 페넬차는 어린아이들의 급성복통을 완화시키는 좋은 차이다(사용 전 전문한의사와 상의하여 사용하여야 한다).

[사용방법]

- 씨 : 1/2온스(Ounce)의 씨를 하루에 한 번 씹어 먹는다(약간 데쳐 먹는 것도 좋다).
- 페넬기름은 외용(外用)으로만 사용해야 한다.
- 1/2~1찻숟가락 정도의 으깬 씨를 한 컵의 뜨거운 물에 10여분 담갔다 약물만 하루에 3번 마신다.
- 갓난아이(2살 이하)의 산통(급성복통)에는 묽게 만든 페넬차를 사용할 수 있다.

주의

- 밤에 자면서 땀을 흘리거나 활정이나 몽정을 하시는 분, 또한 오후에 미열을 느끼는 분은 사용 전 한의사와 상의하기 바란다.
- 페넬은 매우 안전한 약이나 다른 약과 마찬가지로 일상적인 주의를 필요로 한다.

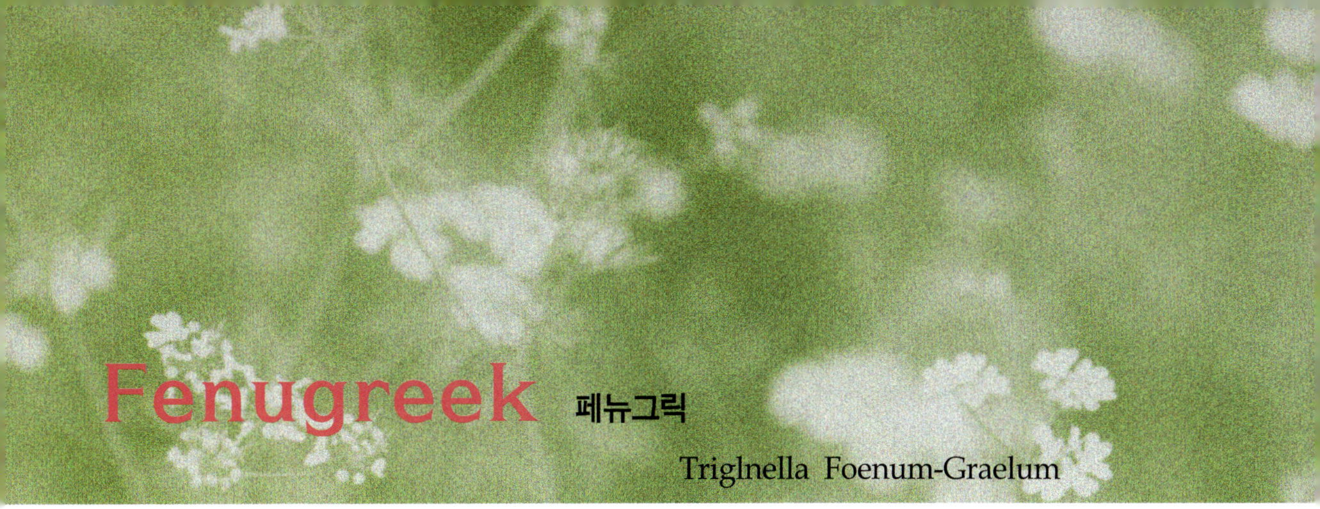

Fenugreek 페뉴그릭

Triglnella Foenum-Graelum

페뉴그릭(Fenugreek)은 콩과에 속하는 미티(Methi)라 불리는 1년생 초본식물의 씨로 카레의 조미료 및 의약용으로 사용하고 있다.

주로 아시아 서부지방의 특산물이었으나 지금은 세계 여러 곳에서 재배되고 있으며 한방에서는 '호로파(胡蘆巴)'라는 한약명으로 신양(腎陽)이 허하여 다리가 차갑고 통증이 있으며 무력할 때 쓰는 보약류에 속하는 약초로 맛은 쓰고 성질은 따뜻하다.

페뉴그릭은 특히 인도인 누구라도 애용하고 있으며 이곳 미국의 인도 상점에서도 항상 구비되어 있는 생활 속의 약초라 할 수 있다. 오늘날도 인도에서는 건강을 위해 페뉴그릭을 갈아 반죽하여 머리에 바르며 역시 카레를 비롯해 각종 음식의 향료에 널리 쓰고 있다.

고대로부터 19세기말까지 페뉴그릭은 약초 치료에서 중요한 역할을 하였으나 신약의 대두로 잠깐 주춤하는 듯 하였다. 그러나 근래에 들어서 많은 연구와 임상사례가 발표되고 있는 주목받는 약초로, 특별한 점은 페뉴그릭이 콜레스트롤을 저하시키는데 상당한 효과가 있는 것으로 나타났다. 페뉴그릭은 인체의 치료약으로 일반화되기 오래 전부터 민간에서는 병든 동물치료에 사용되었다. 문헌에 의하면 초기의 그리스인들은 곰팡이를 띄우거나 병든 가축들의 식욕을 돋구어 회복을 촉진하기 위해 사료에 페뉴그릭을 섞어 사용하기도 하였는데 이러한 이유로 이집트와 로마에서는 '그리스의 건초(Greek Hay)'라는 이름으로 페뉴그릭을 사용하였다. 오늘날도 페뉴그릭은 가축사료의 맛을 내기 위해 자주 사용되고 있으며, 소수의 수의사들은 병든 말과 소의 기운을 북돋아주는 동물의 보약으로도 사용하고 있다.

역시 고대의 의사들은 이것이 많은 점질물을 함유하고 있음을 발견하였다. 점질물은 물과 함께 반죽하면 아교질로 변하는데 이것으로 염증을 치료하는데 사용하였다. 이집트의 의사들은 페뉴그릭을 연고로 하여 상처와 종기 치료에 내복으로는 호흡기질환, 장도의 각종 증상을 치료하는데 사용하였다. 또한 고대의 중국 의사들은 페뉴그릭을 탈장, 근육통증, 발기부전에 사용하였으며 《본초강목》의 저자로 유명한 이시진 선생은 그의 저서에서 기록하기를 "페뉴그릭은 단전 신장을 따뜻하게 하므로 몸이 차가운 사람은 이것을 마땅히 써야 한다"하였다.

인도의 아유얼베다 의사(Ayurvedic Physicians)들은 관절염, 기관지염, 위장불안 등에 쓰고 있으며, 인도의 여인들은 모유 증강을 위하여 페뉴그릭을 많이 사용하고 있다.

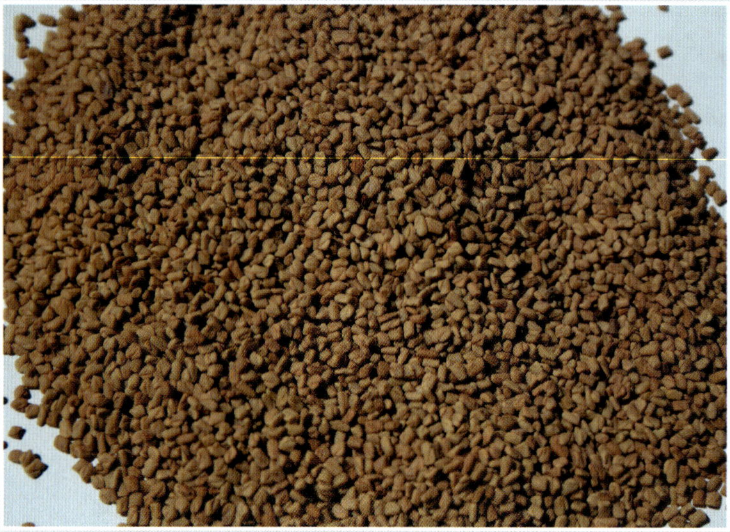

오늘날의 본초학자들은 습포 또는 고약 형태로 하여 상처 및 종기, 발진 등의 피부병에 쓰고 있으며 페뉴그릭 가글(Gargle)로 목의 통증을 완화시키며, 기침과 기관지염 등 여러 방면에 이용하고 있다. 최근 들어 사용이 광범위하여지는 것을 볼 수 있는데 체내에 쌓인 완고한 담(痰)을 제거하는데 사용하거나 림프계를 통하여 체내에 쌓인 독소를 없애며, 한 연구에 의하면 박테리아의 번식과 성장을 억제하는 기능이 있는 것으로 알려졌다.

[주요기능]

- **콜레스테롤을 저하시킨다.**

  페뉴그릭에는 콜레스테롤의 수치를 내리는데 효과가 있는 레시틴(Lecithin)과 지방을 분해하는 물질인 리포트로픽(Lipotropic)을 함유하고 있다. 때문에 체중감량 및 고콜레스테롤로 인한 질환에 활용할 수 있다.

- **목의 통증을 완화시킨다.**

  페뉴그릭의 점질물은 목의 통증 및 기침을 완화시킨다.

- **여성 건강에 좋은 효과가 있다.**

  페뉴그릭에는 여성 호르몬인 에스트로젠(Estrogen)과 유사한 디오스게닌(Diosgenin)이라는 물질을 함유하고 있어 에스트로젠 분비에 관련된 여러 증상에 사용할 수 있다.

- **관절염 치료에 쓰인다.**

  벨기에의 연구에 의하면 페뉴그릭에는 염증을 억제하는 효과가 있음을 발견하였는데 이것은 과거에 염증 및 관절염 치료에 페뉴그릭을 사용했던 것이 타당한 근거가 있음을 밝혀주고 있다.

- **혈당을 내리는 기능이 있다.**

  페뉴그릭에는 치료기능 이외에도 비타민 A, D가 풍부하여 역시 미네랄(Mineral), 프로틴(Protein), Vitamin B, B2, B3도 포함하고 있는 치료와 영양을 겸한 약초라 할 수 있다.

[사용방법]

생씨앗을 사용하거나 혹은 약간 볶아서 사용할 수 있고, 특히 신(腎, Kidney)이 허한 사람은 소금물에 담갔다 볶아서 쓴다.

- 6찻숟가락의 잘게 부순 씨를 3~4잔 분량의 물에 넣고 약한 불에 10분 가량 끓여 하루에 3번 나누어 마신다. 페뉴그릭의 고유한 향이 먹기에 불편할 때는 약간의 레몬, 꿀, 애니스(Anise), 페퍼민트(Peppermint)를 첨가하여 맛을 개선할 수 있다.
- 정기는 찻숟가락으로 1/4에서 1/2가량을 하루에 3번 마신다.
- 2살 이하는 금하며 아이들 및 65세 이상은 적은 양에서 시작하여 필요에 따라 증가시킨다.

주의

- 자궁에 자극을 주는 약초이므로 임산부는 복용을 금한다.
- 자면서 땀을 흘리거나, 오후에 미열이나 습열(濕熱)이 있는 분은 복용을 금한다.

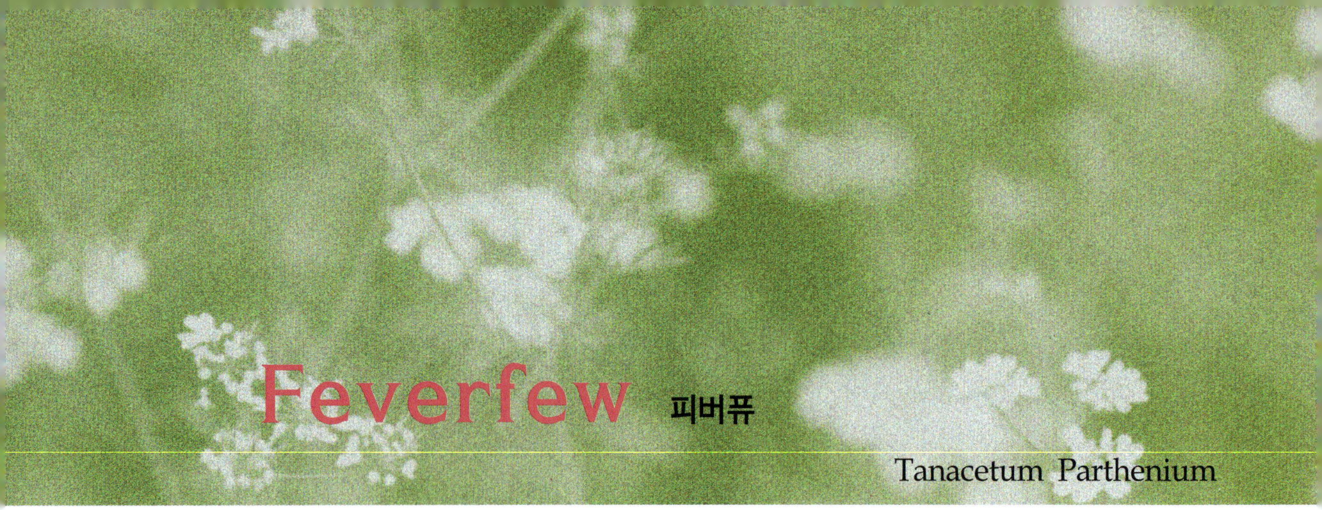

Feverfew 피버퓨

Tanacetum Parthenium

잎 모양이 깃털같다 하여 페덜피유(Featherfew)라고도 하는 이 약초는 유럽이 원산지로 미국에서도 널리 퍼져 있다. 때로 야생으로 발견되나 주로 정원에서 재배되며 약용으로 쓰이는 잎사귀는 무척 쓰고 단맛도 느낄 수 있다.

피버퓨(Feverfew)는 이름에서 알 수 있듯이 열(熱)을 내리는 약초로 한때 사용하였는데 그에 대한 효과가 기록되거나 입증된 바는 없으며, 17세기 초 유명한 본초학자인 니콜라스 컬페퍼(Nicholas Culpeper)나 다른 본초학자들에 의해 우울증 및 두통 치료에 사용되었다.

그러나 연구의 부진으로 오랜 세월 동안 주목받지 못하였으며, 이후 과학의 발달과 약초에 대한 관심은 피버퓨로부터 수종의 새로운 치료 물질을 발견하게 되었고 시험되어졌다. 특히 편두통(Migraine)에 대한 치료 효과는 탁월하여 기존의 통증감소 효과가 좋다는 편두통 약이 50% 정도의 통증 감소를 보인 반면 피버퓨는 70% 이상의 통증감소 외에 예방에서도 좋은 효과가 있음이 나타났다.

또한 Perdue University의 교수이며 약초 연구가인 Tyler 박사도 그의 저서인 '정직한 약초 치료제(The honest Herbal)'에 기록하기를 "편두통이나 관절염의 증상을 현대 의학으로부터 효과를 못 본 사람들이 단지 2~3잎 정도의 양을 매일 같이 오랜 기간 복용하면 편두통의 발생 빈도 뿐 아니라 고통 또한 경감되는 것을 발견하였다"고 하였으며, 보충하여 설명하기를 "신선한 생잎이나 잎을 말려서 가루내어 얼린 것이나, 또는 추출물이 위의 증상(편두통, 관절염)에 효과가 있음을 확인하였다"라고 했다.

더욱이 1988년 영국의 유명한 의학 잡지인 Lancet에 "피버퓨가 편두통의 발생 빈도와 극심한 통증을 격감시키는 중요한 작용이 있다"는 내용이 발표된 후로 피버퓨는 편두통 약의 대명사처럼 쓰이게 되었다. 편두통(偏頭痛, migraine)은 종종 가족성으로 나타나는 혈관성 두통으로 주기적으로 발작하는 증후군이다. 보통은 측두부에 편측성으로 시작되며 초조감, 구역, 구토, 변비, 혹은 설사를 동반하는 것이 보통이며 때로는 눈이 부시어서 강한 빛을 바로 보지 못하는 경우도 있다.

한방에서는 편두풍(偏頭風)이라 하며 대개 간(肝)의 경락에 풍화(風火)가 침범하여 발생한다. 한방치료약으로는 국화를 주약으로 하고 침치료와 병행하면 효과가 좋다.

이런 피버퓨의 잎에는 긴장된 뇌의 혈관을 풀어 주거나 편두통에 연관이 있는 평활근(불수의근)

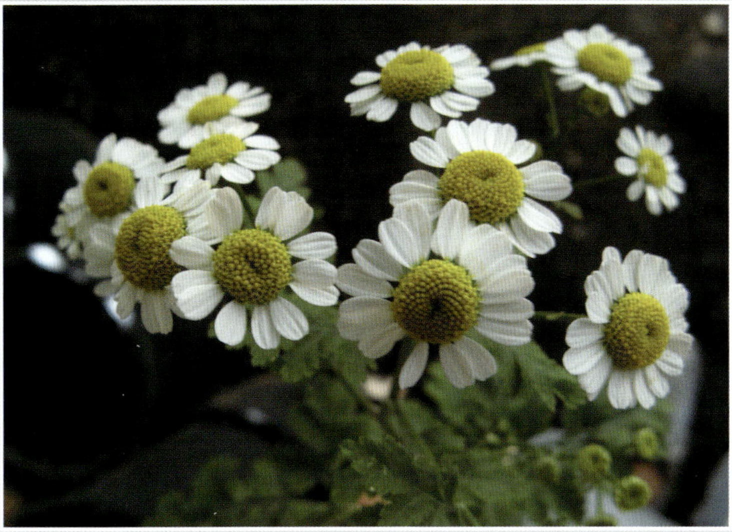

의 경련을 완화시키는 물질(Parthenolide)을 함유하고 있는 것으로 연구가 됐다. 2~3잎 정도의 생잎을 매일 먹거나, 또는 캡슐이나 추출물을 복용하면 극심한 편두통을 감소시킬 수 있다.

피버퓨의 캡슐과 추출물 캡슐은 건강식품점에서 구할 수 있으나, 이러한 상품의 많은 경우 주요성분이 적게 포함되어 있으므로 생잎으로 복용하기를 권한다. 잎을 주로 사용하나 입맛이 없거나 근육경련에 꽃을 사용할 수도 있다.

[주요기능]

편두통치료효과 외에

- **근육경련에 효과가 있다.**

  특히 허리 부근의 근육경련(요통을 호소하는 환자가 있으나 척추 이상에서 발생하는 요통과는 구분하여야 함)은 염증성 프로스타글란딘(Prostaglandine)의 과다로 오는 경우가 많다. 피버퓨는 자연 항염증 물질(Natural Anti-inflammatory Agent)을 함유하고 있기 때문에 치료에 좋은 결과를 볼 수 있다. 허리근육경련(Spasm of Back Pain)을 경험한 사람은 예방 차원에서 통증의 기미가 보일 때 복용할 수 있다.

  이외에도 오메가 3 지방산(Omega 3 Fatty Acid)이 많이 들어 있는 생선인 연어, 정어리도 허리 근육경련에 좋은 식품이다.

- **혈압을 내리는 기능이 있다.**

  고혈압은 전문 관리를 필요로 하므로 피버퓨를 기존 약과 같이 사용할 경우, 한의사나 담당의사와 상의하기 바란다.

- **신경안정기능이 있다.**

  불안, 초조감을 해소시키며 이런 원인으로 잠을 이루기 힘든 경우 잠자리에 들 때 차로 다려 마시면 효과가 좋다.

- **관절염의 통증을 완화시킨다.**
- **어지러움, 이명(耳鳴)의 증세를 완화시킨다.**
- **소화를 돕는다.**
- **월경통에 효과가 있다.**

이외에도 종양 억제 작용이 있는 것으로 연구되었다.

[사용방법]

- 생잎의 효과가 가장 좋으며 3~5잎 정도를 잘 씹어서 먹는다. 하루 3번 먹되 증세에 따라 양을 조절한다.
- 상업용 제품은 복용법에 따라 복용하나 보통 1~2 캡슐을 하루 3번씩 먹는다.

주의

- 임산부는 복용을 금한다.
- 혈액 응고의 병사(病史)를 가졌다면 사용 전 의사와 상의한다.

혹 생잎을 씹는 경우 가끔 입안이 따끔거리는 느낌을 받는데 이럴 때는 캡슐이나 알약으로 대신할 수 있다.

참 고

벌들은 피버퓨를 싫어한다. 꽃가루 채취를 위한 화초 옆에서는 기르지 않는다.

Foti 포티

Polygonum Multiflorum : Heshou Wo

요과(마디풀과)에 속하는 포티는 다년생 초본식물로 중국의 남부와 중부 지방이 원산지이며 1천년 전부터 동양에서는 이미 사용되고 있는 '강장 보혈제'이다. 이제는 동양뿐 아니라 이곳 미국에서도 장수약으로 수요가 급증하고 있으며 수년 전부터는 미국 각처에서 재배되고 있는 서양 약초로 자리를 잡아가고 있다.

포티는 맛이 달고 약간 쓰나 뿌리에 약효가 농축되어 있으며 강장제로 뿐 아니라 회춘(回春)하는 약재로 특히 노화 방지와 신체를 강건히 하고 기운을 북돋우는 효과가 우수해 노인들과 체질이 허약한 분들한테 이상적인 약초로 볼 수 있다.

이 약초는 혈액 생성에 관여하고 간(肝)과 신(腎)의 기능을 회복시키며 소화기능과 생식 능력을 증강시킨다. 또한 최음제로서의 효과가 우수한 것으로 정평이 나 있다. 중국인들 사이에는 포티가 머리카락이 희어지는 것을 방지하고 원래의 상태를 유지시켜 주는 것으로 오랜 세월 사용하고 있는데 최근의 중국 연구에 따르면 남녀에 상관없이 포티가 머리카락 증식을 촉진하고 어떤 종류의 머리 색깔이라도 원형을 유지시키는 것으로 나타났다.

최근호 '내추럴 헬스(Natural Health)'에 기록된 내용을 보면 882명의 두발 손실이 심각하고 윤기가 없는 환자에게 포티를 수개월간 투여한 결과 무려 630명이 원상태로 돌아가는 치료율을 보였으며 단지 48명만이 효과가 미약했음을 나타낸 기록을 기재하였다. 이것은 무려 94.56%의 치료율을 나타낸 것으로 그 효과가 놀라운 것이다.

'포티'는 AD713년경 중국의 본초서에 최초로 기록된 것을 볼 수 있다. 포티 이외에도 많은 약초들이 강장제로써 이미 사용되었으나 포티의 효능에 미치지 못하는 까닭에 오늘날까지도 장수약초로 알려진 고트콜라(Gotu kola)와 더불어 가장 중요하고도 널리 사용되는 보혈 강장제로 남아 있게 되었다. 이미 동양권에서는 남녀 구별없이 수백만 명의 사람들이 생식 능력을 높이고 젊음을 유지하기 위해 사용하고 있는 안전한 약초이다.

오늘날의 많은 본초학자들은 원기 회복, 노화 방지, 허약체질 개선, 근육, 근건, 뼈 등을 튼튼히 하는데 빈혈, 두발 손상(머리카락이 잘 빠지거나 윤기가 없는 등)에 주로 사용하고 있다.

'메디컬 어벌(Medical Herbal)'의 저자로 알려진 영국의 본초학자 '페넬로피 오디(Penelope Ody)'는 폐경기의 각종 증상에 포티를 적극 권장하고 있다.

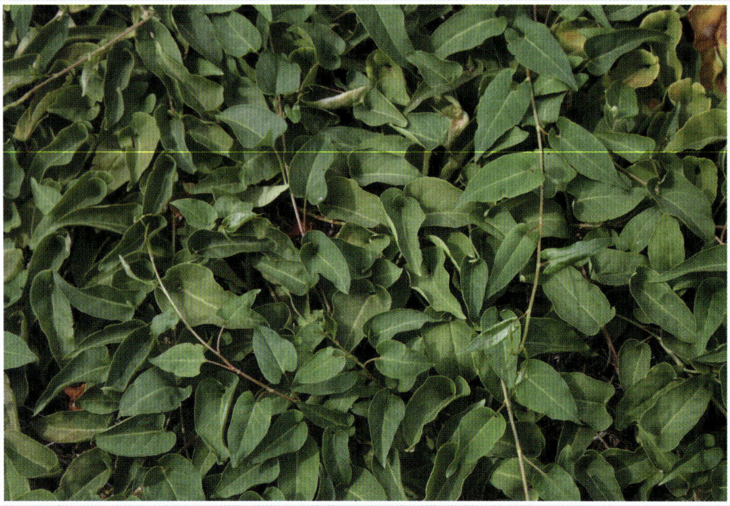

즉 불규칙한 월경, 자면서 땀을 흘리거나 얼굴이 화끈거리는 느낌, 우울해지거나 여성 음부(질)가 마르면서 가려운 느낌, 혹 눈이 껄끄럽고 뻑뻑한 증상, 가슴이 뛰는 듯하며 쉽게 잊어버리는 증상 등에 효과가 탁월한 약초로 극찬을 하였다.

[주요기능]

- **혈중의 콜레스테롤 수치를 내리는데 효과가 있다.**
  중국의 한 실험 기록을 보면 높은 콜레스테롤 수치를 보인 환자의 80%가 수개월간 포티차를 복용한 결과 현저히 수치가 내려갔음을 알 수 있었다.

- **혈당을 조절한다.**
  포티는 혈중의 당을 증가시키므로 저혈당증에 효과 있게 쓸 수 있는 약초이다.

- **간과 신의 기능을 활성화시켜 인체의 신진대사 활동을 정상적으로 유지시키며 기의 순환을 촉진시킨다.**

- **현훈, 허약체질, 잦은 마목감, 빈혈 증상 등에 사용한다.**

- **노화를 늦추며 특히 흰머리가 유난히 빨리 나타나는 경우에 효과가 있다.**

- **감염 억제 능력이 있고 만성 학질에 사용한다.**
- **소화기능을 증강시키며 가벼운 신경안정기능이 있다.**

이외에도 포티는 생식능력을 높이고 최음제와 정력증강제로 흔히 사용하는 약초이다.

[사용방법]

포티의 약효는 크고 오래된 뿌리일수록 좋다. 보통 3~4년된 뿌리를 가을과 겨울 사이에 잎이 고사했을 때 캐어 건조한 후 사용한다(상업용 제품에서는 오래된 뿌리를 기대하기는 어렵다).

포티는 건조한 뿌리를 그대로 사용하기도 하고 또는 증기에 찌거나 검은콩과 함께 쪄서 가공하여 사용하는데 방법에 따라 효능에 차이가 있다. 가공포티는 강장 보혈제로 따뜻하고 쓴맛과 단맛을 함유하고 머리가 자주 어지럽거나 일찍 흰머리가 나오는 경우, 허리 다리가 자주 시큰거리며 이유없이 정액이 흘러나올 때 월경 부조 및 붕루 등에 유효하다. 생포티(말린 포티)는 성질은 차가운 편이고 맛은 달고 쓰다. 해독 작용이 우수하고 오래된 학질과 노인성 변비 특히 진액부족으로 인한 변비에 효과가 있다.

주 신선한 포티는 말린 포티보다 해독과 통변 기능이 우수하다.

- 25g의 포티에 3컵 가량의 물을 붓고 20분간 끓인 후 하루 3차례 나누어 마신다.
- 캡슐은 하루 2알(900~1,000mg)씩 식후에 복용한다.
- 정기(Tincture)를 1찻숟가락씩 하루에 3번 마신다.

주의

- 포티는 통변기능이 있으므로 대변설사자는 신중히 사용한다.
- 포티가 가공을 거치면 강장효과가 비교적 강하고 수렴작용이 있다. 때문에 신체에 습(濕)이 많고 담(痰)이 심한 자는 사용을 금한다.
- 포티는 끓이거나 사용할 때 '철'로 만들어진 용기는 사용을 금한다.

Golden Seal 골든 실

Hydrastis Canadensis

북아메리카 일대 습한 산간 지대의 낙엽이 많이 쌓여 있는 흙에서 야생으로 자라는 골든 실은 다년생 약초로 미국에서 생산되는 많은 약초 가운데서도 본초학자들이 대표적으로 자랑하는 약초이며 각 질환에 탁월한 효과를 발휘하고 있다. 그러나 과다한 채취로 인해 야생 골든 실은 드문 형편으로 재배를 통해 생산되어지나 골든 실 고유의 자연 환경 및 토양을 유지시켜야 하므로 재배가 쉽지 않고 보통은 4~5년 가량 키워야 뿌리의 약효를 보장하기 때문에 가격 또한 비싸다.

한때 미국 북동부 지역 인디언들이 골든 실의 노란 뿌리를 찧어 염색을 하기도 하였으며, 또한 눈의 질환을 치료하고(이런 까닭으로 아이 밤(Eye Balm), 아이 루트(Eye Root)로도 불렀다), 인후통, 소화장애 및 산후 회복을 위하여 골든실을 사용하였다.

미국의 초기 정착민들은 이 약초를 각종 치료에 응용을 하였으나 그 사용은 극히 제한되었으며, 이후 19세기초 대단한 활약을 보였던 미국의 본초학자인 톰슨(Thomson)에 의하여 골든 실은 대단한 인기와 함께 괄목할 만한 치료 효과를 인정받게 되었다. 특히 '자연산 항생제'라 할만큼 각종 세균성 질환에 효과가 우수한 것으로 오늘날까지 주요 기능으로 인정을 받고 있는 부분이기도 하다. 그는 또한 원래 인디언들에 의하여 '노란 뿌리(Yellow Root)'로 불리던 이름을 '골든 실'로 바꾸었으며 이것이 현재의 이름으로 사용되고 있다.

남북전쟁으로 인해 '톰슨의 약초' 세계는 그 유행이 잠시 주춤하였는데 다시 절충학파(Eclectics)들에 의해 약초 연구가 활발히 진행되면서 골든 실의 폭발적인 수요가 이루어지게 됐다. 그 사용범위만 보더라도 대단한 것을 알 수 있다. 외용으로는 치질, 항문 열상(Anal fissure), 결막염, 습진, 종기(Boil), 각종 상처 등에 사용하였고, 내복으로도 소화기능을 촉진하는가 하면 감기 치료 및 예방, 편도선염, 디프테리아, 소변 장애, 분만 후에 일어나는 지속적인 출혈 현상, 소화기 질환과 큰 병 이후의 신체 기능을 신속히 회복시키기 위해 사용하는 등 실로 많은 질환에 효과를 발휘하였다.

남북전쟁 이후 이 황금의 약초는 그야말로 황금의 시기를 맞이하게 되었는데 당시의 많은 의약품들에는 중요 성분으로 골든 실이 첨가되어서 치료에 응용되었다. 또한 오랜 세월동안 골든 실은 인삼과 같이 만능약으로 장수 강장제로서의 평판을 얻어서 '가난한 사람의 인삼(Poorman's Ginseng)'이라는 이름으로도 불리며 오랜 세월 전해져 내려왔다.

골든 실은 합성 항생제가 생산되기 이전인 1831~1936년 사이의 미국약전(US. Pharmacopoeia)

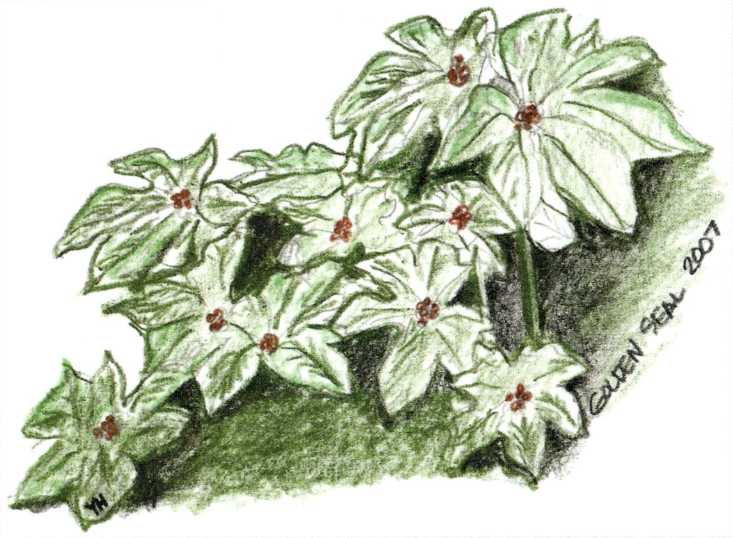

에 수렴 및 항생약재로 수록이 되었으며 참으로 많은 본초학자들의 열광적인 사랑을 받아 왔다. 대표적으로 백 투 이든(Back to Eden)의 저자인 제트로 크로스(Jethro Kloss)는 "전체 약초 세계를 망라하여 가장 훌륭한 치료 약초"라고 극찬하였다.

오늘날의 본초학자들은 외용으로 상처, 습진 치료, 백선(도장 부스럼), 무좀, 가려움증, 결막염 등에 사용하고, 내복으로는 환절기 알러지 현상, 감기 예방, 만성 비염과 긴장성 소화불량, 월경 과다, 분만 후의 지속적 자궁출혈(오로부지) 등에 효과가 뛰어난 것으로 소개하고 있다.

동종요법(Homeopathy)에서도 골든 실은 사랑받는 약초이다. 미세한 양으로 알콜중독, 기관지 천식, 소화불량, 암, 치질, 간질환 등의 치료에 사용하고 있다.

1970년 후반에는 헤로인(Heroin) 중독에 '골든 실 차'가 소변검사 마약검출을 예방하는 것으로 알려져 한때 마약복용자들의 필수약초로 이용되었으나 근거없는 낭설로 밝혀지기도 하였다.

[주요기능]

- **자연 항생약초로 효과가 탁월하다.**

  골든 실은 각종 균들에 대한 치료가 우수하다. 특히 약초에 함유된 베르베린(Berberine)이란 물질은 세균성 설사에 효과가 있으며, 역시 아메바성 이질에도 우수한 효과가 있다. 많은 연구보고서들은 골든 실의 항생작용이 탁월함을 발표하고 있는데 특히 콜레라에 대한 치료 효과가 클로람페니콜(Chloramphenicol)제재의 상품명인 클로로마이세틴(chloromycetin)보다 우수한 것으로 인도의 연구에서 발표되었다.

- **면역 기능을 강화한다.**

  에키네시아(Echinacea)와 더불어 면역 기능 강화에 사용하며 백혈구를 활성화시킨다.

- **자궁의 기능을 정상화시킨다.**

  월경 과다와 분만 후의 지속적 출혈에 효과가 있으며, 역시 자궁수축 기능이 있어 월경촉진에 사용할 수 있다.

- **소화기능을 촉진시킨다.**

  골든 실은 소화액 분비를 촉진시키며 긴장된 소화기관을 안정시킨다. 특히 담즙 분비를 촉진시켜 지방의 소화를 돕는다.

- **종양 억제기능이 있다.**

  동물실험에서는 많은 경우 골든 실이 종양을 축소시키는 것으로 나타났다. 이것은 전통적으로 암 치료에 골든 실이 사용된 것을 뒷받침하는 것이다.

[사용방법]

골든 실은 재배가 어려우므로 전문한의사를 통하여 약재를 구하는 것이 편리하며 주로 캡슐(Capsule) 또는 분말 형태로 사용하는 것이 뿌리를 끓여 사용하는 것 보다 약의 낭비없이 효과를 볼 수 있다.

- 1/2~1찻숟가락 정도의 골든 실 분말을 1컵의 끓인 물에 10분 가량 담갔다 하루에 2번 복용하고 약재가 무척 쓰므로 꿀, 레몬, 감초 등을 섞어 마셔도 좋다.
- 정기는 1/2~1찻숟가락을 하루에 2번 마신다.

주의

- 임산부와 2살 이하는 금하고, 65세 이상은 적은 양에서 시작하여 필요에 따라 용량을 증가시킨다.
- 다량의 골든 실은 피부, 입안, 인후 부위를 자극할 수 있고, 구토 또는 오심(惡心 : Nausea)을 초래할 수 있으며 장기간(2~3달 이상)사용은 간혹 자궁수축 및 신경계통에 과다 자극을 줄 수 있으므로 주의한다.
- 골든 실에 함유된 물질인 베르베린(Berberine)은 혈압을 내릴 수 있으며, 하이드라스틴(Hydrastine)은 혈압을 높일 수 있으므로 혈압에 문제가 있거나 심장질환, 당뇨, 녹내장, 중풍 등의 질환이 있는 분과 분만 후의 지속적 출혈이 심한 경우에는 사용 전 전문한의사와 상의한다.

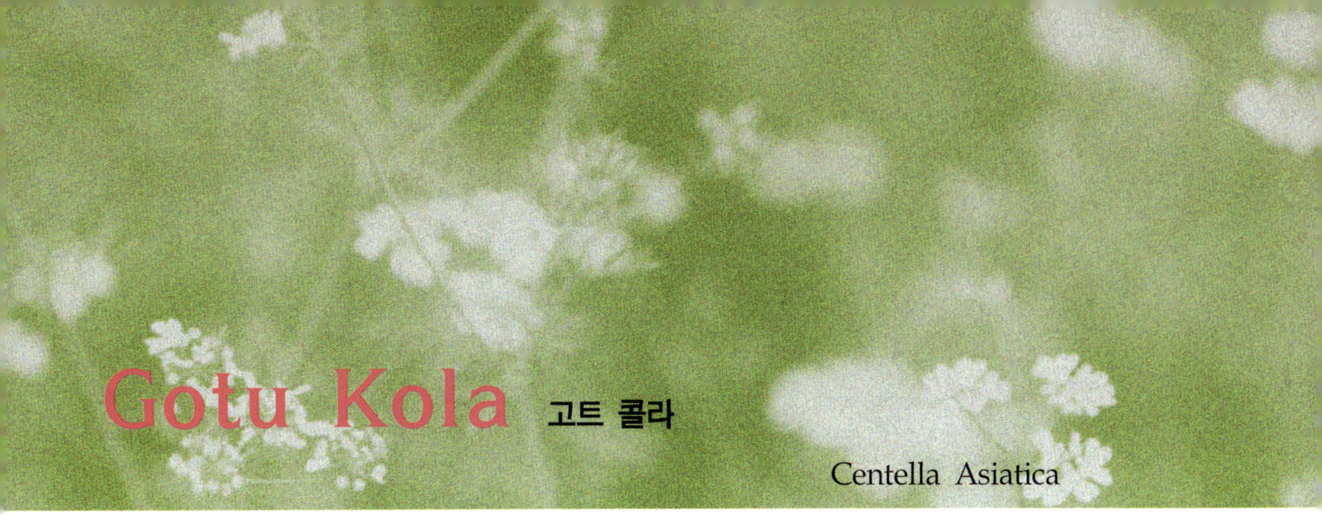

Gotu Kola 고트 콜라

Centella Asiatica

오랜 옛날 스리랑카의 원주민들은 장수하는 동물로 널리 알려진 코끼리가 조그만 고트 콜라의 둥그런 잎사귀를 좋아한다는 것을 발견하였다. 그들은 코끼리의 장수가 이 약초 때문이라고 여겼으며, 이후 고트 콜라는 장수 약초로 평판을 얻게 되었고 스리랑카의 원주민들 사이에는 '하루에 고트 콜라 두 잎사귀는 나이를 물리친다'는 속담이 전하고 있다.

이러한 고트 콜라는 스리랑카 뿐 아니라 중국이나 인도의 전통치료가에 의하여도 똑같이 중히 여기는 고대의 치료 약초였으며 아직도 장수에 관여하는 약초로 기운을 회복하는 포티(Foti)나 인삼과 유사한 성질이 있는 것으로 그들의 문화에서는 여기고 있다.

고트콜라가 인간의 수명을 더해 주지는 않더라도 면역기관을 활성화시키고 상처치료를 촉진하며 건선치료를 돕고, 다리의 혈액순환을 개선시켜 주는 약초임이 오랜 세월을 통해 증명되어 왔다.

인도의 아유얼베딕(Ayurvedic) 본초학자들은 처음에는 고트콜라를 인삼과 같이 장수를 위해서 또는 노쇠로 인한 신체의 허약을 강화하기 위해 썼으며 이후로는 내복뿐 아니라 외용(外用)으로 특히 나병치료 및 피부질환에 상용하였다.

필리핀에서는 상처 및 임질치료에 쓰였으며 중국의 의사들은 이것을 열(Fever), 감기, 유행성 독감을 치료하는데 사용하였다. 유럽에서는 이 약초가 양의 다리를 썩게 한다고 믿어 비난을 받았었으나 이러한 일은 기록된 바도 일어난 적도 없었다. 그래서 한때 이 약초의 별명이 양다리를 썩게 하는 풀(Sheep Rot)로도 불렸다.

이곳 미국에서도 고트 콜라와 유사한 종류가 자라고 있으며 19세기 절충학파 의사들은 이미 고트 콜라가 아시아에서 나병을 치료하는 약초로 쓰이고 있다는 것을 잘 알고 있었으며 한 기록에 따르면 1852년 인도의 의사가 나병에 시달리고 있었는데 고트 콜라를 써서 회복되었다는 것이 전해지고 있다.

고트 콜라는 20세기초까지만 하더라도 많이 사용된 약초는 아니었다. 그러나 2차세계대전 이후 한방에서 쓰는 하수오와 함께 강장제로 이 세상에서 다시 유행하게 되었다.

오늘날의 본초학자들은 고트 콜라를 외용으로는 상처치료에 습포로서, 내복으로는 적은 양을 취하여 강장제로, 많은 양은 진정제로 추천하고 있다.

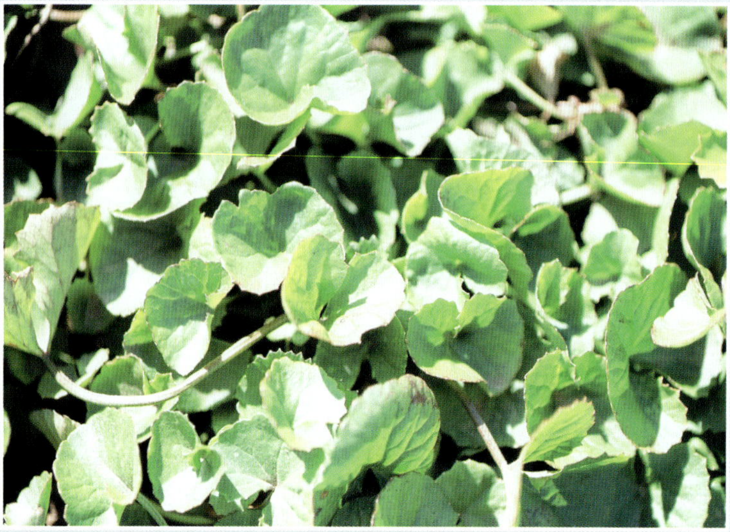

[주요기능]

- **상처 회복을 돕는다.**

고트 콜라는 상처 회복에 박차를 가한다. 1979년에 발간된 성형외과연감(Annual of Plastic Surgery)에 따르면 고트 콜라는 화상 회복을 촉진하며 상처를 극소화시킨다 하였다. 또 다른 연구는 피부 이식 후의 회복 및 분만을 위하여 외과적으로 절개한 외음부에 대한 회복 역시 촉진하는 것으로 발표되었다.

- **건선(乾癬 : Psoriasis)**

현대 연구는 이 약초가 전통적으로 피부질환에 사용된 것을 뒷받침하고 있다. 특히 피부가 비늘처럼 일어나고 통증이 있으며 빨갛게 되는 건선에 효과가 있다. 7명의 건선 환자에 대한 고트 콜라 크림(Gotu Kola Cream) 효과를 조사한 결과 2달 내에 5명의 환자가 치료됐으며 5명 중 1명만이 4달 이내에 재발하였으나 다시 치료 후 완치가 되었다. 고트 콜라 크림은 상업용으로 나와 있는 것이 없으므로 고트 콜라 달인 물을 크림대신에 피부에 적용할 수 있다.

- **나병(Leprosy) 치료에 쓰인다.**

고트콜라는 전통적으로 한센스병(Hansen's Disease)이라 불리는 나병 치료에 썼다. 영국에서 발행된 과학 전문지 내츄어(Nature)에 따르면 나병을 일으키는 박테리아는 그 표면이 왁스

(Wax)로 덮여 있어 인체 면역기관의 공격에서 보호를 받게 되는데 고트 콜라에 함유된 아시아티코사이드(Asiaticoside)라는 화합물은 나병균의 왁스 표면을 녹여 면역기관이 박테리아를 파괴할 수 있도록 도와주는 역할을 한다.

- **다리(하지)의 혈액순환을 활성화시킨다.**

  고트 콜라는 하지의 혈액순환을 촉진한다. 한 연구에 의하면 하지의 좋지 않은 혈액순환으로 고통을 받는 94명의 환자를 대상으로 60mg의 고트 콜라를 제공한 조와 속임약(Placebo)을 제공한 조를 2달 후 조사한 결과 이 약초를 섭취한 조에서 현저하게 혈액순환이 개선됐으며 부기도 가라앉은 것으로 나타났다.

- **불면, 초조, 불안, 건망, 간질 등에 좋은 치료 효과를 보인다.**

  고트 콜라는 로즈메리와 마찬가지로 기억력을 좋게 하며 잦은 건망증에 효과가 있는 약초이다. 주의할 것은 적은 양을 짧은 기간에 쓰며 장기간 사용이나 많은 양을 사용할 때 한의사와 반드시 상의하여야 한다.

[사용방법]

- 1/2찻숟가락의 말린 가루약초를 1컵의 뜨거운 물에 10분 가량 담갔다 하루에 2~3컵 마신다. 고트 콜라는 맛이 쓰며 떫으므로 꿀 또는 레몬을 넣어 맛을 개선하여 마실 수 있다.
- 상처나 건선에는 고트 콜라 끓인 물을 식혀 피부에 적용한다. 만약 결과가 좋지 않으면 고트 콜라의 양을 늘려 진하게 끓인 다음 사용한다.
- 2세 이하는 금하며 64세 이상의 노인은 적은 양에서 시작한다.

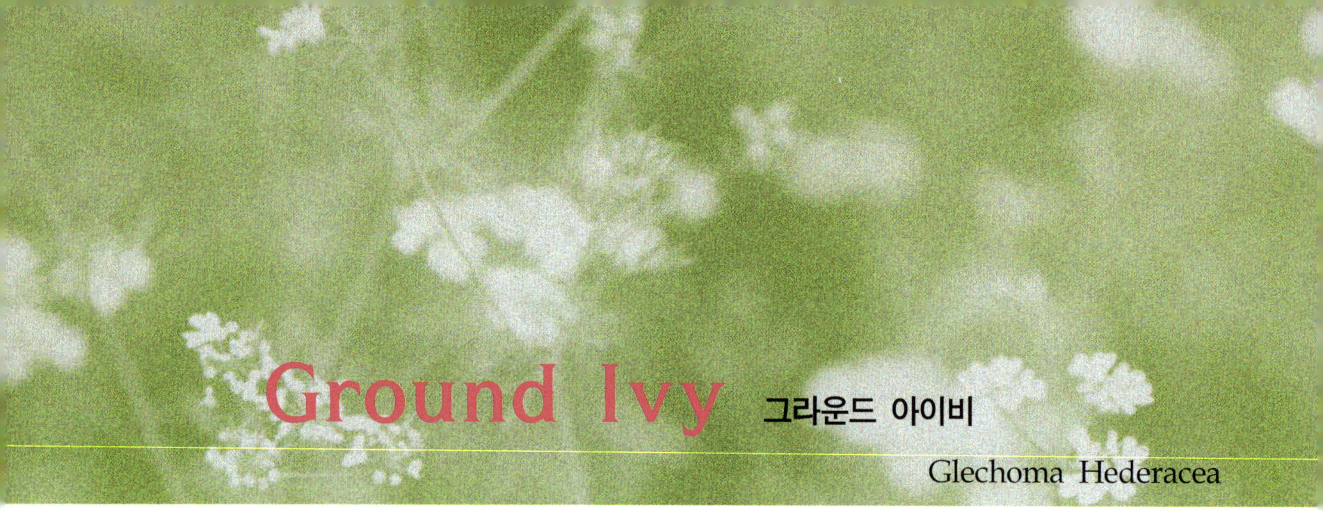

Ground Ivy 그라운드 아이비

Glechoma Hederacea

한 때 괄목할 만한 치료 효과로 사랑을 받았던 그라운드 아이비는 정원의 잡초 정도로 여겨지던 시절도 있었으나 자연 치료의 부흥과 함께 이 약초 또한 과거의 명성이 되살아나고 있다.

자그마한 잎사귀가 마치 고양이 발바닥같다 하여 캣스풋(Cat's foot, Cat's-paw)이라고도 부르는 다년생 약초로 늘푸른 잎사귀와 덩굴 줄기는 15cm 가량의 높이로 낮게 자라며 그늘진 곳에서 주로 서식하고 많은 뿌리로 뻗어 나아간다.

유럽과 서아시아가 원산지이나 현재는 모든 온화한 지역과 미국 전역 특히 해변가의 약간 습한 땅에서 흔히 볼 수 있는 약초로 위산과다, 소화기능 촉진, 만성 기침, 인후부의 부적감 등에 주로 사용되고 있다.

1세기 때의 그리스의 의사인 디오스코리디스(Deoscorides)는 등에서 두부 또는 다리쪽으로 방사되는 통증인 '좌골신경통'에 훌륭한 치료 약초로 소개하였다.

그라운드 아이비는 홉(Hop)과 마찬가지로 앵글로색슨(Anglo-Saxsons)의 전통 음료인 에일(Ale)에 향과 순도 유지를 위한 정화제로 사용되었고 중세 때에는 열병(熱病)과 만성 기침 치료에 사용된 기록을 볼 수 있다.

16세기 영국의 본초학자인 잔제라드(John Gerard)는 이명(Tinnitus) 및 각종 통증에 권유하였으며 특히 잦은 요통에는 양고기와 함께 삶아 먹는 방법을 소개하기도 하였다. 그러나 그는 무엇보다도 이 약초의 최고 가치가 '눈병 치료'에 있다고 하였는데 그는 "눈에 관한 어떠한 질병에도 이 세상에서 가장 효과있는 증명된 약초"라고 그라운드 아이비를 극찬하였다.

그라운드 아이비는 많은 양의 비타민 C를 함유하고 있어 괴혈병(Scurvy) 치료에 우수한 효과를 발휘하기 때문에 '미국약전'에도 수록되어 있는 식물이다.

19세기 미국의 의사들은 이 약초를 광범위하게 이용하였다. 예컨대 그들은 약초의 즙 또는 차를 이용하였고 역시 장내개스와 열병(熱病), 내장의 통증, 납중독 등에 이 약초를 적용하였다. 오늘날에는 강장, 이뇨, 소화 및 신경계통의 문제에 주로 사용하고 있다.

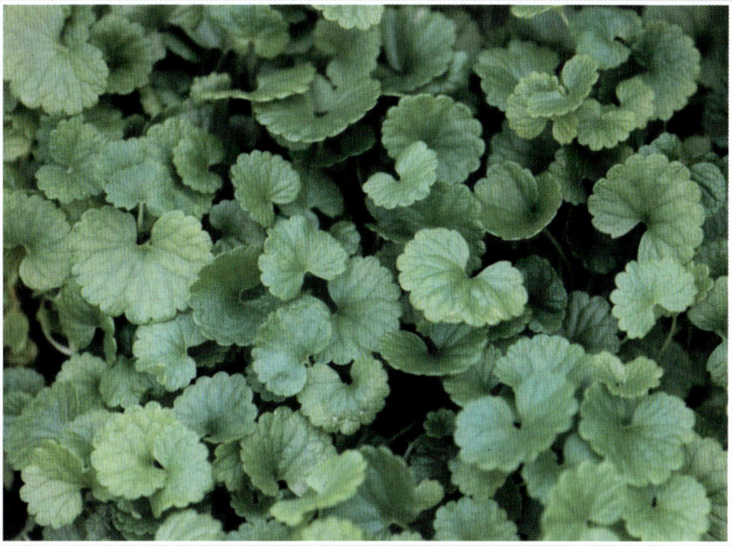

[주요기능]

- **인후부에 담(痰)이 적체되어 무엇이 걸린 듯한 거북한 증상이 있는 경우에 사용한다.**
  한방에서 매핵기라 하는 것으로 담과 기(氣)의 정체로 인하여 발생한다.

- **강장(Tonic) 효과가 우수하다.**
  그라운드 아이비는 인체의 기능을 정상으로 유지시키며 저하된 기능을 회복시키는 한편 질병에 대한 예방력을 높인다.

- **어린아이들의 만성적인 충혈과 이관의 폐쇄로 인하여 중이에 점조성 액체가 축적되는 아교귀(Glue Ear) 및 부비강염(Sinusitis)에 효과가 있다.**

- **식욕 및 소화기능을 촉진시킨다.**
  소화도의 정상상태를 유지시켜 설사를 방지하고, 점액의 분비를 정상화한다. 역시 위염(Gastritis)과 위산과다(Acid Indigestion)에 효과가 있다.

- **호흡기질환에 사용하며 폐에 관계된 각종 증상과 감기로 인한 점막의 염증, 인후통, 기관지 염증에 효과가 있다.**

이외에도 그라운드 아이비는 이뇨작용이 있으며 흉통, 카타르성의 장염, 간질환, 통풍, 좌골신경통, 신경쇠약증(Neurasthenia), 병적인 히스테리에 사용하고 있다.

[사용방법]

- 그라운드 아이비는 4~7월경에 보랏빛의 꽃이 피며 은은한 박하 냄새, 쓴맛을 갖고 있다.
- 약재는 잎사귀를 쓰며 연중 어느 때나 채취가 가능하나 꽃피는 시기 이전인 3~4월경에 잎을 따서 말렸다 사용한다.
- 2찻숟가락의 말린 잎을 1컵의 끓인 물에 10분 가량 담갔다 하루에 2차례 나누어 마신다(그라운드 아이비는 장시간 끓이면 약효가 없어지므로 항상 끓인 물에 담갔다 복용한다).
- 쥬스(Juice) : 잎사귀를 즙으로 만들어 1찻숟가락씩 하루에 3번 마신다.
- 정기(Tincture) : 1/4~1/2찻숟가락을 하루에 3번 마신다.
- 어린아이들의 배앓이에는 신선한 액즙을 복용시키고 코막힘과 두통에도 신선한 액즙을 코로 들이마시면 효과가 있다.
- 통풍(Gout), 좌골신경통에는 신선한 액을 목욕물에 첨가하여 증상을 완화시킬 수 있다.

주의

- 어느 약초와 마찬가지로 장기간 다량 복용할 때는 전문한의사와 상의하며 임산부는 주의한다.

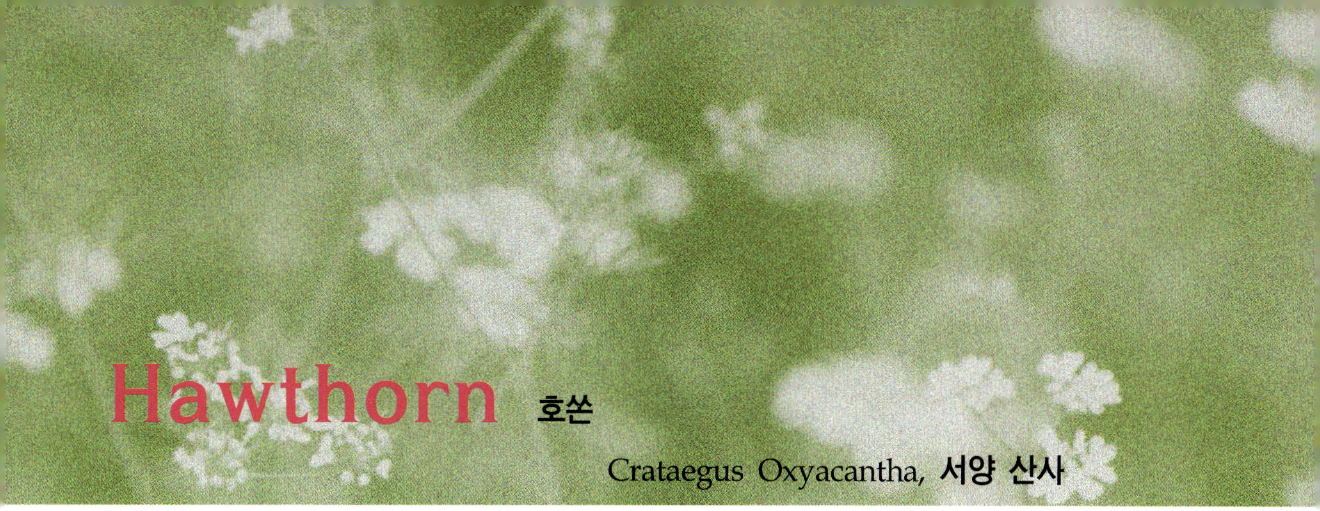

Hawthorn 호쏜

Crataegus Oxyacantha, **서양 산사**

1620년, 102명의 청교도들을 싣고 영국을 떠나 신대륙으로 건너갔던 '메이플라워(May-flower)'는 역사적인 '청교도의 배'일 뿐 아니라 호쏜(Hawthorn)을 가리키는 이명(異名)으로도 널리 알려져 있다.

나무가 견고하고 날카로운 가시가 있어 울타리로도 많이 치는 호쏜은 낙엽성으로 5월경에 흰색 또는 핑크색의 꽃이 피며 늦은 여름에서 초겨울에 이르기까지 앵두같은 빨간 열매를 맺는다.

호쏜은 수세기 동안 심기능 강화제로 알려져 있었으며 유럽 등지에서 심장에 연계되는 각종 질병에 광범위하게 사용되고 있다. 심장질환은 암에 이어 미국인 뿐 아니라 이곳 한인들에게도 생명을 가장 위협하는 질환 중의 하나로서 육류를 주로 하는 식생활에 많은 원인이 있는 것으로 알려져 있는데 호쏜은 이러한 심장질환 뿐 아니라 예방 면에서도 좋은 약초라 할 수 있다.

호쏜은 고대에서도 잘 알려진 약초였다. 그러나 당시는 치료용으로보다는 상징적 의미가 더욱 강하였다. 고대 그리스와 로마에서는 희망을 상징하였고, 결혼, 자손의 번식 등에 관여하는 것으로 여겨 그리스의 신부 들러리는 호쏜의 꽃을 둘렀으며 신부는 그 가지를 손에 쥐었다 한다. 로마인들은 어린아이의 침대 밑에 그 잎을 깔아 주위의 부정한 기운을 몰아내기도 하였다. 그러나 기독교적 신앙에서는 그리스도의 가시관이 호쏜으로 만들어진 것으로 알려진 이후 고난과 역경의 나무로 그 이미지가 뒤바뀌기도 하였다.

호쏜은 상징적 의미와 더불어 치료 약초로도 꾸준히 개발되고 발전되었음을 알 수 있다.

17세기 영국의 본초학자인 니콜라스 컬페퍼(Nicholas Culpeper)는 '신결석과 울혈성 심부전증에 가장 훌륭한 약초'라고 칭송을 하였으며 약초 발전에 크게 공헌한 19세기 절충학파들 역시 극심한 흉통(Angina)과 조그만 움직임에도 숨이 가쁘고 부종이 나타나는 울혈성 심부전증에 호쏜을 처방하였다. 1차 세계대전 중에는 어린 잎사귀를 차, 또는 담배로 대용하기도 하였다.

호쏜은 심장과 순환계의 기능을 강화하고 또한 육체, 정신, 그리고 환경적 스트레스를 해소시킨다. 호쏜에 함유되어 있는 사포닌(Saponins)과 글리코사이드(Glycoside)는 필요에 따라 심장의 기능을 정상적으로 회복시키는 물질로 어떤 상황의 심장 문제라도 균형을 유지시키는 역할을 한다. 역시 혈압이 높은 경우에는 혈압을 내리고 낮은 경우에는 혈압을 올려 정상으로 유지시키는 능력이 탁월하다.

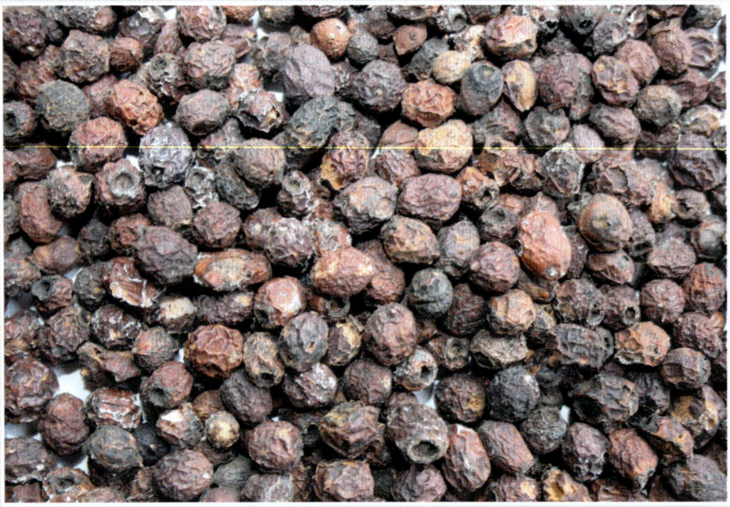

호쏜은 오랫동안 사용하여도 안전하기 때문에 심부전(Heart failure) 및 고혈압 등에 장기간 사용할 수 있는 특징이 있다.

오늘날에도 호쏜은 주로 심혈관 계통에 사용하며 '조화 약초서(Holistic Herbal)'의 저자인 데이빗 호프만(David Hoffmann)은 "호쏜 열매는 심장 및 순환계를 강화하는 가장 훌륭한 치료제이며 항진 및 저하된 심기능을 정상으로 회복시키고 심부전 또는 위약한 심기능을 치료하는데 장기간 사용할 수 있는 약초"로 소개하였다. 또한 그는 '협심증, 고혈압 등 치료에 우선적으로 적용할 수 있는 약초'로 호쏜을 기록하였다.

이외에도 많은 본초서 들이 신 결석, 정신불안, 만성 불면증에 효과가 우수함을 밝히고 있다.

[주요기능]

- **심장질환에 우수한 효과가 있다.**

호쏜은 여러 방법으로 심장의 문제를 도와주고 있다. 관상동맥을 확장하여 심장의 혈액공급을 원활하게 하며 심장의 박동을 증강시키고 어떤 형태의 부정맥에도 효과가 있으며, 특히 동맥벽에 콜레스테롤이 쌓이는 것을 억제하는 등 예방 효과가 있다. 이런 까닭에 동맥경화증의 일반적인 형태인 죽상동맥경화증(Atherosclerosis)의 치료 및 예방에 도움을 준다.

한 연구에 따르면 120명의 울혈성 심부전증 환자에게 호쏜 정기(Tincture of Hawthorn)와 위약(Placebo)을 투여한 결과 호쏜 정기 집단에서는 숨찬 증상을 포함한 여러 문제들이 현저히 개선되었음이 나타났다.

이곳 미국보다도 한층 약초치료가 주류를 이루고 있는 독일의 경우에서도 광범위하게 심장질환 치료제로 개발되고 있으며, 일본 또한 연구와 더불어 호쏜의 효능에 관한 임상 사례가 발표되고 있다.

- **식체, 식적 등의 소화 불량에 효과가 있다.**

  특히 육류 소화에 효과가 탁월하고 복부 팽만감, 통증 및 설사에도 사용한다.

- **산후 어혈로 인한 복통, 오로(惡露)가 끊이지 않을 때 사용한다.**

- **설사를 완화시킨다.**

  만성 설사에 효과가 뛰어나다.

- **잦은 건망증에 효과가 있다.**

  호쏜은 뇌혈관 순환을 개선시켜 산소의 양을 늘려 기억력을 증진시키며 징코(Ginkgo)와 같이 '기억력 증강'에 중점적으로 사용할 수 있는 약초이다.

[사용방법]

초가을 잘 익은 열매를 따서 말렸다 사용한다.

- 4~5찻숟가락의 열매를 5컵 가량의 물에 15분 끓인 후 하루 3번 나누어 마신다.
- 정기(Tincture)는 1/2~1찻숟가락을 하루에 3번 마신다.
- 설사에는 호쏜을 볶아서 사용한다.

주의

호쏜은 일반적으로 안전하고 효과있는 약초로 사용되고 있으나 일시에 많은 양을 사용하면 의욕을 저하시킬 수가 있거나 혈압을 강하시켜 졸도의 원인이 될 수 있다. 때문에 연방식품의약국(FDA)에서는 안전이 불분명한 약초로 기록하고 있는 만큼 주의를 요하는 질환에는 사용 전 반드시 전문한 의사와 상의한다.

- 2살 이하, 임산부, 수유중인 산모는 복용을 금한다.
- 식체가 없고 어혈 및 산후복통 등에 사용할 경우 비위(脾胃)가 허약한 사람은 기(氣)를 손상시킬 수 있으므로 주의하여 사용한다.

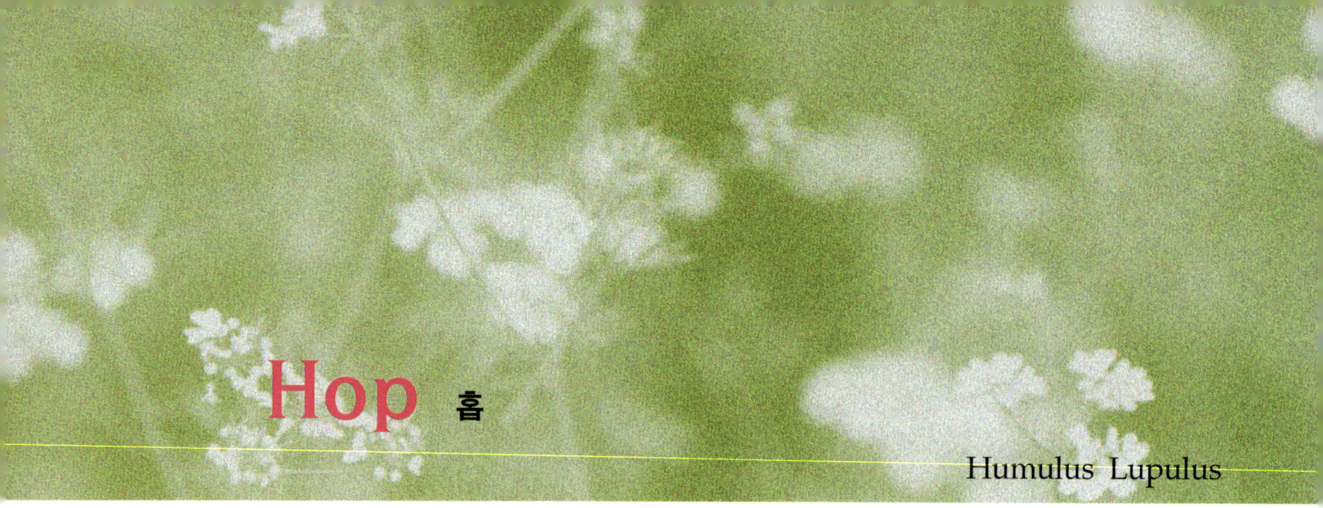

Hop 홉

Humulus Lupulus

뽕나무과의 다년생 덩굴 초본인 홉(Hop)은 맥주의 쓴맛과 독특한 향기를 내는데 쓰이는 약초로 가장 많이 알려졌다. 수포기는 원추 모양의 꽃이 피고, 암포기는 구과(毬果), 즉 솔방울, 잣송이와 같은 모양의 꽃이 핀다. 홉 역시 치료 약초로서 오랜 역사를 가지고 있다. 중국의 의사들은 수세기 동안 소화제와 나병, 결핵, 이질 등 치료에 처방을 하였으며, 고대 그리스, 로마 의사들 역시 소화제와 각종 내장질환을 치료하는 약초로 홉을 소개하였다.

로마의 자연요법가인 프라이니(Pliny)는 봄에 새로 나온 홉의 연한 가지를 '훌륭한 채소'로 권하기도 하였는데 이것은 아스파라거스(Asparagus)와 마찬가지로 아직도 식용하고 있는 상태이다.

홉은 맥주의 원료로 쓰이기 약 1000년 전까지만 하여도 중요시되는 약초는 아니었다. 9세기 이전까지만 하여도 양조업자들은 맥주의 향을 내기 위해 마죠럼(Marjoram), 야로우(Yarrow), 웜 우드(Worm Wood) 등의 약초를 사용하였으나 9세기 이후 독일인들에 의하여 '홉'이 맥주의 향과 쓴맛을 내고 신선도를 유지하기 위하여 사용한 이래 대표적으로 양조에 사용되는 중요한 약초로 등장하였다. 이후 14세기에 이르러서는 모든 유럽 국가들이 홉을 맥주의 원료로 사용하는 것을 알 수 있다.

홉은 영국에서는 잘 알려진 약초로 야생으로도 잘 자라는 약초며 민간에서는 주로 식욕을 자극하는 쓴맛의 약초 정도로 일반화되었으나 16세기에 들어와 영국의 전통 음료인 에일(Ale)에 첨가되면서부터 많은 우여곡절을 겪게 되었다.

고대의 음료 형태인 '에일'은 홉을 첨가하지 않은 것이었다. 1500여년경 영국의 양조업자들은 에일에 홉을 첨가하여 달콤한 에일을 쓴맛의 맥주로 개변시켰는데 이것이 시민들을 격노시켰으며, 홉을 싫어하는 시민들은 의회에 '시민들을 위험에 빠트리는 나쁜 잡초'라 하여 이 약초의 사용을 금지하는 탄원을 제출하였고, 급기야 헨리 8세(Henry VIII)는 사용금지법안을 제정하게 되었다. 이것은 1552년 그의 아들이 에드워드 6세(Edward VI)에 이르러서야 폐지가 되었으나 전통음료를 고집하는 많은 영국 시민들의 반대를 감수하기도 하였다. 한 세기 이후 영국의 작가인 쟌 에브린(John Evelyn)은 '홉의 사용 금지'의 폐지에 대해 강력한 반대 의사를 표시하며 다음과 같은 기록을 남겨놓았다. "홉은 우리의 건강에 좋은 음료인 에일을 맥주로 만들었으며 실로 음료를 신선하게 보존하는 약초이나 결국은 인간을 질병의 고통과 단명으로 이끌어 갈 것이다."하였다.

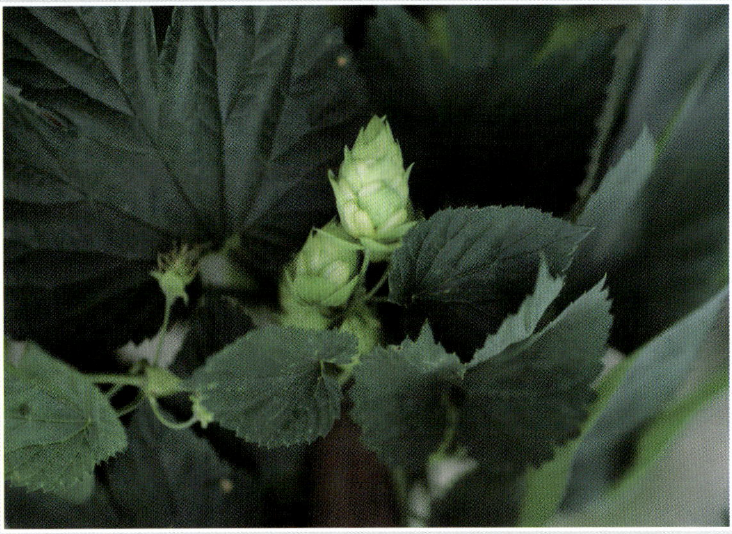

홉의 기능은 이 약초를 재배하는 농부들에 의하여 최초로 발견됐다 할 수 있는데, 그들은 재배하는 동안 쉽게 피곤을 느낀다거나 여자의 경우 월경이 일찍 돌아오는 것을 인식하였다. 이러한 연유로 홉은 '신경 안정'과 '월경촉진'에 효과가 있는 것으로 알려지게 되었다.

홉은 신경안정 약초로 사용된 이래 '차'로 쓰여질 뿐만 아니라 '베개의 속'으로도 이용되었는데 이 약초의 보드라운 향기가 수면을 유도하는 기능이 탁월했기 때문이다.

17세기 영국의 본초학자인 니콜라스 컬페퍼(Nicholas Culpeper)는 '홉은 간과 비의 기능을 활성화시키고 피를 깨끗이 하며 여성들의 월경을 촉진시키는 약초'라고 소개하고 있다.

북미에서는 인디언들이 마음을 가라앉히며 소화를 돕는 약초로 오랫동안 사용하였으며 미국의 19세기 절충학파들은 소화기능을 촉진하고, 진전과 흥분을 수반한 섬망이 특징인 '급성 정신장애(Delerium Tremens)'를 치료하는 기능이 있는 것으로 소개하였다.

홉은 1831~1916년 사이 미국약전에 '신경안정 약초'로 기록돼 있을 뿐 아니라 19세기동안 홉은 많은 시중의 특허 의약에 사용되었던 주요 내용물로서 인기있는 약초였다. 당시의 의학 판매자들은 "홉의 쓴맛을 하루 3번만 취하면 의사들한테 갈 필요가 없다"고 할 정도로 홉의 효능을 높이 칭찬하였다. 오늘날의 본초학자들은 '홉'의 가장 중요한 기능으로 '신경안정기능'과 '소화기능'을 들고 있다.

근래에 발표된 내용에는 홉에 존재하고 있는 물질인 잔토휴몰(Xanthohumol)이 암예방과 치료에 도움을 주며, 활성산소억제에 효과가 있는 것으로 나타났다.

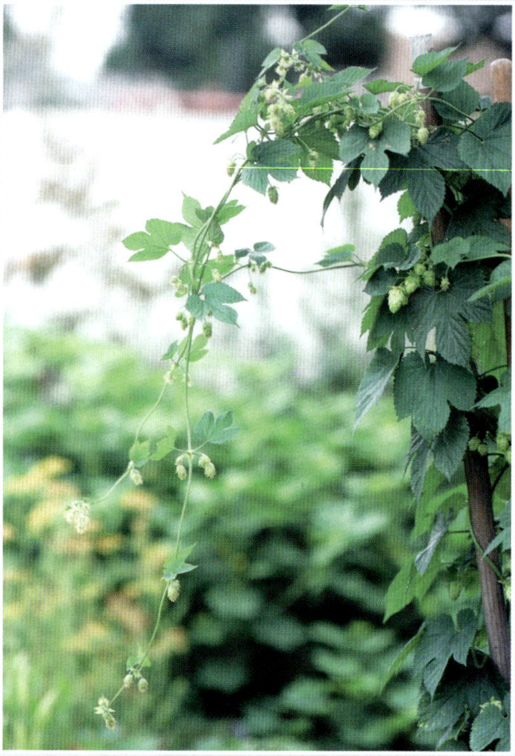

[주요기능]

홉에는 인체에 상해를 입히는 박테리아를 죽이는 물질인 휴물론(Humulon)과 루푸론(Lupulon)을 함유하고 있다.

- **감염 예방 효과가 있다.**

  박테리아를 죽이는 능력뿐만 아니라 감염 예방효과도 있다. 한 연구에 따르면 홉은 결핵균에 대한 증식억제능력이 있는 것으로 발견되었다.

- **신경안정기능이 탁월하다.**

  수년 동안 과학자들은 홉이 오랫동안 신경안정제로 사용되어진 것에 대해 근거없는 기능이라고 일축하였으나 1983년 홉에서 신경안정물질을 발견하였으며, 더욱이 이 물질은 신선한 약초보다 오래된 말린 약초에서 더욱 많은 양이 포함되었음을 알 수 있었다.

- **소화촉진 기능이 우수하다.**

  홉은 소화도의 평활근에 작용하여 소화를 돕는다. 불란서의 한 연구에 따르면 항경련 작용이 있는 것으로도 나타났다.

[사용방법]

- 감염 예방과 소화기능 촉진에는 신선한 약초를 사용하나, 불변 및 정신장애에는 오래된 말린 잎이 더욱 효과가 있다.
- 불안, 긴장, 두통에는 민트(Mint), 패션플라워(Passion Flower), 벨레리안(Valerian) 등과 함께 사용하면 효과가 더욱 좋다.
- 2찻숟가락을 끓인 물에 5분 가량 담갔다 마신다. 홉은 맛이 부드러우면서도 쓴맛을 함유하고 있다.

주의

- 우울증에는 복용을 금한다.
- 홉은 미연방식품의약국의 약초 목록에 일반적으로 안전한 것으로 기록되어 있으나 다른 약초와 마찬가지로 장기간, 다량을 치료약으로 이용할 때는 전문한의사와 상의하여야 한다.
- 2살 이하는 금하며 65세 이상은 적은 양에서 시작하여 필요에 따라 양을 늘린다.

Horehound 홀하운드

Marrubium Vulgare

[기침, 감기, 유행성 독감에 효과]

2000년 가까이 거담제와 기침 치료제로 사용되어 온 홀하운드는 박하계열에 속하는 다년생 약초로 식물 전체가 부드러운 털로 덮여 있으며 네모난 줄기를 가진 특이한 약초이다.

"인디언 쑥"이라는 이름으로 교민들에게 잘 알려진 이 약초는 유럽이 원산지로 남미와 북미로 넘어와 많이 재배되고 있다. 건조하고 사방이 트인 곳이면 어떤 토양에서도 쉽게 키울 수 있는 향기로운 약초로 특히 약초 치료를 의심하는 회의적인 사람들도 안전하고 효과있는 약초로 인정하는 만큼 주목할 만한 약초이다.

홀하운드는 고대로부터 흉민, 흉통 등을 치료하는 약초로 사용하였으며 주로 꿀 또는 설탕을 섞어 만든 시럽(Syrup)으로 복용되었다.

1세기 때의 그리스 의사인 디오스코리디스(Dioscorides, AD 40~90)는 결핵(Tuberculosis), 천식, 기침 등에 권유하였으며 2세기 때의 의사인 갈렌(Galen : AD 130) 역시 기침과 호흡기질환에 홀하운드를 사용하였는데 이러한 것이 오늘날까지도 거담제로 사용되어진 계기가 됐다 할 수 있다.

12세기 때의 독일의 본초학자인 힐데가르트 폰 빙겐(Hildegard von Bingen : 1098~1179)은 서양 본초에서 빼놓을 수 없는 인물이다. 그녀는 본초학자로서 수녀원장으로 역시 최초의 여성 작곡가이고 점성술, 문학 등 다방면에 뛰어난 재능을 발휘한 인물로 '감기에 가장 훌륭한 약초'로 홀하운드를 소개하기도 하였다.

16세기 영국의 잔제라드(John Gerard)는 그의 저서에서 "설탕과 신선한 잎으로 만든 시럽(Syrup)은 기침과 천식 등 호흡기질환의 유일한 치료제"로 기록을 하였고, 17세기 역시 영국의 유명한 본초학자이며 점성술가인 니콜라스 컬페퍼(Nicholas Culpeper)는 "홀하운드 차에 꿀을 가하여 복용하면 숨이 차는 증상, 기침 또는 결핵 등의 소모성 질환에 좋은 치료제이고 흉중에 있는 완고한 담을 없애는 데 도움을 준다"라고 기록하였다.

초기의 개척자들이 홀하운드를 북미에 소개한 이래 이 약초는 기침, 감기, 결핵 등의 치료 약초로 유행을 하였다. 이후 민간 전통 본초학자들은 호흡기질환뿐 아니라 간염, 학질, 장내 기생충, 월경부조 등에도 사용하였고, 19세기 미국의 절충학파들 역시 사용 범위에 큰 변화가 없이 과거의 처방을 답습하였다. 현대의 대다수 본초학자들은 이미 전통적으로 사용해 온 기침, 감기, 기관지염 등의 호흡기질환에 주로 처방하고 있다.

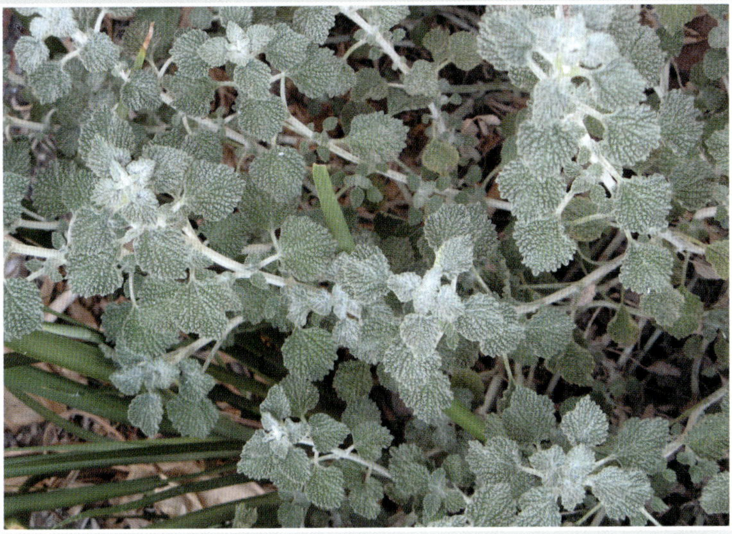

[주요기능]

• **담(痰)을 제거하는 기능이 우수하다.**

러시아와 독일의 연구에 따르면 홀하운드의 마루빈(Marrubiin)이라는 물질이 완고한 담을 묽게 하는 것으로 나타났다. 마루빈은 맛이 쓰고 거담효과가 강한 까닭에 유럽 등지에서는 수십년동안 기침 치료에 각종 형태(Syrup, Lozenges)로 이용하고 있다.

미국 또한 기침 치료제로 광범위하게 이용하고 있으며 보수적 성향의 본초학자인 타일러(Varro Tyler) 박사도 그의 저서 '정직한 약초서(Honest Herbal)'에서 효과 있는 거담제로 소개를 하고 있다.

• **고혈압에 사용할 수 있다.**

유럽에서 연구된 한 동물실험에서는 홀하운드가 혈관을 확장하는 것으로 나타났는데 이것은 고혈압을 치료할 수 있는 가능성을 보인 것이다. 역시 적은 양의 홀하운드는 부정맥(Arrhythmia)을 정상적인 율동으로 유지하는데 도움을 주는 것으로 나타났다(반드시 적은 양을 사용하여야 하며 많은 양은 오히려 부정맥의 원인이 될 수 있다).

• **담즙 분비와 식욕을 증가시킨다.**

홀하운드의 쓴맛은 위장의 운동을 증가시켜 소화를 돕는다.

- **어린아이들의 기침, 가막성 후두염 및 감기에 효과가 우수하다.**
  가막성 후두염은 주로 영, 유아나 소아에게서 알려지, 이물, 감염 또는 신생물에 의하여 인두가 급성으로 폐쇄되어 발생하는 것으로 질식성 호흡곤란, 후두 경련 등을 특징으로 하는 것으로 홀하운드는 이러한 어린아이들의 호흡기 계통에 매우 안전하게 사용할 수 있다.

- **변비치료에 사용한다.**

- **월경을 촉진시킨다.**

이외에도 위장 및 소화기의 기능을 강화하고 질병 예방 목적으로도 복용하며 성대 보호, 단순 포진, 발진, 습진, 대상포진 등의 피부질환과 마른기침, 백일해, 천명, 기관지염과 기관지의 만성적 확장으로 악취 호흡, 기침 발작, 점액 및 농성 물질의 객출을 특징으로 하는 기관지확장증(Bronchiectasis)에 효과가 있다. 홀하운드는 비타민 A, E, C, F와 B 복합체를 함유하고 있다.

[사용방법]

봄 또는 여름에 잎사귀를 채취하여 말렸다 사용한다.

- 기침에는 1/2~1찻숟가락의 말린 잎을 1컵의 끓인 물에 10분 가량 담갔다 하루에 3번 마시며, 꿀을 타서 마시면 효과가 더욱 좋다.
- 정기(Tincture)는 1/4~1/2찻숟가락을 하루에 3번 마신다.
- 피부에 적용할 때는 차로 진하게 끓여서 바르거나 신선한 잎을 으깨어 사용한다.
- 변비에는 양을 배로 늘려 사용한다.

주의

- 2살 이하는 금하며 65세 이상은 적은 양에서 시작하여 차차 양을 늘린다.
- 소량의 홀하운드는 심장의 규칙적인 박동을 도우나 많은 양은 오히려 부정맥의 원인이 될 수 있으므로 심장질환이 있는 경우 사용 전 전문한의사와 상의한다. 역시 사용 후 2주 이내에 증상이 개선되지 않거나 기침 가래에 혈액이 묻어 나오면 전문가와 상의한다.

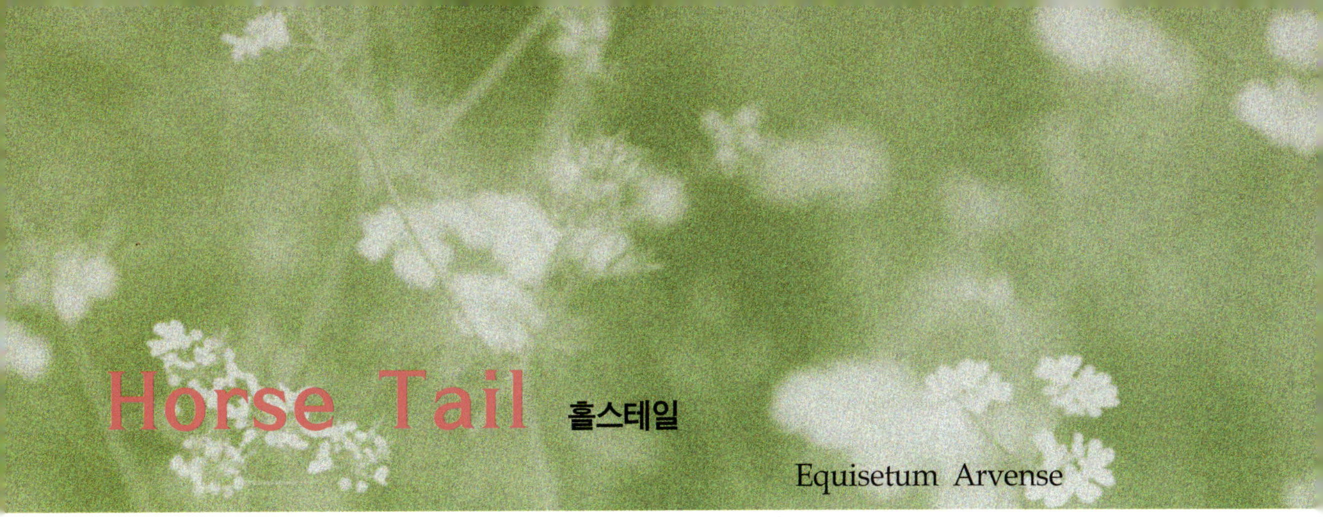

Horse Tail 홀스테일

Equisetum Arvense

금(Gold)이라고 모두 광채를 갖는 것은 아니다. 역시 금이라고 모두 광산에서 캐는 것도 아니다. 황금알을 낳는 거위는 키울 수 없다 하여도 金을 간직한 약초는 기를 수 있다.

"홀스테일을 기르세요 !"

대죽같이 생겨 습지에서 잘사는 홀스테일은 땅에서 금을 흡수하여 물에 다시 용해하는 성질이 있다. 수세기 전에는 누구라도 이 약초가 금을 함유하고 있는 것으로 알고 있었다. 실지로 1톤(Ton)의 신선한 줄기에서 4온스(Ounce) 가량의 금(Gold)이 용해된다고 하니 이 정도되면 금을 키울 수 있다하여도 과언은 아닐 것이다. 이런 까닭에 고대인들은 이 약초를 연마제로도 사용하였으며 아직도 그 쓰임에 따라 많은 별명을 가지고 있다. 예컨대 백랍제 그릇(주석과 납의 합금으로 만든 그릇)을 닦는데 쓴다하여 퓨터월트(Pewter Wort)라고도 하고 나무 및 금속을 다듬고 곱게 하는데 쓴다하여 스코오링 러쉬(Scouring Rush), 또는 쉐이브그래스(Shave Grass) 등의 별명을 가지고 있다.

또한 본초학자들을 흥미롭게 만드는 것은 의사들이 흔히 류마토이드 관절염에 금을 섞어 제조해 주는 것이며, 홀스테일은 관절염을 치료하는 약초로서 오랜 역사를 가지고 있다는 것이다. 고대의 중국 의사들도 관절염, 상처 치료, 치질, 이질 등에 사용하였는데 이러한 용도로 한방에서 아직도 사용하고 있다.

17세기 영국의 본초학자인 니콜라스 컬페퍼(Nicholas Culpepper)는 홀스테일은 지혈 효과가 대단히 우수하고 궤양 및 상처 치료에 좋은 약초임을 말하였다.

19세기에 들어와서는 이뇨제, 요실금 치료제, 신결석, 울혈성 심마비(Congestive Heart Failure) 등 여러 곳에 썼으며 동종 용법에서도 방광염, 야뇨, 뇨실금, 요도염(Urethritis) 등을 치료하는데 사용하고 있다.

특히 Horsetail은 전립선 비대, 통풍에 효과가 뛰어난 약초로 많은 양의 실리카(Silica : 이산화규소, 혹은 규산이라고도 함)를 함유(10% 이상)하고 있다. 이러한 양은 어떤 다른 약초보다도 많은 Silica를 포함하고 있기 때문에 대부분의 상업용 제품들이 실리카(Silica)라는 이름으로 시판되고 있다.

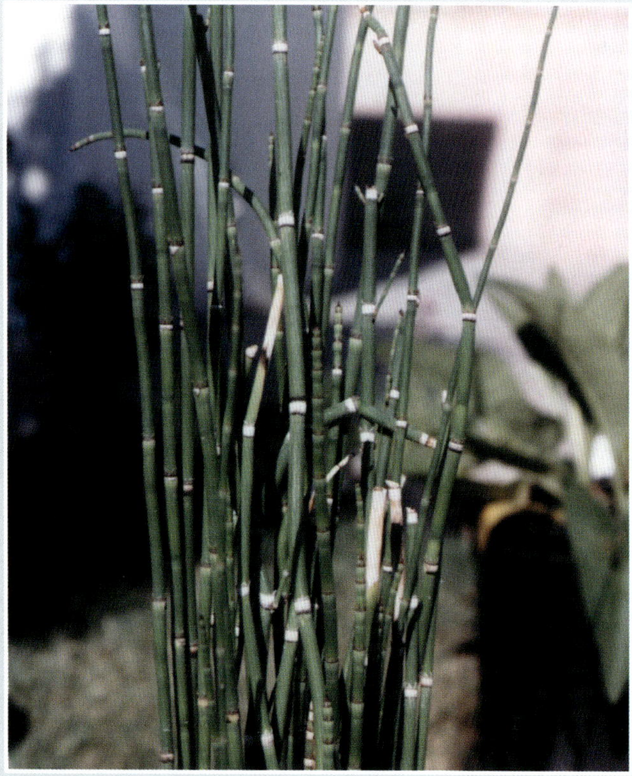

[주요기능]

- **관절염, 요통에 치료 효과가 뛰어나다.**

홀스테일 차에 들어 있는 금의 양은 적으나 이것이 류마토이드 관절염 치료에 작용하며 한방에서도 이미 관절 질환에 널리 사용하고 있다.

- **이뇨제로 쓰인다.**

Horsetail은 적은 양의 이퀴시토닌(Equisetonin)이라는 이뇨물질을 함유하고 있기 때문에 비뇨기 계통의 질환에 좋으며 전립선 이상에도 쓸 수 있다.

- **담배 끊는데 도움을 줄 수 있다.**

비록 적은 양의 니코틴(Nicotine, 0.00004%)을 함유하고 있어 흡연가들의 욕구에는 미치지 못하나 본초학자들이 금연을 돕는 약초로 널리 이용하고 있다.

- 골절 회복을 촉진시킨다.
- 외용(外用)으로 상처로 인한 출혈에 지혈제로 쓰이며 회복을 촉진시킨다.
- 입안의 감염(Infection)에 가글(Gargle)로 사용한다.

이외에도 홀스테일 목욕은 피부를 통해 대사를 촉진하고 특별히 순환기 계통의 문제에 효과가 있다. 한방에서는 마디가 많다 하여 '마디 절(節)'자를 써 '절절초(節節草)'라 하고 맛은 달고 쓰며 평(平)한 성질을 갖고 있다. 열(Fever)을 수반하는 감기와 함께 목이 마르며 눈이 빨갛게 되고 눈물이 많이 나며 눈이 침침한 경우에 이용된다. 또한 각종 출혈의 지혈제(止血劑)로 쓰이며 치질에도 상용(常用)하는 약초이다.

[사용방법]

- 수종이나 류마토이드 관절염에 1~2찻숟가락의 말린 약초를 1컵의 물에 10분 정도 담갔다가 약물을 마신다. 하루에 2~3번 마신다.
- 술에 담가 먹을 수 있다.
  1Pint(파인트)의 병에 홀스테일 줄기를 잘 씻어 물기를 없애고 가득 넣으며 여기에 소주나 보드카를 병끝까지 붓는다. 2~3주 후에 1/2~1찻숟가락 정도 하루에 2~3번 복용한다.
  2살 이하는 금하며 어린아이나 65세 이상의 노인은 적은 양에서 시작하여 증상에 따라 양을 조절한다.
- 습포(관절염에 사용)
  홀스테일 우려낸 물을 수건에 적셔 통증 부위에 덮어놓는다. 또는 신선한 홀스테일을 갈아서 통증 부위에 바른다.

주의

- 홀스테일은 항산화제로서의 기능이 있다고 보는 셀레늄(Selenium)을 비교적 풍부히 함유하고 있다. 그러나 좋은 물질도 과(過)하면 해를 주는 것처럼 많은 양의 셀레늄은 태아에 손상을 줄 수 있으므로 임산부는 이 약초를 금해야 한다. 특히 거름기가 많은 곳의 습지에서 자란 홀스테일은 다량의 셀레늄을 함유하고 있을 수 있으므로 더욱 주의를 필요로 한다.
- 몸이 늘 피곤하거나, 설사가 잦은 사람은 신중히 사용하여야 한다.

홀스테일은 짧은 기간에 주의하여 사용하면 안전하고도 효과있는 약초이다. 의문시에는 주저없이 한의사나, 본초학자와 상의하여 사용하기 바란다.

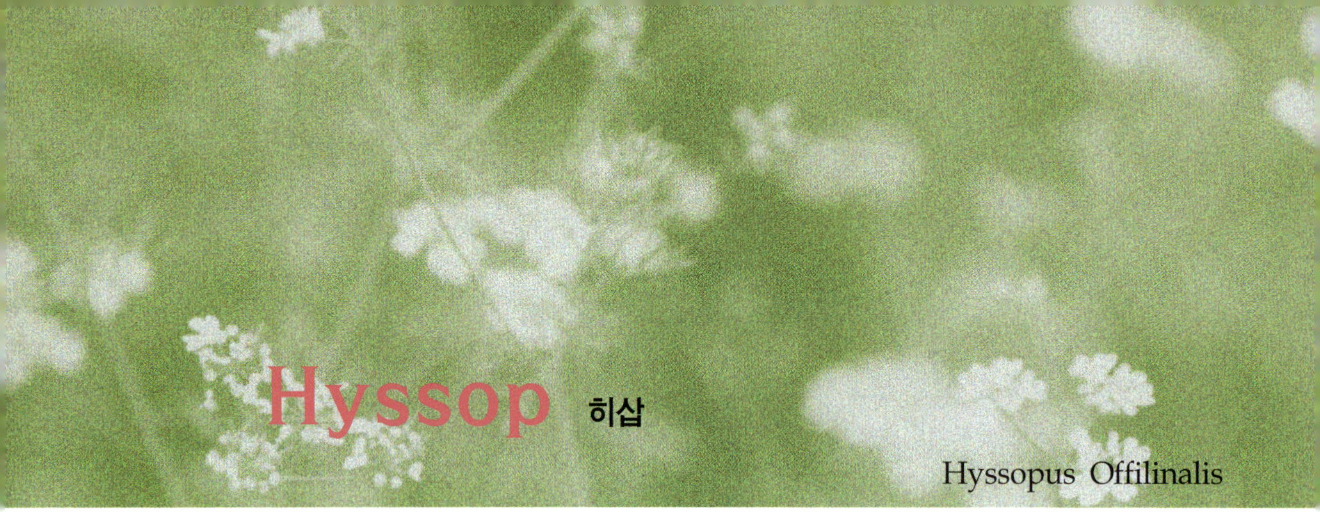

Hyssop 히삽

Hyssopus Offilinalis

다윗이 용서와 회복을 위해서 기도한 시편 51편 7절에서 "히삽(Hyssop : 우슬초)으로 저를 정결케 하소서, 제가 깨끗해지리이다"라는 구절을 볼 수 있다.

비단 성경에서의 기록뿐 아니라 실제의 생활에서도 수천년 동안 인간의 정신과 육체를 깨끗이 하는 상징적인 약초로서 사랑받았으며 인체에 대한 정화 작용이 우수한 약초로 오랜 세월 인정을 받고 있다. 특히 미생물의 증식과 발육을 저지하며 심한 기침, 음부 포진(Genital herpes)에 대표적으로 사용할 수 있는 약초이다.

유태인 제사장들은 2,500여년 전에 이미 히삽의 강하고도 독특한 향기를 이용해 예루살렘의 사원과 여러 다른 예배 처소를 청소하였다. 이러한 것이 그리스인들에게 전하여지면서 치료 약초로서도 점차 응용 발전하게 되었으며, 특히 디오스코리디스(Dioscorides)는 차로 달여 기침, 기관지 협착으로 인한 천명(喘鳴), 숨가쁨 등에 사용하였고 향기를 이용해 가슴의 통증과 코막힘을 치료하였다.

17세기에 들어와 집안의 악취를 없애기 위해 집안 곳곳에 히삽을 뿌려 놓는 일이 유행하였으며 환자들의 방에 히삽을 놓아두면 방안의 공기를 청결케 하여 치료 효과를 높이는 용도로도 많이 이용하였다.

같은 시대의 영국의 본초학자인 니콜라스 컬페퍼(Nicholas culpepper)는 히삽의 종래 사용법 외에도 그의 저서에 '가슴과 폐에 있는 모든 담(痰)과 장속의 기생충을 없애며 무화과와 같이 삶아 가글(Gargle)하면 편도선염을 치료하며 와인(Wine)과 함께 끓여 염증에 사용할 수 있고 히삽 오일(Hyssop oil)을 써서 머리의 이(Lice)를 제거한다.'고 기록을 하였다.

신대륙 개척자들에 의해 히삽이 북미에 소개된 이래 이 약초는 원주민들에 의해 흉민 증상과 월경을 촉진하고 낙태를 조장하는 중요한 약재로 쓰였다. 그러나 시간이 흐르면서 히삽의 인기는 하향한 느낌도 있으나 19세기 들어와 미국서 활동하던 절충학파들에 의해 인후통, 편도선염, 기침, 천식 등의 호흡기질환에 탁월한 효과가 있음을 다시 한번 인정받았는데 이것은 오늘날까지도 히삽의 중요 기능으로 평가되고 있는 실정이다.

오늘날의 본초학자들은 히삽을 다양하게 사용하고 있다. 컴프리(Comfrey), 알로에 베라(Aloe vera)와 같이 외상에 이용하기도 하며 차로 하여 감기, 기침, 기관지염, 고창증, 소화불량, 월경촉진 및 간질 발작에도 사용하는 다용도 약초로 발전하였다.

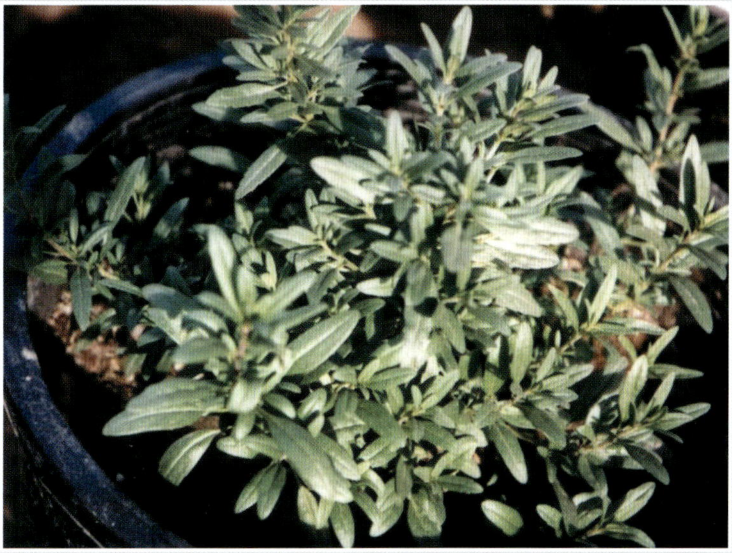

[주요기능]

- 단순포진(Herpes Simplex)에 사용한다.

  히삽은 음부의 포진과 입술 허피스를 일으키는 수포진 바이러스의 성장을 억제하는 기능이 있다.

- 심한 기침을 치료한다.

  히삽 오일에는 캠퍼(Camphor)와 유사한 수종류의 성분과 가래를 제거하는 물질로 알려진 마루빈(Marrubin)이라는 치료 물질을 함유하고 있다. 이러한 물질은 가래를 묽게 하므로 쉽게 제거될 뿐 아니라 역시 기침도 멈추게 한다. 이런 까닭에 담(痰)으로 인한 심한 기침에 히삽이 주요 약재로 사용되고 있다.

- 기관지 천식에 사용한다.

  어른 뿐 아니라 어린아이들의 천식에도 안전하게 사용할 수 있는 약초이다.

- 소화 기관의 기능을 활성화시킨다.

  다른 방향성 약재와 마찬가지로 히삽 역시 소화불량, 가스(Gas), 장산통에 효과있게 사용할 수 있다.

[사용방법]

술의 향료로도 이용되는 히삽은 남유럽이 원산지로 어떤 종류의 토양에서도 잘 자라며 벌들이 좋아하는 다년생 관목 형태의 식물이다. 포도나무 옆에 심으면 포도의 향기를 더욱 짙게 만들고 양배추 옆에 심으면 더 많은 수확을 올릴 수 있는 것으로 알려져 있다.

잎사귀는 일년 내내 채취하여 사용할 수 있으나 여름에 꽃이 피었을 때 가장 많은 향을 간직하고 있다.

- 입술 및 음부의 포진에는 30g의 히삽을 2컵의 끓인 물에 10~15분 담갔다 깨끗한 면천에 적셔 환부에 적용한다.
- 심한 기침에는 2찻숟가락의 말린 히삽을 1컵의 끓인 물에 10분 가량 담갔다 하루에 3번 마신다. 히삽은 장뇌(Camphor)와 유사한 향을 가지고 있으며 맛이 쓰다. 기호에 따라 레몬 또는 꿀을 타서 마셔도 좋다.
- 정기는 한 번에 1찻숟가락씩 마시며 하루에 3번 마신다.

주의

- 2살 이하는 금하며 노약자나 신체가 허약한 사람은 적은 양에서부터 시작한다.

Lady's Mantle 레디스맨틀

Alchemilla Vulgaris

[월경 과다, 지혈 설사, 상처 치료]

새벽녘의 풀잎들은 밤새 모아들인 이슬로써 더욱 상쾌한 아침을 열어 준다. 그 중에서도 레디스맨틀(Lady's Mantle)의 잎사귀는 '이슬'을 모으는 특별한 구조를 가지고 있다.

뿐만 아니라 중세 및 문예부흥기의 유럽에서 연금술사(Alchemists)들은 금속을 황금으로 변하게 한다는 '현자의 돌(Philosopher's Stone)'을 찾고 다녔는데 '레디스맨틀 이슬'은 이 마법의 돌을 찾는데 도움을 주는 신비한 힘이 있는 것으로 믿었다.

이 약초는 초본의 다년생 식물로 꽃잎사이로 줄기가 뻗어나와 한 무리의 꽃을 피우는 특이한 모습을 하고 있으며 영국과 유럽 대륙이 원산지로 미국 가정에서도 흔히 키우는 앙증스런 약초이다. 레디스맨틀(숙녀의 망토)이란 이름은 약초의 주름잡힌 듯한 잎사귀가 마치 중세 때 여인들이 걸치고 다녔던 망토와 유사한데서 온 것이다. 초기의 본초학자들은 이 약초가 강력한 수축 능력이 있는 것으로 믿었던 까닭에 여인들의 잃었던 처녀성을 회복시키고 늘어진 유방을 복원시키는 약초로 많이 사용하였다. 레디스맨틀은 이름에서도 암시하듯이 여인들을 보호해 주는 기능이 있다. 주로 과도한 월경과 월경통을 완화시키고 월경 주기를 정상적으로 환원시켜주는 효과가 우수하다. 또한 자궁평활근종(Fibroid)과 자궁내막증(Endometriosis)에 처방되고 있고 과도한 음도 분비물에도 레디스맨틀차로 음도를 세척하며 오랜 세월동안 분만을 촉진하는 대표적 약초로도 상용되어 왔다. 역시 간의 충혈을 제거하며 수렴 효과는 설사와 위, 장의 내막에 발생한 염증 등을 치료하는데 이용하고 있다.

유럽에서는 이미 모든 종류의 출혈성 질환에 사용하는 약초로 자리잡고 있으며 실제 임상에서도 여성들의 월경에 관한 각종 문제를 치료하는 대중적 약초로 사용되고 있다.

부위에 따라 사용 방법의 차이를 보이는데 뿌리는 분말로 하여 와인과 섞어 외상 치료에 쓰이며 지상 부위는 뼈의 한쪽이 파괴되고 다른 쪽이 굴절된 '불완전한 골절 치료(Green Stick Fracture)'와 부러진 뼈에 사용하며 특히 어린아이들한테 좋은 효과가 있다.

전통적으로는 정기적으로 보름동안 이 약초를 취하면 자궁의 기능을 강화하여 임신을 가능하게 하는 것으로 전해지고 있다.

레디스맨틀은 상처 치료에 많은 외용약과 더불어 항상 등장하는 약초이며 혈액순환을 공고히 하며 수렴 성질은 지혈 효과를 더욱 높이는 중요한 역할을 한다.

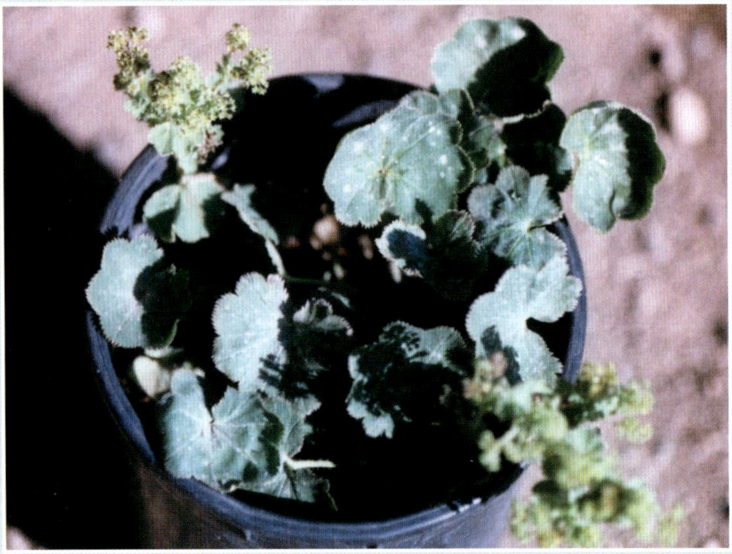

[주요기능]

- **각종 출혈에 지혈 효과가 우수하며, 특히 월경과 관련된 출혈에 탁월한 효과가 있다.**

- **월경통 및 갱년기 장애와 관련된 각종 증상 등을 완화시킨다.**

- **설사 치료에 사용한다.**
  레디스맨틀의 삽(澁) 맛(떫은맛)은 지혈 효과 뿐 아니라 설사치료에도 효과가 있다.

- **후두염에 사용한다.**
  후두의 염증, 후두통, 쉰 목소리, 해소, 연하곤란을 수반하는 후두염에 사용한다.

이외에도 입안의 염증, 궤양 등의 치료 및 회복을 촉진시키며 대하, 장염 등에도 좋다.

[사용방법]

- 약재로는 전체 지상부위와 뿌리를 모두 사용하나 잎과 줄기를 주로 사용한다.
- 말린 잎과 줄기 2~3찻숟가락을 1컵의 끓인 물에 10분 가량 담갔다. 하루 3번 마신다.
- 정기(Tincture)는 한 번에 1/2~1찻숟가락을 4OZ 가량의 물에 타서 마신다.

- 구강 세척은 레디스맨틀차, 또는 정기를 적당량 물에 타서 필요한 만큼 가글(Gargle)한다.

주의

- 레디스맨틀은 안전한 약이나 어떠한 약과 마찬가지로 다량 장기간 복용할 때는 전문한의사와 상의한다.
- 임산부는 사용을 금한다.

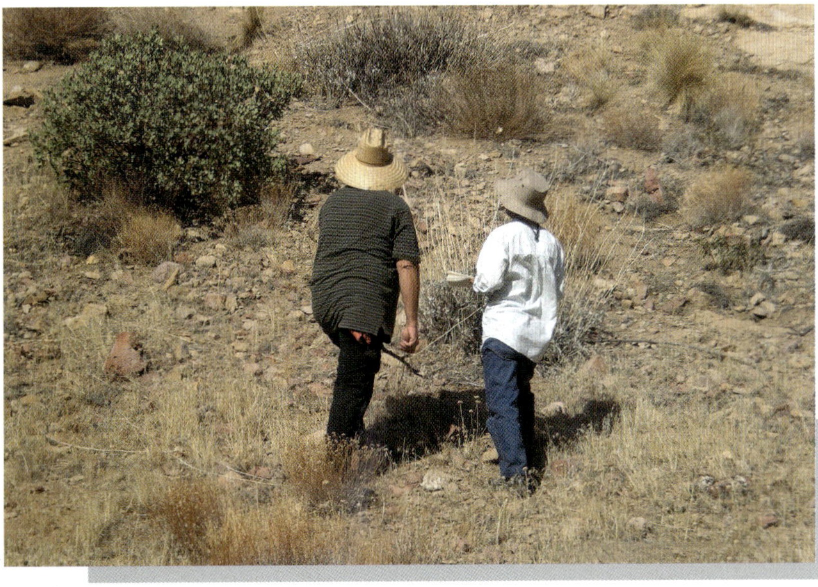

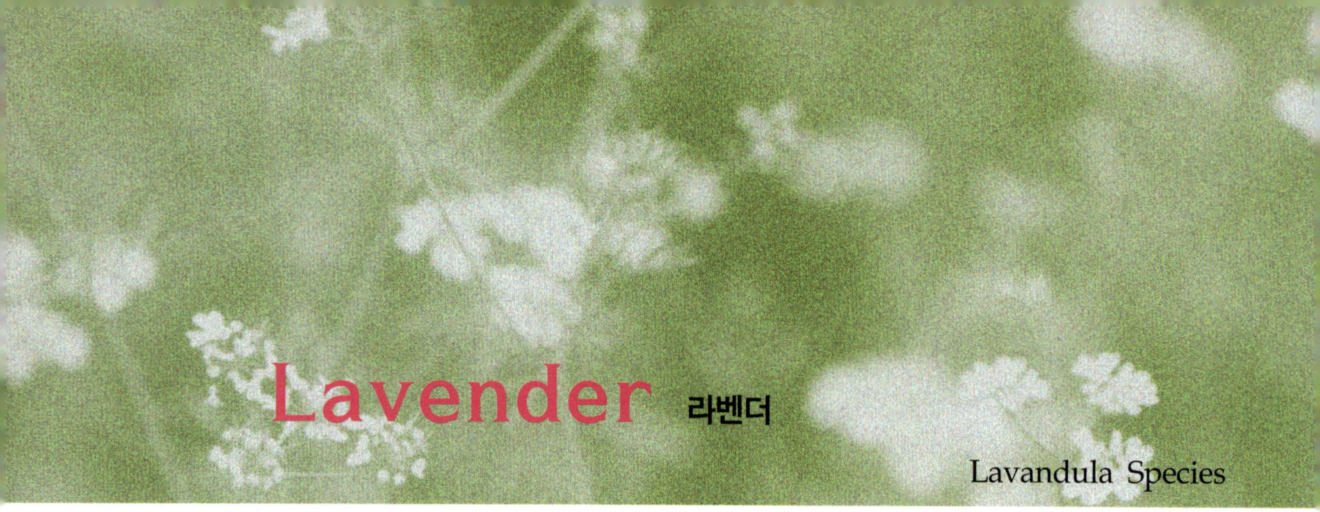

Lavender 라벤더

Lavandula Species

라벤더는 치료 약초로 뿐만 아니라 독특한 향기로 인하여 비누, 향수, 향수백(Sachet) 등으로도 많이 사용되고 있는 아름답고도 향기로운 약초이다. 약재로 사용되는 꽃은 6~7월에 주로 피며 연한 보라색을 띄고, 꽃이 피기 전에 채취하여 말렸다가 필요할 때 사용한다.

라벤더는 지상부의 모든 부분이 향기를 품고 있으나 대부분은 꽃에 향기가 농축되어 있다. 이런 까닭에 중국에서는 훈의초(薰衣草)라 하여 향기로써 의복을 보존하는데도 사용하고 있다. 라벤더는 오일(Oil) 상태로 주로 사용되고 있다.

프랑스에서는 많은 가정에서 상비약으로 라벤더 오일을 갖추고 있으며 멍든데, 벌레 물린데, 특별히 긴장된 근육 및 피곤한 육체를 풀어주는 기능이 뛰어난 것은 이미 널리 알려진 사실로 주부들이 일에 지친 남편들을 위하여 발을 씻어주는데 사용한다고 하니 주부들의 지혜는 참으로 아름답다 하겠다. 라벤더는 '씻어낸다'는 라틴어(Lavare : to wash)에서 온 것으로, 즉 우리 몸의 나쁜 기운을 씻어 내거나, 육체를 새롭게 한다는 의미가 있다.

16세기 영국의 본초학자인 쟌 제라드(John Gerard)는 "라벤더는 편두통 및 근육 강직에 사용할 수 있는 향기로운 약초"라 하였으며 이후 17세기 쟌 제라드의 영향을 받은 니코라스 컬페퍼(Nicholas Culpepper)에 의해 라벤더의 사용은 더욱 광범위하게 사용되어졌는데 각종 두통뿐 아니라 뇌졸증, 수종, 무기력감, 근육 강직, 마비 등에 이용되었다.

근래에는 벌레에 물렸거나 위 또는 장에 공기나 기체가 차 팽만 및 통증을 호소할 때, 불안, 인후통, 입안청결 등 실로 다양하게 사용되는 안전한 약초라 하겠다.

[주요기능]

- 신경계통에 대한 강장 효과가 우수하다.
  특히 신경성 두통이나, 우울증에 대한 치료 효과가 좋다.
- 극도의 피로를 풀어주는데 라벤더는 충분한 효과가 있음이 임상에서 증명되었다.
- 긴장성 불면을 완화시켜 자연스런 수면을 유도한다.

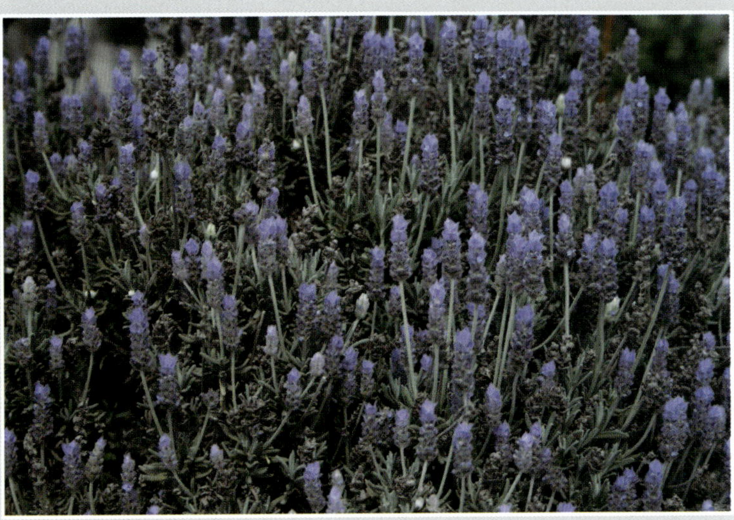

- **경도의 화상에 Lavender oil을 바르면 신속한 통증감소와 상처를 최소화시킨다.**

- **해충 및 좀에 대한 예방작용이 뛰어나다.**
  라벤더에 함유된 유칼립톨(Eucalyptol)이라는 방향성 물질은 각종 해충의 접근을 방지하므로 해충방지제로 사용되고 있다.

- **편두통에 유효한 약초이다.**
  편두통 치료약으로 알려진 피버퓨(Feverfew)와 함께 사용할 수 있다. 피버퓨를 내복으로 복용 시 라벤더 오일을 같이 이용하면 치료 효과를 상승시킬 수 있다. 두통의 징조를 느끼면 가능한 한 어둡고 조용한 장소로 가서 드러누워 라벤더 오일을 측두에 몇 방울 떨어뜨린 다음 문지르면 효과를 볼 수 있다.

이외에도 라벤더 꽃물은 피부의 재생속도를 증가시키기 때문에 피부를 탄력있게 하며, 여드름 예방 및 치료에도 많이 이용되는 화장수라 하겠다.

[사용방법]

라벤더는 꽃뿐만 아니라 잎도 사용한다. 잎은 주로 위장 불안, 오심(惡心), 구토(嘔吐)에 사용하며 1찻숟가락의 잎 또는 꽃을 1/2컵 정도의 끓인 물에 담갔다 하루에 1/2~1컵 마신다.

라벤더 오일(Lavender oil)은 내츄럴 향수(Natural perfume)로서 일반 향수와는 달리 알러지(Allergy) 반응없이 사용할 수 있다.

주의

- Lavender 오일은 내복하지 않는다. 학자에 따라 내복으로 취하기도 하나 일반적인 사용에서는 오일의 내복을 금하고 있다.

  [예] The Herb Book의 저자 쟌러스트(John Lust)는 5방울의 오일을 설탕 덩어리(Sugar cube)에 떨어뜨려 하루에 두 번 취하는 방법을 소개하기도 했다.

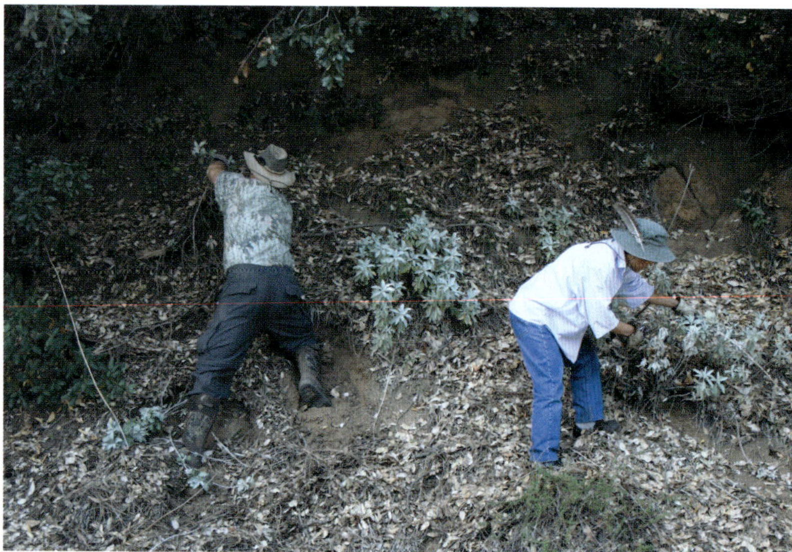

Lemon Balm 레몬밤, 멜리사

Melissa Officinalis

향기로운 숲속의 약초인 Lemon Balm은 몸을 다시 젊게 하고 노쇠 현상이라든가 발기부전(음위, 양위)을 없게 한다는 의미가 있다. 중국 대륙을 통일했던 진시황제가 찾던 '불로초'가 아닌가 생각된다. '벌'들 또한 레몬밤을 좋아하는데 이것의 일반적인 이름인 Melissa는 이러한 연유에서 나온 것이다(Melissa는 그리스말로 '벌'을 가리킴). 레몬밤은 2,000년 이상 본초학자들에게 사랑받고 있는 약초로써 박하와 유사한 향을 가졌으며, 그 약효가 부드러운 까닭에 어린아이들의 감기라든가 산통(평활근의 연동에 따른 간헐성의 급성복통)에 쓸 수 있으며, 노인들 또한 안전하게 사용할 수 있다. 가벼운 체증이나 짜증이 날 때 생잎을 비벼 냄새를 맡는 정도로도 효과를 볼 수 있다. 레몬밤은 수많은 세월을 거쳐 내려오면서 다양한 치료에 응용돼 왔다.

[주요기능]

- **콧물 감기**

  특히 향기 맛이 부드러워 어린아이, 노인들한테 좋다.

- **소화불량과 Gas로 인한 복통에 쓸 수 있다.**

  모유를 먹는 아이의 경우에는 어머니 자신이 레몬밤차(Lemon Balm Tea)를 마시고 아이에게 모유를 주는 방법으로 아이의 잦은 '산통'에 쓸 수 있다.

- **긴장을 완화시킨다.**

  바쁜 하루의 일과 후 레몬밤차, 취침 전의 레몬밤차는 하루의 피로를 씻는 생활의 지혜이다.

- **감기로 인한 '열(熱)'에 쓸 수 있다.**

- **단순포진(Herpes Simplex)에 레몬밤 연고는 증상을 완화시킨다.**

  Herpes Simplex는 급성 바이러스 감염증의 하나이며 직경 3~6mm의 작은 수포가 집단으로 피부에 나타나는 것이 특징이나 가끔, 입술이나 콧구멍의 주위에 또는 음부에 생긴다. 보통 발열을 수반하나 감기, 피부 박탈, 감정적 불안 등을 수반하는 일이 많다.

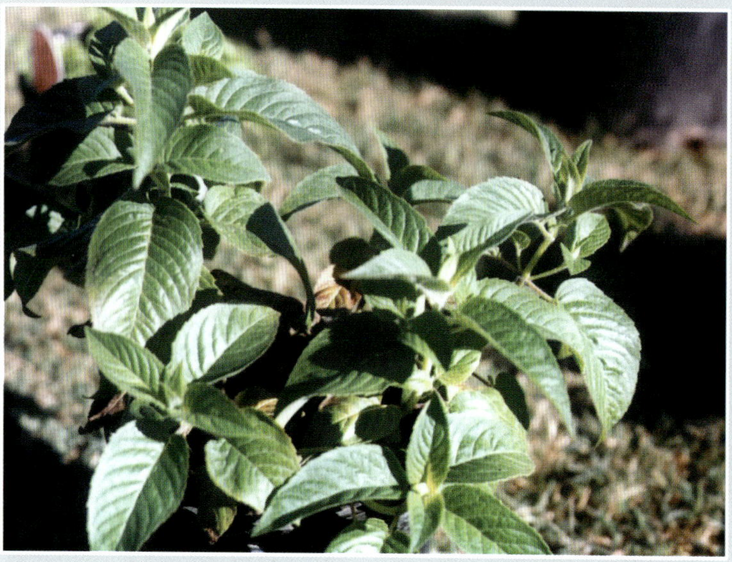

유럽의 경우 농축된 레몬밤 추출액 연고를 단순 포진에 쓰고 있는데 치료 효과가 좋을 뿐 아니라 재발 가능성도 상당히 없는 것으로 알려졌다. 이곳 미국에서는 레몬밤 연고가 생산되지 않으므로 대신 진하게 레몬밤차를 만들어 피부에 적용할 수 있다(하루에 수차례 바른다).

- **특히 심혈관계통의 기능을 강화하고 낮은 혈압에 쓸 수 있다.**
- **Lemon Balm Hot Tea는 땀을 내므로 숙취, 해독에 효과가 좋다.**

이 외에도 근육경련, 통증, 신경성 두통에도 많이 쓰이고 있다.

[사용방법]

- 성인 : 말린 Lemon Balm 3숟가락 정도를 뜨거운 물 한 컵에 2~3분 담갔다가 마신다.
- 소아 : 1OZ의 말린 Lemon Balm을 뜨거운 물 한 컵에 꿀을 타서 마시게 한다. 하루에 3~4번 정도 마신다. Gas로 인한 고창증에는 찬물에 Balm을 넣어 20여분 후에 잎을 없애고 마시면 된다.

참고로 'Back to Eden'의 저자로 유명한 Jethro Kloss는 그의 책에서 말하기를 "Lemon Balm은 월경통에 쓸 수 있는 안전한 약일뿐만 아니라 소화장애, 속이 메스꺼움, 울렁거림 등에도 효과가 좋다"하였다.

Lemon Grass 레몬 그라스

Cymbopogon Citratus

[해열, 스트레스, 월경통, 소화기능]

다소 습한 지역에서 잘 자라는 레몬그라스는 다년생 약초로 그 형상이 마치 한국의 난초를 연상시키나 그 줄기와 잎사귀는 무려 1.5m 가량으로 자라고 무리를 지어 잎이 솟아 나온다. 상큼한 레몬향 뿐 아니라 푸르고 길게 드리워진 잎사귀는 보는 것만으로도 마음의 안정을 얻게 한다. 인도의 남쪽 지방과 스리랑카가 원산지로 현재는 세계의 모든 열대성 지역에서 재배되는 약초이다.

레몬 그라스에는 방향성 오일인 씨트랄(Citral)과 씨트로넬랄(Citronellal)이라는 휘발성 성분이 함유되어 있다. 이 물질들은 신경안정기능이 있으며 특히 씨트랄은 급성인플루엔자 바이러스(Acute Influenza Virus)에 대해 짧은 기간에 신속하게 처치하는 능력이 뛰어나고 역시 열(Fever)을 수반하는 각종 증상에 사용하는데 어느 약초와도 비교할 수 없을 정도로 해열기능이 탁월하며 콜레라 치료에는 효과가 우수한 것으로 널리 알려져 있다.

문헌에 기록된 내용을 살펴보면 카리브인들은 해열제로서 레몬그라스를 사용하였으며, 관절염에는 이 약초의 오일이나 잎사귀를 찧어 환부에 적용하였다.

인도인들은 도장 부스럼에 레몬그라스 연고를 만들어 사용하였으며 음식에서도 이 약초의 레몬향을 이용하는데 많은 타이음식에 레몬그라스를 사용하는 것을 볼 수 있다.

향기요법(Aromatherapy)에서는 레몬그라스 오일을 이용해 혈액순환을 증강시키고 근육의 긴장도를 유지시키는데 사용하며, 역시 무좀 치료와 여드름 및 화장품의 원료, 음식 등에 이용하고 있다. 특별한 것은 실내의 공기를 정화시키기 위하여 정기(Tincture)로 만들어 뿌리기도 한다. 이것은 공기를 통한 전염을 예방할 수 있고 특히 많은 손님들을 대하는 직장이나 사무실 또는 집안의 실내 곳곳에 뿌려두면 공기를 깨끗이 하고 공중에 떠 있는 박테리아, 불순물 등도 제거하는 효과가 있다.

레몬그라스는 일찍이 오일을 채취하기 위하여 재배가 이루어졌으나 말린 잎사귀에 상당한 진정작용 등 약리작용이 발견된 이후 현재까지 피로회복차 및 치료제로 레몬그라스를 이용하고 있다.

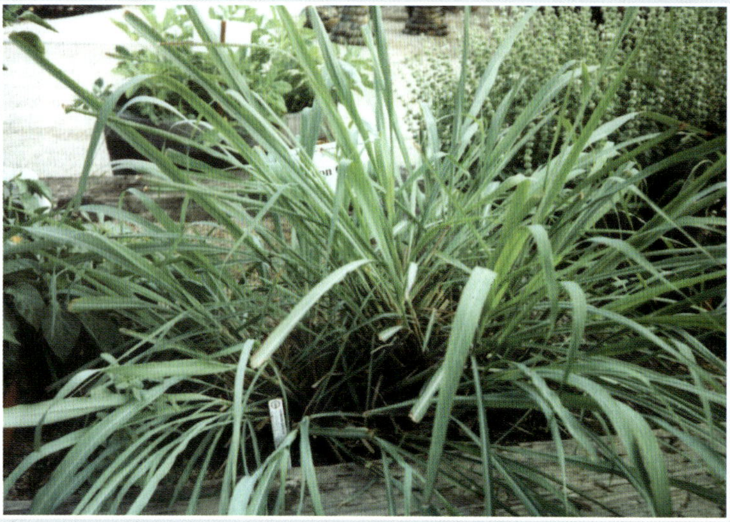

[주요기능]

- **스트레스로 인한 소화기능 장애에 효과가 우수하다.**

  레몬그라스는 신경성 소화불량에 흔히 추천되는 약초이며 또한 평활근에 대한 진정작용이 있어 가스가 차거나 위통, 장경련 등에 뛰어난 효과가 있다. 특히 어린아이의 소화장애에 안전하게 사용할 수 있다.

- **월경통 및 두통, 어지러움에 사용한다.**

  인체의 각종 통증에 부드럽게 작용하며 긴장성 두통, 어지러움에 효과가 좋다.

- **감기 예방과 해열제로 사용한다.**

  레몬그라스에는 나량의 비타민 C와 A가 들어있어 감기예방뿐 아니라 치료에도 효과가 있으며 소아열을 포함한 어떤 종류의 열병에도 사용할 수 있다.

- **수렴 작용이 있으며 점막으로부터 각종 분비물을 조절하는 기능이 있다.**

이외에도 구토, 귀의 통증, 콧물감기, 욕지기(오심 : 惡心), 고혈압, 벌레 물린데, 각종 감염증상에도 효과가 있다.

[사용방법]

보통의 방향성 약재는 신선한 잎이 효과가 우수하나 레몬그라스는 말린 잎도 2년 가까이 신선한 잎의 90% 정도의 주요성분을 유지하고 있으므로 효용면에서 큰 차이없이 사용할 수 있다.

잎사귀는 늦은 여름 채취하여 응달에 말렸다 사용한다.

- 부드러운 줄기는 잘게 썰어 샐러드에 사용할 수 있다.
- 지속되는 스트레스 피곤에는 레몬그라스 오일을 목욕물에 타서 10여분간 몸을 담근다.
- 말린 약초 1~2찻숟가락을 1컵의 끓인 물에 5~10분간 담갔다 하루에 3번 마신다.
- 자주 피곤하거나 감기철에는 에키네시아(Echinacea)와 로즈힙(Rose hip)을 가하면 더욱 좋은 효과가 있으며 구토 증상에는 생강을 넣어 복용해도 좋다.
- 정기(Tincture)는 1~2찻숟가락을 6OZ의 물에 타서 마신다.
- 공기를 정화할 때는 레몬그라스 정기 2찻숟가락, 식초 2찻숟가락을 12OZ의 물에 타서 분무기로 뿌린다.

주의

- 레몬그라스 오일은 전문한의사의 처방없이는 복용을 금한다.

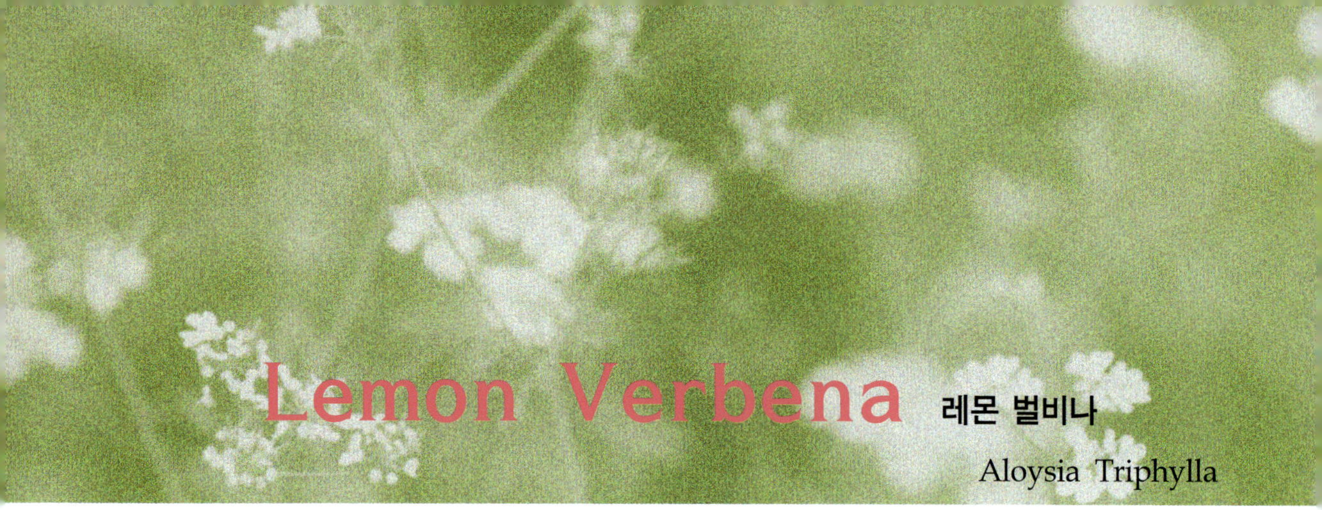

Lemon Verbena 레몬 벌비나

Aloysia Triphylla

강한 레몬의 향을 품고 있는 레몬 벌비나는 낙엽성의 관목으로 1~2m 가량 자라고 잎은 가늘고 길며 아르헨티나와 칠레가 원산지이나 현재는 열대지역에 널리 퍼져있는 향기로운 약초이다.

레몬 벌비나의 일반명(Generic name)이 스페인 왕 찰스 4세(Charles IV)의 왕비 이름에서 왔을 정도로 이 약초는 스페인 사람들과 밀접한 관계를 갖고 있는데 주로 향수로 사용하기 위하여 재배되었다.

17세기에 스페인 사람에 의하여 레몬 벌비나는 프랑스 등 유럽 여러 나라에 소개되었으며 이후 치료 약초로 또는 건강차로 일반인들한테 널리 보급되었다.

오랫동안 레몬 벌비나는 특유의 레몬향으로 인해 치료 약초보다는 향과 음식용으로 더욱 많이 사용된 것을 알 수 있는데, 이러한 강한 향이 나쁜 악취를 예방한다하여 방취목(防臭木)이라고도 부르고 있다. 비록 실내에서 키우기에는 큰 느낌이 있으나 향과 그 유용성 때문에 많은 미국 가정에서 흔히 키우는 약초 중의 하나이다.

요사이는 그런 음식점을 찾아보기 힘드나 한때는 음식먹기 전 손을 씻는 그릇을 내놓기도 하였는데 이때 청결과 식욕을 돋구는 의미로 물그릇에 띄워 주었던 약초가 레몬 벌비나로 지금은 보기 힘든 정취있는 모습이라 하겠다.

레몬 벌비나는 레몬 밤(Lemon Balm)과 유사한 기능 및 방향성 오일을 함유하고 있다. 레몬 밤보다는 향기가 진하며 소화기능을 돕는 물질을 갖고 있다. 때문에 많은 음식점에서 요리에 레몬 벌비나를 사용하는 것을 알 수 있으며 신경을 안정시키고, 특히 상복부, 하복부가 신경성으로 불편하거나 통증이 있을 때 상당한 효과가 있는 약초로 널리 알려져 있다. 또한 신경조직에 정상의 긴장을 회복시키는 힘을 갖고 있어 우울증의 예방과 치료에도 사용하고 있다. 역시 몸과 마음을 편하게 하고 기관을 강화시키며 코막힘, 소화불량, 구토에 효과있는 약초로 자주 쓰인다.

잎사귀 끓인 물은 부은 눈을 가라앉히고 피부에 대한 강장 효과도 우수하며 주로 식초로 정기를 만들어 거친 피부나 늘어진 피부에 사용하며 수주일 안에 탄력있고 부드러워진 피부를 발견할 수 있게 된다.

역시 레몬 벌비나 목욕도 피부를 윤택하게 하고 긴장을 푸는데 효과가 있다.

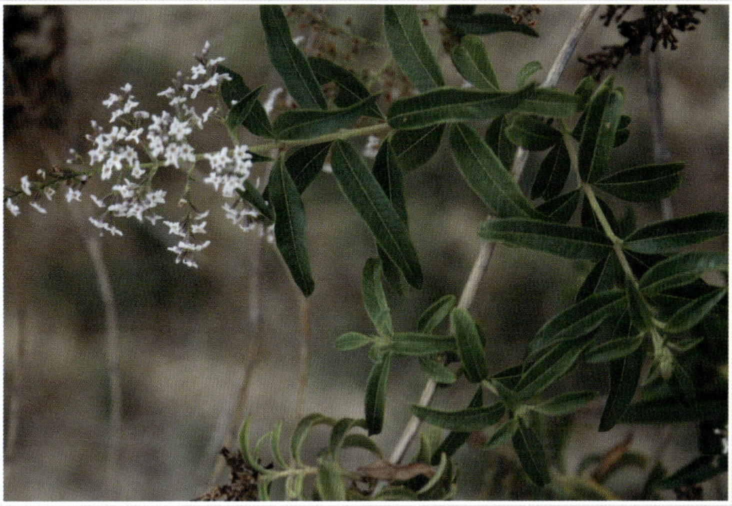

[주요기능]

- **현기증(眩氣症)에 효과가 있다.**
  현기증은 환자 자신이 공간에서 회전하는 것 같은 감각을 느끼거나 주위가 회전하는 것 같은 감각을 느끼는 것으로 특히 만성질환으로 인한 현기증이나 중추신경계 질환에 의한 어지러움에 좋은 효과가 있다.

- **위의 기능적 활동을 증진시키는 건위제(健胃劑)로 사용한다.**

- **과도한 심박동을 느낄 때 진정시키는 효과가 있다.**

- **오심(惡心), 소화불량, 고창 등에 사용한다.**

- **항경련 효과가 있다.**

레몬 벌비나는 방향성 오일과 점질물, 탄닌, 플라보노이드를 함유하고 있다. 치료 약초로 사용하는 외에도 가정에서는 케이크의 레몬향을 내기 위해 쓸 수 있고 조그만 백(Bag)을 만들어 차안에 두면 냄새도 제거하고 자연의 레몬향취를 즐길 수 있다.

[사용방법]

레몬 벌비나는 잎과 줄기를 사용한다. 늦은 봄과 이른 여름에 가장 많은 향을 품고 있는데 잎 전체가 모양을 갖추었을 때 채취하여 그늘에서 말린 다음 공기가 통하지 않는 병에 담아 시원하고 그늘진 곳에 보관하여 필요할 때 사용한다.

치료용으로는 잎사귀만 이용하고 장식용, 향기로 쓸 때는 잎뿐만 아니라 줄기도 같이 쓴다. 역시 신선한 잎으로 차를 만들어 마셔도 좋고 여름철 차가운 냉수를 마실 때 잎사귀를 띄워 향기를 취하는 것도 나른해진 육체에 활력을 주는 효과가 있다.

- 1~2찻숟가락의 말린 잎을 1컵의 끓인 물에 담갔다 식후 또는 취침 수시간 전에 마신다.
- 레몬 벌비나 목욕은 약초 20~40g을 물이 잘 통하는 천에 싸서 목욕물에 30~40분 담근 후 욕조에 들어간다.

주의

- 레몬 벌비나는 음식과 함께 사용되는 안전한 약초이지만 경험에 의하면 장기간 사용하거나 다량의 사용은 소화도에 거북감을 초래할 수 있으므로 주의를 요한다.
- 레몬 벌비나는 늦은 가을이 되면 잎이 떨어지고 가지가 말라 마치 죽은 것 같으나 결코 고사(枯死)한 것이 아니므로 없애지 말아야 한다. 봄이 오면 다시 잎을 내고 예전과 같은 진한 향을 풍기게 된다.

Marjoram 마죠럼

Origanum Majorana

마죠럼은 많은 사람이 치료 약초로보다는 음식에 쓰는 향료나 양념으로 생각하는 경향이 있다. 그러나 마죠럼은 고대로부터 오늘날까지 치료 약초로서의 기능을 충분히 수행하고 있으며, 특히 소화기능을 촉진하거나 수포진(Herpes)에 치료 효과가 있음은 이미 밝혀진 사실이다.

고대 그리스인들은 이 약초가 바다 거품에서 태어났다고 하는 사랑과 미의 여신 '아프로디테(Aphrodite)'에 의하여 최초로 재배된 것으로 믿고 있으며, 또한 그들의 결혼식에 전통적으로 마죠럼 화환을 만들어 사용하였다. 그리스의 소녀들은 침대에 마죠럼을 놓고 자면 그녀의 꿈속으로 '아프로디테'가 찾아오고 미래의 남편될 사람이 나타난다고 믿었다.

오늘날 유럽에서는 행복한 결혼을 기원하는 신부들 사이에서 그들의 혼수상자(Hope Chest)에 값비싼 보석이 아닌 마죠럼을 넣어두는 풍습도 전해지고 있다. 마죠럼뿐만 아니라 많은 서양의 약초들이 그들 고유의 아름답고 사랑스러운 이야기를 갖고 있음을 알 수 있는데 이것은 인간이 자연과 더불어 살아가면서 얻을 수 있는 무상의 즐거움인 것이다.

초기의 그리스 의사들은 근육 및 관절 통증치료에 마죠럼을 사용하였으며 뱀에 물렸을 때 해독제로도 이용하였다. 그러나 이 약초가 로마 사람들에 의해 위장 불안에 효과가 있다는 것이 발견되기 전까지는 치료에 널리 응용되지 않았다. 로마의 본초학자들 또한 멍든데 효과가 있으며 극심한 월경통을 완화시키고, 월경을 촉진하며 결막의 염증(Conjunctivitis)과 그외 눈에 관한 여러 질환에 치료효과가 있음을 발견하였다.

17세기에 이르러 마죠럼은 치료약초로서 확고한 위치를 얻음과 동시에 광범위하게 사용되었다. 영국의 본초학자이며 점성가로도 유명한 니콜라스 컬페퍼(Nicholas Culpepper)는 그의 저서에서 "뇌 기능을 강화하고 위 기능을 정상으로 유지시키며 담(痰)을 삭이고 답답한 가슴 치료, 관절통, 월경통, 불규칙한 월경에 훌륭한 약초"라 하였다. 마죠럼은 초기의 식민지 개척자들에 의해 북미에 소개된 이후 치료약초로 뿐만 아니라 조미료로도 사용되었다.

미국의 19세기 절충학파들은 강장제와 월경이상에 마죠럼을 권유하였으며 민간치료가들은 소아의 장산통, 관절염 등에 사용하였는데 특별히 암치료에도 이용하였음을 문헌을 통해 볼 수 있다.

20세기초에 활약했던 본초학자이며 '백 투 이든(Back to Eden)'의 저자인 제트로 크로스(Jethro Kloss)는 "카모밀(Chamomile)과 함께 사용하면 강장 효과가 우수하다"하였으며 식욕부진, 불안한

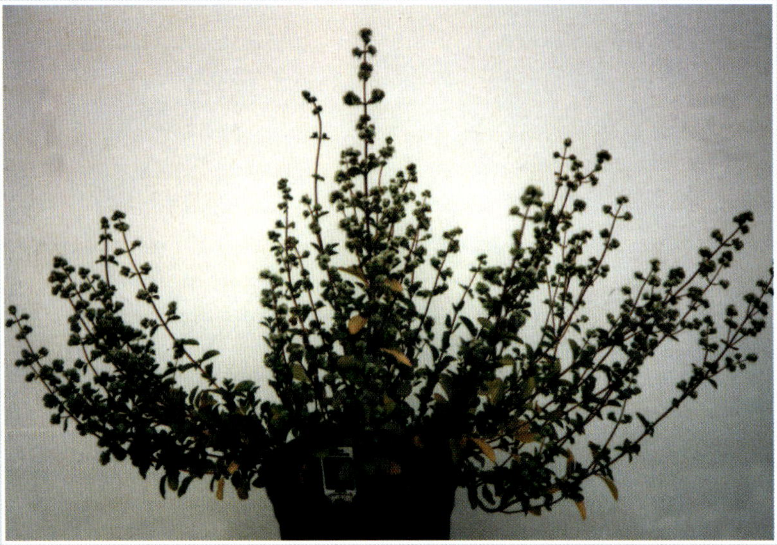

위장, 기침, 소모성 질환, 피부의 발적이나 융기, 벌레에 쏘이거나 뱀에 물렸을 때, 두통, 소화불량 등 실로 많은 증상에 사용하였다. 오늘날에는 많은 본초학자들이 소화제, 진정제, 기침 완화제로 응용하고 있다.

소수의 본초학자들은 월경 촉진없이 월경통에 쓸 수 있는 약초로 말하고 있으나 이러한 부분은 전통적으로 월경촉진에 사용한 것에 대한 다른 견해로 아직 더 많은 임상 연구가 필요한 부분이다. 역시 마죠럼 차는 두통과 불면에 효과가 있으며 여행 중 차멀미를 방지하기 위해 마죠럼 차를 사용하기도 한다.

[주요기능]

- **소화기능을 돕는다.**

  마죠럼의 항경련 효과는 소화도의 평활근에 작용하여 소화기능을 도우며 이러한 기능은 전형적인 위장에 관련된 증상인 차멀미에도 효과를 발휘하는 것으로 설명할 수 있다.

- **단순포진(Herpes Simplex)에 사용한다.**

  시험관 연구에서 마죠럼은 단순포진의 진행을 억제하는 효과가 있음을 발견하였다. 만약 반복되는 단순포진을 갖고 있다면 마죠럼 가루를 수포 부위에 뿌리거나 정기(Tincture)를 몇 방울 떨어뜨린다.

- **기관지 천식 및 호흡기에 관련된 질환에 사용할 수 있는 약초이다.**
  이외에도 기침, 설사, 두통, 치통, 수종, 홍역 초기에 사용하며 비타민 A와 C, B12를 함유하고 있고 약간의 철, 아연 등도 함유하고 있다.

[사용방법]

마죠럼은 다년생 약초로 가을에 지상 부위를 잘라 이물질을 없애고 그늘에 말려 사용한다.

- 1~2찻숟가락의 말린 잎을 1컵의 끓인 물에 10분 가량 담갔다 마신다.
- 정기는 1/2~1찻숟가락 정도를 하루 3번 마신다.

주의

- 마죠럼은 미연방식품의약국(FDA)의 약초 목록에 있는 식물로 일반적으로 안전한 것으로 간주하고 있다. 그러나 다량의 사용과 장기간 이용은 항상 전문한의사나 본초학자와 상의하여 사용한다.

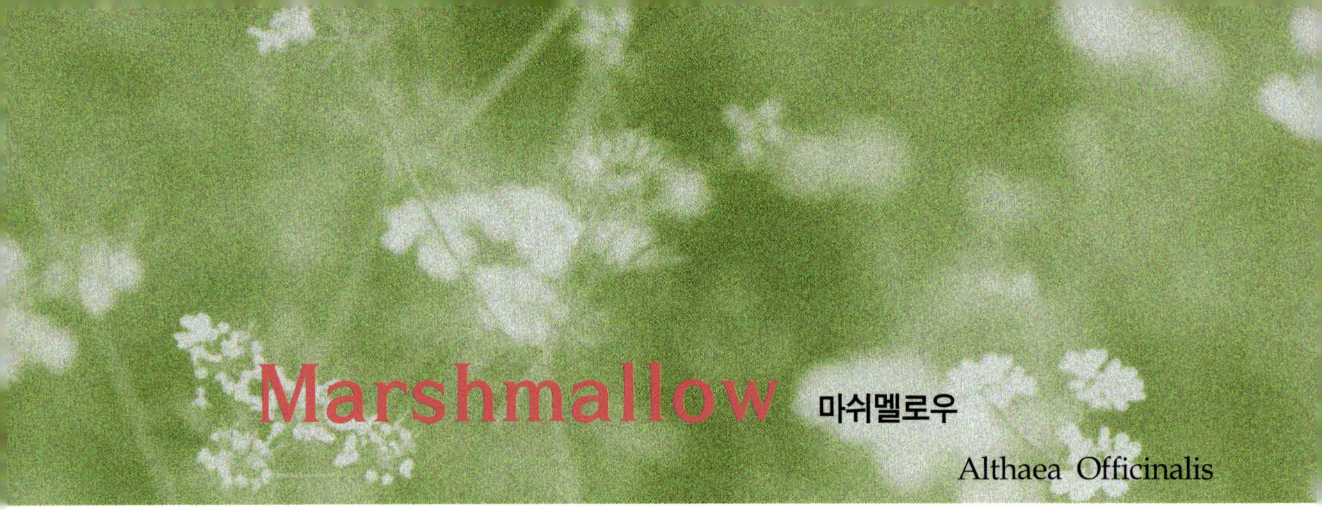

Marshmallow 마쉬멜로우

Althaea Officinalis

심장 모양을 한 솜털같이 부드러운 잎과 두툼하고 하얀 뿌리 분홍색의 꽃 등으로 표현되는 마쉬멜로우는 유럽이 원산지로 습한 지역을 좋아하는 다년생 약초이다.

미국인들한테는 모닥불 위에서 구어 먹는 말랑말랑하고 하얗게 생긴 달콤한 솜같은 사탕을 연상시키는 약초이기도 하다.

수세기 전 프랑스인들은 마쉬멜로우의 뿌리를 이용해 사탕을 만들었는데 뿌리의 껍질을 벗겨 하얀 속을 노출시켜 이것을 끓는 물에 넣어 부드럽게 한 후 설탕을 첨가하여 캔디(Candy)를 만들었다. 이렇게 하얗고 부드럽고 달콤한 것에 착안하여 오늘날 바로 모닥불에 구워먹는 달콤한 마쉬멜로우 사탕이 탄생한 것이다. 그러나 마쉬멜로우라고 부르고 있는 이 사탕은 본래 약초의 어떠한 성분도 포함하고 있지 않으며 달콤한 맛 자체도 유사하지 않다. 소수의 사람들만이 이것이 약초 이름인 것을 알고 있으며 대개는 솜사탕의 이름 정도로 알고 있을 뿐이다. 그렇지만 마쉬멜로우 약초는 2,500여년 이상 여러 곳에서 광범위하게 사용되고 사랑을 받아왔다.

마쉬멜로우는 우선 약초로 사용되기 이전까지는 식품으로 사용되었던 것을 알 수 있다. 맛이 쓰기 때문에 대개는 극심한 굶주림을 당할 때에만 식용으로 사용하였는데 성경의 욥기(30 : 3~4)에서도 이 약초로 식물을 삼았다는 기록을 볼 수 있다.

중세 때 역시 식량의 수확이 저조하였을 때 사람들은 마쉬멜로우를 삶아 양파와 섞어 버터(Butter)에 튀겨 먹었다는 기록 또한 전해지고 있다. 이 약초의 역사는 마쉬멜로우의 뿌리를 삶아서, 멍들거나 상처로 인해 혈액을 손실한 환자를 치료하였던 '히포크라테스'까지 거슬러 올라가며 이후 400년이 지난 1세기경 그리스 의사인 디오스코리디스(Dioscorides)도 이 약초를 이용해 벌레에 물렸거나 치통, 잦은 구토를 치료하였으며, 특히 '해독제'로 많이 사용했음을 알 수 있다.

역시 고대 로마인들도 이 약초를 무척 애용하였음을 당시의 자연요법가인 프라이니(Pliny)를 통하여 알 수 있다. 그는 "누구라도 마쉬멜로우 한 숟가락을 먹는다면 그 날은 질병으로부터 해방될 것이다"라고 극찬을 하였다.

10세기경에는 아랍의 의사들이 이 약초의 잎을 이용해 염증을 치료하였고, 초기 유럽의 민간치료가들은 외용뿐 아니라 내복으로도 치통, 인후통, 소화불량, 방광염 등 많은 질환에 사용하였다.

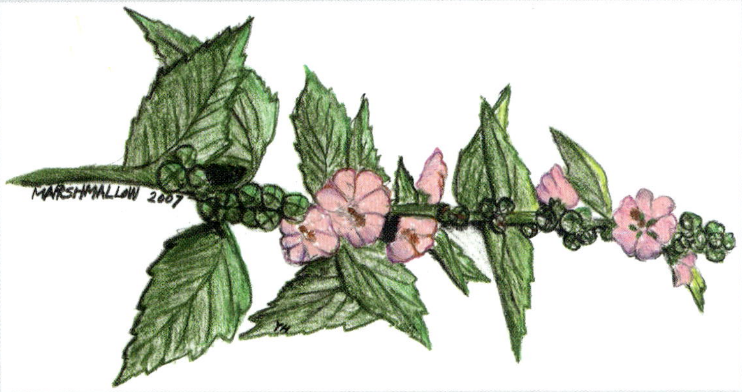

마쉬멜로우는 17세기에 들어와서도 영국의 유명한 본초학자인 니콜라스 컬페퍼(Nicholas Culpeper)에 의해서도 '축복받은 약초'로 사랑을 받았다. 그는 그의 아들이 당시의 의사들도 원인을 알 수 없는 '출혈 질환'을 앓고 있었는데 단지 마쉬멜로우를 우유에 삶아서 먹인 이틀 후 치료가 되는 놀라운 경험을 한 것이다. 그는 인간이 겪는 모든 질환들의 치료방법을 신이 자연에 주셨음을 감사하며 기록하였다.

이외에도 컬페퍼는 고열, 복통, 늑막염, 기침, 흉통, 쉰 목소리, 숨가쁨, 천명, 근육통 및 불쾌한 감정까지도 치료하는 대단한 약초로 마쉬멜로우를 소개하였다. 이 약초는 신대륙 개척자들이 북미에 전하였으며 19세기 중엽에 이르러서는 미국약전(US. Pharmacopoeia)에 포함되기도 하였다. 당시에 활약하던 절충학파들은 외용으로 상처 치료, 멍든 곳, 화상, 증기열상, 부종 등에 사용하였고 내복으로 감기, 설사, 임질, 소화기의 각종 문제, 쉰 목소리, 방광(膀胱)과 신(腎)에 관련된 질환 등에 사용하는 등 마쉬멜로우는 실로 자연이 준 귀한 선물이라 할 수 있다.

오늘날에는 호흡기와 소화도에 관계되는 질환에 주로 사용하고 있으며, 또한 점막 보호 기능이 우수한 것도 빼놓을 수 없는 기능으로 소개하고 있다. 특히 뿌리는 위산과다 및 위궤양, 위염 등을 치료하는 약재로 가벼운 통변작용과 장관 내의 각종 문제, 예컨대 회장의 염증, 장염, 게실염, 복부 불편감에 주요약재로 사용하고 있다.

[주요기능]

마쉬멜로우 뿌리의 스폰지재질은 점액질(Mucilage)이라 부르는데 이것이 물을 흡수하면 부풀어 오르고 교질(Gel)화 된다.

- **면역 기능을 강화시킨다.**

  최근의 한 실험에서는 마쉬멜로우가 백혈구의 대식작용(Phagocytosis)을 강화시키는 것으로 조사되었으며, 이것은 이미 전통적으로 상처치료와 소화도 감염의 치료 및 완화에 사용한 것을 뒷받침한 것이라 할 수 있다.

- **호흡기질환에 사용한다.**

  감기, 인후통, 기침, 유행성 독감, 기관지염 등 호흡기질환에 다용한다.

- **상처 회복을 촉진시킨다.**

  칼로 베이거나 화상, 열탕상 등 외상에 효과가 우수하다.

- **어린아이의 치아 맹출시 나타나는 각종 현상(Teething)들에 효과가 있다.**

  마쉬멜로우 뿌리는 달콤하고 부드러우므로 치아 맹출시기에 씹게 하면 효과가 있다.

- **혈당을 내리는 효과가 있다.**

  동물실험에서는 이 약초의 뿌리에 혈당저하기능이 있는 것으로 나타났다.

이외에도 종기, 피부농양 치료에 사용하며 입안의 궤양에는 가글(Gargle)을 하면 효과가 있다.

[사용방법]

마쉬멜로우는 뿌리뿐 아니라 잎사귀와 꽃도 상당한 치료작용이 있다. 잎사귀는 방광염 및 빈뇨에 주로 사용하며 꽃은 피부염증에 효과가 있다. 잎사귀와 꽃은 여름에 채취하고 뿌리는 가을에 지상 부위가 고사하였을 때 캐어 잘 씻은 다음 껍질을 벗겨 말렸다 잘게 썰어 필요시 사용한다. 뿌리는 최소한 2년 정도 자란 것을 채취하여야만 약효를 보장할 수 있다.

- 3~4찻숟가락의 잘게 부순 뿌리를 3컵의 물에 붓고 중간불로 20~30분 가량 끓여 식힌 후 하루 3번 나누어 마신다.
- 외용(外用)으로 사용할 경우 5~10찻숟가락의 뿌리를 아주 곱게 썰어 약을 다 덮을 정도로 물을 붓고 걸쭉해질 때까지 끓였다가 식혀서 피부에 적용한다.
- 적은 양의 마쉬멜로우 달인 물은 2살 이하 연령에도 사용할 수 있을 만큼 안전한 약이나 주의 깊게 상태를 살펴가며 복용시킨다.

주의

- 대부분의 약초 서적들이 마쉬멜로우의 부작용을 기록한 것은 없으나 다른 약초와 마찬가지로 다량, 장기간 사용할 때는 사용 전에 전문한의사와 상의한다.

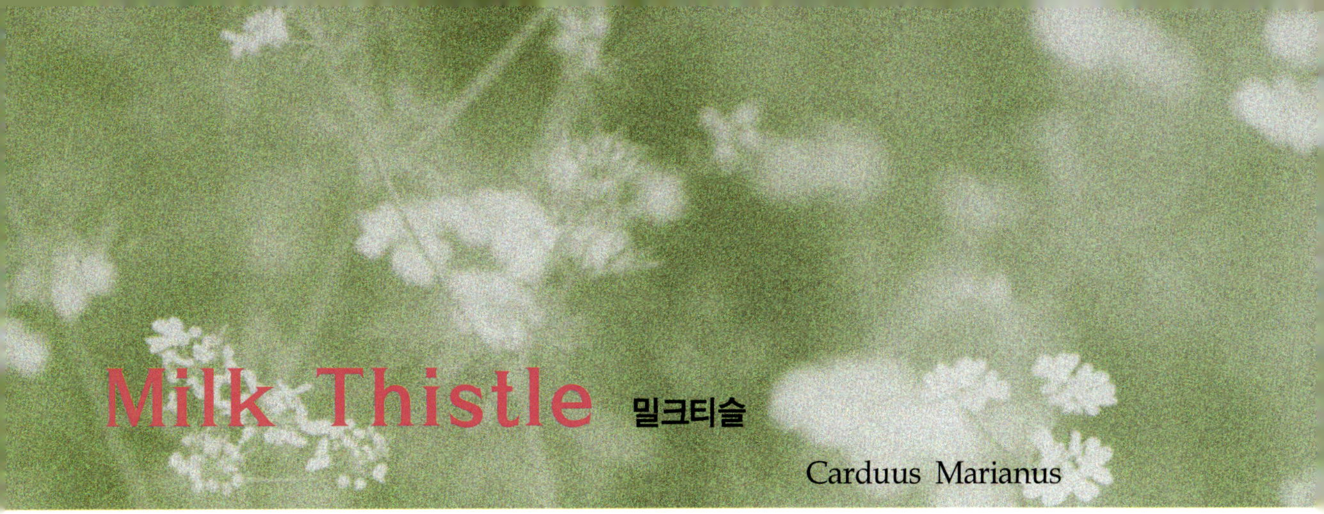

Milk Thistle 밀크티슬

Carduus Marianus

밀크티슬(Milk Thistle)은 1년생 혹은 2년생 식물로 유럽의 남부 및 서부지역에서 야생으로 주로 자라며 미국에서 흔히 볼 수 있는 생명력이 강한 약초이다. 잎은 두껍고 윤이 나고 가시가 많으며 우유빛의 잎맥이 잎 전체에 퍼져있어 강한 인상을 주나, 꽃은 대조적으로 가냘프고 아름답게 피어난다.

유럽에서는 수백년동안 우울증과 간의 각종문제들을 치료하던 약초로 최근의 연구에서 수백년동안 전통적으로 사용되던 이 약초의 치료작용이 하나하나 밝혀지고 있다. 특히 알코올과 각종 독소들로부터 간을 보호하는 약초로 탁월한 효과가 있는 대표적 간기능 강화제라 할 수 있다. 밀크티슬의 잎사귀 중앙에는 우유빛 색깔의 맥락이 형성되어있는데, 이것은 '성모마리아'의 모유에서 기인한 것으로 전해지고 있다. 이런 까닭에 이 약초는 '성모마리아 엉겅퀴'(St. Mary's Thistle)로도 불리며, 또한 출산 후 모유생산이 적을 때 이 약초를 많이 사용하고 있다. 1세기경 그리이스의 의사인 디오스코리디스(Dioscorides)도 밀크티슬을 사용한 기록을 볼 수 있으며, 16세기 때의 본초학자인 쟌 제럴드(John Gerald)는 그의 저서 '약초서(Herbal)'에서 '밀크티슬은 모든 약초들 중 가장 훌륭한 우울증 치료제'라는 견해를 주장하기도 하였다.

한때(18세기경), 이 약초의 어린 가지가 최고의 채소로서 여겨지던 시기도 있었다. 이것은 사람들이 겨울동안 신선한 야채를 섭취하지 못하여 나타나는 신체의 불균형에 꽃머리 부위를 몸의 기능을 회복시키는 최고의 강장제로 여겨 삶아먹었기 때문이다.

1970년 이후, 독일의 약초 연구가들은 밀크티슬의 씨에 함유된 물질인 실리마린(Silymarin)에 대해 집중적인 연구를 진행하고 있다. 이 연구에서는 '실리마린'이 간에 치명적 손상을 주는 것으로 알려진 광대버섯(Death Cap Mushroom : 이 버섯의 초기 성장기에는 일반적인 식용버섯과 매우 유사하여 잘못 먹게 될 수 있다. 이 경우에 생명에 치명적인 결과를 초래한다)을 먹었거나, 혹은 사염화탄소(Carbon Tetrachloride)를 흡인하였을 때 즉시로 또는 최소한 48시간 내에 실리마린을 섭취하면 간의 손상을 막을 수 있는 것으로 밝히고 있으며, 역시 간염 및 간경화에도 밀크티슬이 효과있는 약초로 발표하였다. 오늘날에도 간에 관련된 각종 질환에 적용하고 있으며 감염, 알코올, 화학요법(Chemotherapy) 등으로 손상된 간의 기능을 회복시키며 더욱이 화학요법으로 인한 각종 부작용에는 이 약초가 추천되고 있다.

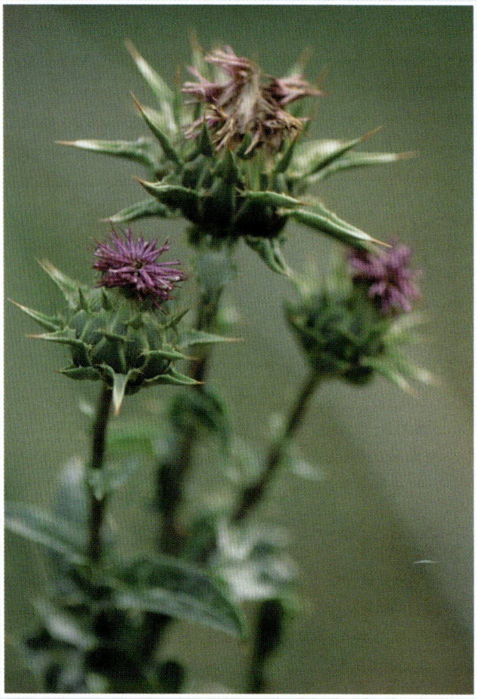

'조화 약초서(Holistic Herbal)'의 저자인 데이빗 호프만(David Hoffman)은 '이 약초의 이름이 말해주듯이 밀크티슬은 모유의 분비를 촉진시키기 때문에 모든 모유를 먹이는 어머니들이 사용할 수 있으며, 역시 간과 담낭으로부터 담즙분비를 증가시키고 담낭과 결부된 각종 문제들에 우선적으로 적용할 수 있는 약초'로 기록하였다.

오늘날 서양약초 중에서도 밀크티슬은 간을 보호하고 인체 대사기능에 영향을 주며 세포의 증식을 촉진하는 우수한 약초로 자리를 잡고 있다.

[주요기능]

- **정신 억울, 긴장, 및 억압된 기분을 해소시킨다.**

  정신이 억압되거나 억울되어 있으면 인체기의 흐름이 원활하지 못하게 된다. 이런 경우 가슴이 답답하고, 쉽게 화를 내며 옆구리에 통증도 있을 수 있다. 혹은 유방이 팽창하는 듯한 거북한 증상이 나타나며 자주 한숨을 쉰다던가, 식욕저하, 트림이 심하다. 이러한 증상에 밀크티슬은 효과가 우수하다.

- **월경부조에 사용한다.**

  부녀의 경우 정신억압과 함께 월경부조 및 월경시 또는 전, 후로 통증이 심하게 오게 되는 경우 사용한다.

- **해독작용이 뛰어나다.**

  밀크티슬은 오염된 공기와 담배연기 및 각종 공해물질로 인해 인체에 독소가 쌓이는 것을 예방하며 정화기능이 우수하다.

- **모유분비를 촉진시킨다.**

- **불면증, 의기상실한 기분, 정신운동저하에 사용한다.**

- **소화를 돕는다.**

  밀크티슬 중의 실리마린(Silymarin)이라는 물질은 또한 간으로부터 담즙분비를 증가시켜 지방을 분해하여 소화를 돕는다.

이외에도 만성 간경화, 간괴사, A, B형 간염, 고혈압, 이뇨제, 정맥류 심혈관 질환, 담석증에 사용되며 여행 중에 발생할 수 있는 신체의 '여행성 질환'을 예방하기도 한다.

[사용방법]

- 8~9월경 성숙된 씨의 뭉치를 잘라서 말린 다음 씨를 받아내 보관하였다 사용하며 잎사귀는 7~8월경 채취하여 깨끗이 씻어서 그늘에 말렸다가 사용한다(잎사귀는 가시가 잎 주위에 많이 돋아있으므로 채취시 주의해야 한다).
- 잎은 맛이 쓰고 강장효과가 있으며 식욕부진, 소화불량에 주로 쓰인다.
- 씨는 담즙분비 및 기의 순환에 주로 쓰이고 간, 담, 비장 등의 질환과 특히 황달, 담석증에는 효과가 우수하다.

주의

- 밀크티슬은 매우 안전한 약이나 이미 사용 중인 간질환 치료제와 같이 사용할 경우, 장기간, 다량 복용시에는 전문한의사와 상의한다(기본적으로 간질환 치료제와 같이 사용할 수 있다). 간은 해독하는 중요한 기관으로, 한방에서는 전신의 기의 활동을 조절하며 소화기능을 돕는 중요한 장기이다. 정신적 자극은 간에 손상을 주어 장기적으로 간의 기능에 이상을 초래할 수 있으므로 급격한 자극은 피한다.

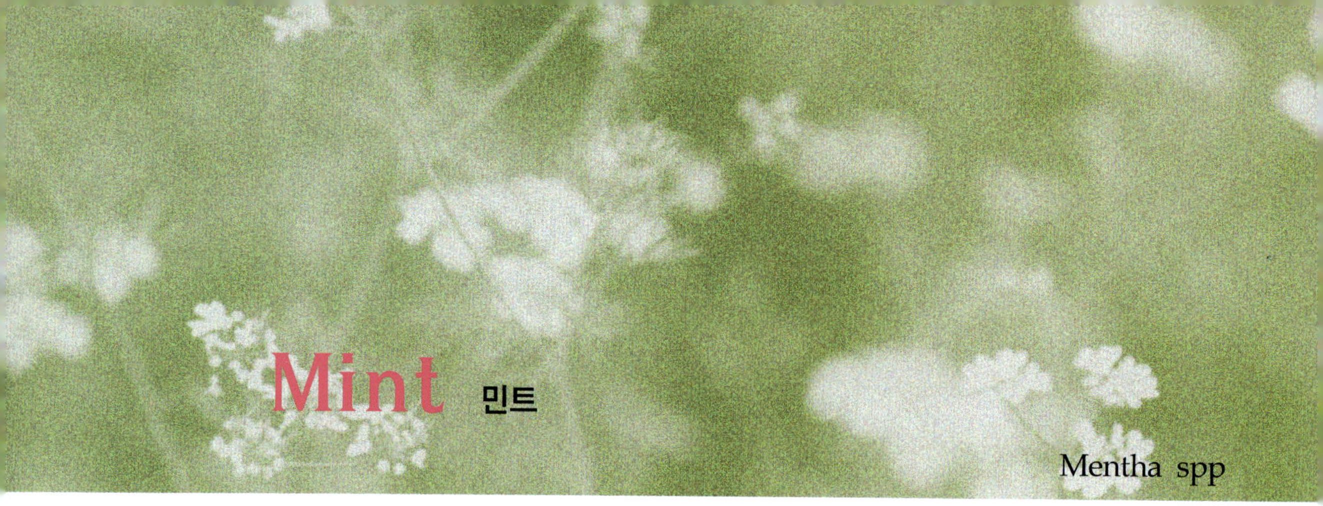

Mint 민트

Mentha spp

화 있을진저 너희 바리새인이여 너희가 '박하(Mint)'와 '운향(Rue)'과 모든 채소의 십일조를 드리되 공의와 하나님께 대한 사랑은 버리는도다. 그러나 이것도 행하고 저것도 버리지 아니하여야할지니라. −누가복음 11장 42절 −

박하에 대한 기록이 성경에도 있는 것을 보면 오랜 세월동안 사람들의 사랑을 받아온 것 같다. 실지로 박하만큼 우리 생활에 밀접하게 쓰이는 것도 많지 않을 것이다. 사탕류, 차류, 조미료, 향료... 등 때문에 박하에 대한 내용을 좀더 알고 이용하면 일상생활에 많은 도움을 주리라 생각한다.

박하는 크게 Spearmint와 Peppermint로 구분할 수 있으나 성분이나 효능에서 크게 차이는 없으며 많은 한국인들은 Peppermint 향기를 더 선호하는 경향이 있다. 여기서는 일괄적으로 묶어서 소개하기로 하겠다. 박하는 위장이 Gas로 부풀어 올라 더부룩하고 통증이 있을 때 쓸 수 있는 가장 좋은 약초이다. 약국에서 판매하는 Gas 제거제보다도 부작용없이 안전하게 사용할 수 있다. 특히 Stress로 인한 소화불량에는 탁월한 효과를 발휘한다. 꼭 소화에 문제가 있어서가 아니라 도시생활을 하는 많은 사람들이 그들의 긴장과 피로를 풀기 위하여 '박하차'를 즐겨 마신다. 역시 감기로 인한 두통에도 박하는 좋은 효과를 나타내고 있다. 박하에는 내장근(Visceral muscle)에 영향을 미치고 복부 팽만을 해소하는 물질을 함유하고 있으며 또한 담즙이나, 소화액 분비를 촉진시키고 장산통(臟疝痛)과 소화불량성 복부 팽만을 해소시킨다. 박하는 휘발성 Oil을 함유하고 있는데 이것은 위장벽에 가벼운 마취작용을 하므로 임신 중의 구토라든가 차멀미에 쓸 수 있다. 때문에 여행시에 박하를 준비하여 다니는 것은 즐거운 여행을 위한 지혜가 될 것이다.

[한방에서의 주요기능]

박하는 위에서 기술한 것 외에도 한방에서는 여름 감기와 그에 따른 증상을 치료하는 중요한 약재(藥材)이다. 맛은 매우며, 성질은 서늘하기 때문에 봄과 여름의 더운 때에 걸릴 수 있는 감기에 특히 효과가 있고, 그에 따르는 두통이라든가, 눈이 빨갛게 되고, 따끔거리며 불편할 때, 목이 붓고 아플 때 쓰는 약초이다(드물게 감기와 함께 피부가 가려운 경우에도 박하를 쓸 수 있음). 이 외에 간(肝)의 기능 저하로 인하여 가슴이 답답하고 쉽게 화가 나며 옆구리에 통증(痛症)이 있을 때 쓸 수 있다.

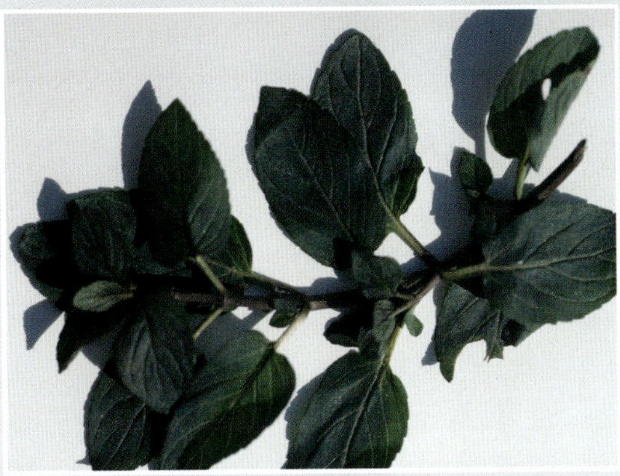

peppermint

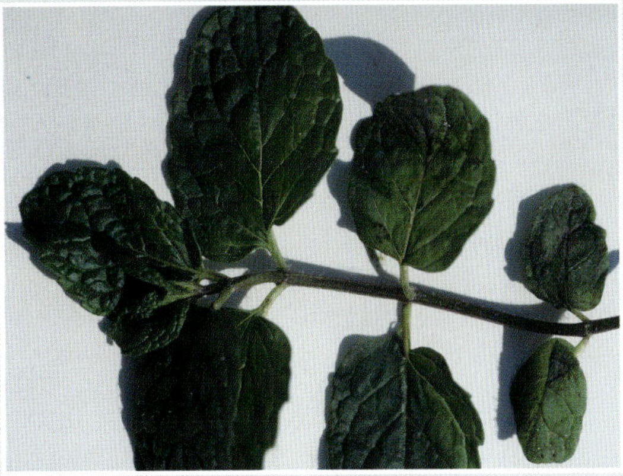

spearmint

[사용방법, 여행정보]

여행 중 소화불량은 흔히 겪는 일이다. 그대로 방치하지 말고 박하(2~3g)와 흑설탕(1teaspoon)을 끓인 물에 넣어 2~3분간 기다렸다가 마시면 된다.

주의

- 박하는 방향성 약재이므로, 끓인 물에 차를 타서 마시듯 하여야 한다.
- 항상 기운이 없고 기(氣)가 허약하여 설사하는 사람은 박하를 삼가야 한다.
- 감기에는 줄기보다는 잎을 위주로 쓰며 '기(氣)'가 정체했을 때는 줄기를 위주로 쓴다.

참 고

- 내장근 : 인간에게는 골격근, 내장근, 심근 등이 있다. 이중 골격근은 우리의 뜻대로 움직일 수 있기 때문에 수의근이라고도 하며 사지나 구간 안면들에 분포되어 있다. 내장근, 심근은 우리가 임의대로 움직일 수 없기 때문에 불수의근이라고 하며 위, 방광, 혈관벽 등에서 볼 수 있고 심근은 심장의 벽과 심장에 연결된 큰 혈관벽에서 볼 수 있다.
- 臟疝痛(장산통) : Intestinal Colic, 급성복통. 즉, 소장으로부터 생기는 동통으로 배꼽 주변부의 통증이 특징이다.

Mother wort 마더 월트

Leonurus Cardiaca

[부인과 질환의 명약, 심기능강화, 신경안정 효과]

다년생 약초로 '사자꼬리(Lion's Tail)'라는 별명으로 더욱 알려진 '마더월트(Motherwort)'는 중앙아시아가 그 원산지이나 오늘날은 유럽 및 북미에서 많은 양이 재배되고 있는 약초이다. 수풀, 길가 등 야생으로도 흔히 볼 수 있으며 정원에서도 쉽게 키울 수 있는 약초이다.

마더월트는 '카디아카(Cardiaca)'라는 학명에서도 알 수 있듯이 오랜 세월동안 심장질환 치료제로 사용하였다. 고대의 그리이스인들과 로마사람들은 심장박동의 이상(심계항진)과 우울증 치료에 마더월트를 사용하였으며, 고대 중국에서는 '장수약'으로 많은 사람들의 사랑을 받았었다. 민간전설에 따르면 "마을에서 죄를 짓고 외딴 계곡으로 추방당한 소년이 300년 가까이 살았었는데 그 계곡 주위에는 '마더월트'가 무성하였다"는 내용이 전해지고 있다.

유럽으로는 가축들을 치료하는 약초로 최초소개가 되었었다. 이것은 16세기 본초학자인 쟌 제랄드(John Gerard)의 저서 '약초서(Herbal)'에도 잘 나타나 있으며 그는 "특정한 가축질환을 치료하는 약초로 농부들의 사랑을 받았다"고 하였고, 역시 심장기능 강화에 대표적으로 사용할 수 있는 약초로 마더월트를 추천하였다.

같은 시대(1548년)의 이탈리아의 의사이며 본초학자인 '마테오리(Pierandrea Matteoli)'는 심계항진, 경련, 마비(Paralysis) 등에 효과가 있으며 소변 및 월경을 촉진하고 신장결석을 없애는 중요한 약초로 소개를 하였다.

17세기 영국의 본초학자인 니콜라스 컬페퍼(Nicholas Culpepper)는 "마음이 울적하고 침울할 때 마더월트는 우리의 영혼을 즐겁고도 기쁘게 한다"하여 우울증 치료제로 우수한 효과가 있음을 밝혔으며, 또한 심장질환과 부인과 질환, 특히 월경에 따른 각종 증상들에 특별한 효과가 있는 약초로 기록하였다. 이러한 내용들은 '마더월트(Motherwort)'라는 이름이 우연히 붙여진 것이 아님을 알 수 있게 해주는 것이다.

수세기가 지나면서 본초학자들은 2가지의 모순된 방향으로 사용한 것을 볼 수 있다. 하나는 임신과 출산 후에 자궁의 기능을 안정시키는 약초로 사용하고, 또 하나는 월경을 촉진하고 출산을 자극하는 약초로 사용을 한 것이다. 비록 모순된 두 기능인 듯 보이나 궁극적으로는 마더월트를 통하여 정상적인 자궁기능을 회복시킨다는 것으로 이해할 수가 있다.

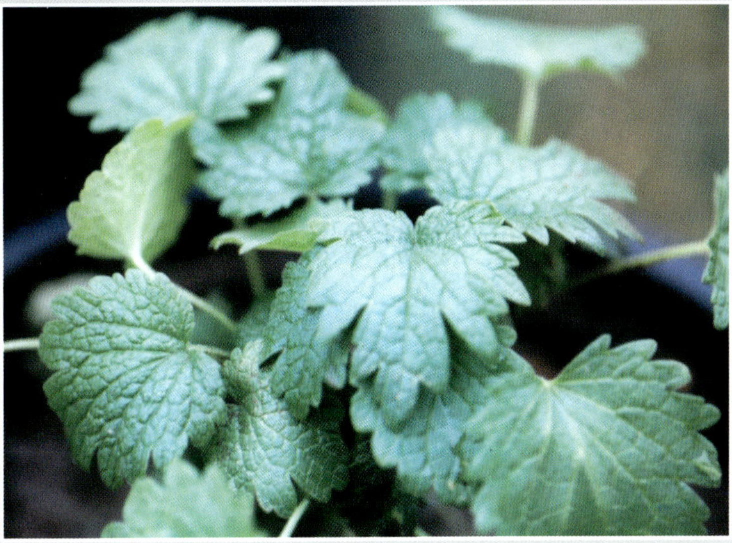

신대륙 개척자들에 의해 마더월트가 북미에 소개된 이후 19세기의 절충학파들은 월경촉진과 출산후의 오로 및 자궁에 남아있는 태반과 막류 등의 배출을 돕는 약초로 마더월트를 사용하였으며 역시 불안과 수면장애, 병적인 흥분 등을 치료하는 '신경안정 약초'로 치료에 응용하였다.

오늘날의 본초학자들은 신경안정과 심계항진 및 월경을 조절하는 약초로 주로 사용하고 있다.

[주요기능]

- **심장기능을 튼튼히 하며 혈압을 내린다.**

중국의 한 연구에 의하면 마더월트는 심장세포를 안정시킬 뿐 아니라 심장마비의 원인이 되는 혈전생성을 억제하는 것으로 나타났다. 이것은 오랫동안 심계항진에 마더월트를 사용한 것에 대한 과학적인 뒷받침이라 할 수 있다. 러시아의 연구에서는 이 약초의 특정한 물질이 혈압을 내리는 것으로도 발표하였다.

- **신경안정 약초로 효과가 우수하다.**

독일의 연구에서는 마더월트의 신경안정기능이 부드럽고 안전한 것으로 나타났다. 특히 복용 중 나른함이나 졸음을 유발시키지 않고 마음을 편안하고 안락하게 하는 기능이 우수하다(신경성 불면과 불안 등에 사용).

- **부인과의 각종 질환, 불임증, 월경부조 등에 쓰인다.**

  많은 신경안정약초가 자궁을 자극하는 것은 아니나 마더월트에 포함된 화학물질(레오뉴린 : Leonurine)은 자궁의 수축에 관여하는 것으로 나타났다.

  특별히 혈행을 활성화하고 월경을 조절한다. 즉, 월경부조, 불임증, 월경전 복통, 분만 후의 복통, 오로(惡露 : 분만 후의 제1주 또 는 제2주 사이에 나타나는 질 분비물) 정체 등에 사용하며 불임의 원인이 혈의 부족으로 인해 혈액이 정체된 경우에 더욱 좋은 효과가 있다.

- **소변을 촉진하고 붓기를 가라앉힌다.**

[사용방법]

마더월트는 꽃이 피는 여름에 지상부위를 채취하여 말렸다 사용한다.

- 1~2찻숟가락의 말린 약초를 1컵의 끓인 물에 약 10분간 담갔다 하루 3번 마신다. 마더월트는 매우 쓰므로 기호에 따라 꿀, 레몬 등을 첨가하여 사용할 수 있다.
- 정기(Tincture)는 1/2~1찻숟가락을 하루에 2번 마신다.

주의

- 임산부는 기본적으로 사용을 금하나 특정한 기간 또는 출산을 도울 목적으로 복용을 할 때는 사용하기 전에 전문한의사와 상의한다.
- 자주머리가 어지럽고, 눈이 침침하며 손, 발이 저린 증상이 있는 경우에도 전문한의사와 상의해 복용한다.
- 2살 이하의 어린아이는 금하며 65세 이상은 적은 양에서 시작하여 필요에 따라 약을 늘린다.

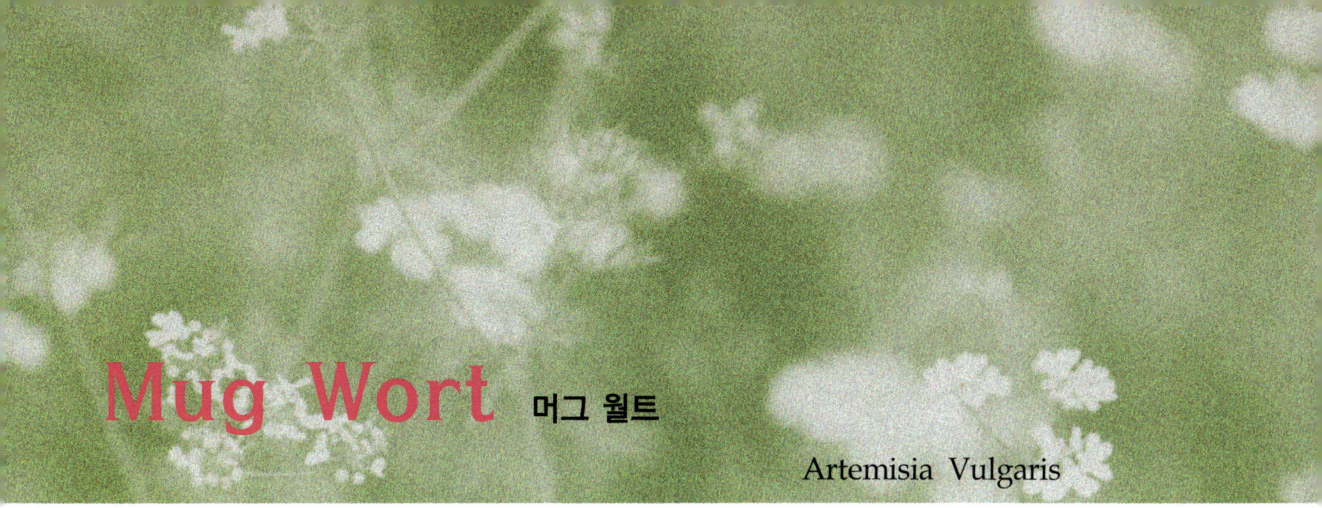

Mug Wort 머그 월트

Artemisia Vulgaris

관목 형태의 다년생 본초 식물인 머그 월트는 국화과에 속하며 톱니모양의 잎사귀와 빨갛거나 또는 노란꽃이 무리를 지어 피어난다. 이 약초야말로 어디에 옮겨 심어도 환경을 극복하며 뿌리를 내리는 강인한 생명력을 가지고 있다. 특별히 부인과 질병의 명약으로 손꼽히고 미국뿐 아니라 유럽과 아시아에서도 이미 오랜 세월 동안 써 온 약초이다.

전해오는 로마 역사에서는 로마 군인들이 행군시에 다리의 피곤을 예방하고 튼튼하게 유지시키기 위해 신발에 이 약초를 집어넣었다 한다.

머그 월트의 학명인 아르테미시아(Artemisia)는 인간의 자손을 번창시키고 뭍짐승들의 번식을 주관하며 어린이를 지키는 수호신으로 알려진 고대 그리스의 여신 아르테미스(Artemis)에서 나온 것으로 이 여신은 생명들의 번창에 머그 월트가 깊이 관여한 것으로 믿었다 한다. 이러한 이야기는 1세기 때의 의사인 디오스코리디스(Deoscorides)에 의해 전해지고 있다. 이후 13세기에 들어와서도 이러한 신화적인 이야기가 실제로 민간에서 응용된 것을 알 수 있다. 영국의 웨일즈 지방사람(Welsh)들은 출산이 힘들 때 머그 월트를 왼쪽 넓적다리에 묶어놓아 출산을 순조롭게 하였고 출산 후에는 바로 제거하여 과도한 출혈이 발생하지 않도록 하였다는 기록을 볼 수 있다.

18세기 스페인의 본초학자인 디에고(Diego de Torres) 역시 "출산을 순조롭게 하기 위하여서는 배꼽 밑에 머그 월트 고약을 붙이면 된다"는 공통적인 견해를 피력하였다.

19세기 활발했던 백 투 이든(Back to Eden)의 저자 제트로 크로스(Jethro Kloss)는 "여성들의 월경이상에 칼렌쥬라(Calendula) 꽃과 함께 사용하면 탁월한 효과가 있으며, 특히 월경통에는 안전하고도 훌륭한 약초"로 소개를 하고 있다. 이 외에도 그는 요결석, 신결석, 방광결석 등에 소변의 양을 증가시켜 치료를 도우며 위장 및 장관의 통증에 머그 월트차는 통증을 신속히 제거하는 약초로 격찬을 하였다. 20세기 초 약초 사전이란 부를 수 있는 '현대 약초(A modern herbal)'를 엮은 '그리이브(Grieve)'와 '레열(Leyel)'은 머그 월트의 가장 중요한 작용으로 '월경을 순조롭게 시키는 것'을 꼽았으며 역시 이 약초의 발한 작용은 감기 초기에 땀을 내게 하여 치료효과를 높이는 데 기여하는 것으로 기록하였다.

오늘날 많은 본초학자들은 역사적으로 사용되어 온 부인과의 각종 질환 뿐 아니라 소화기능 촉진, 식욕 증진 및 통변 작용에도 사용하고 있다.

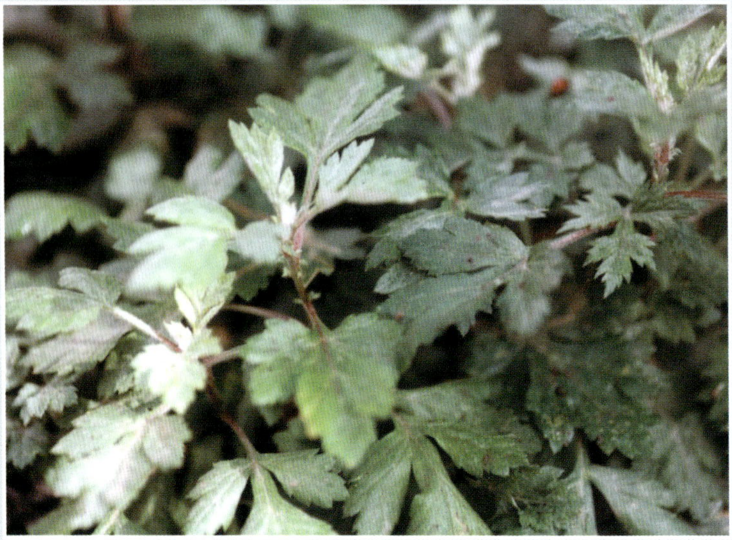

특히 조화 약초(Holistic herbal)의 저자로 유명한 데이빗 호프만(David Hoffmann)은 "머그 월트는 최고의 '소화기능 촉진제'이며 그 고유의 쓴맛으로 소화기능을 강화하면서도 위장 내의 가스(Gas)를 제거한다"하였다. 또한 신경안정기능이 있어 긴장을 풀어 주고 우울증과 월경 이상에 효과가 있으며 월경통에 대해서도 우수한 진통 효과가 있는 것으로 밝히고 있다.

[주요기능]

- **각종 출혈에 효과있는 약초이다.**
  특히 부인과 질환 중의 출혈 증상에 효과가 있으며 붕루(崩漏 : 월경기가 아닌데 출혈이 있는 경우)에 대표적으로 사용할 수 있고 월경 중에 통증이 심하고 월경이 불규칙할 때도 사용한다.

- **여성들의 하지가 시리고 뱃속이 차가우며 대하(帶下, Leukorrhea : 질 및 자궁강에서 배출되는 백색의 점조성 분비물)가 심한 경우에 사용한다.**

- **소화기능 촉진 및 강장 기능이 있다.**
  머그 월트차는 식욕을 촉진시키고 소화기능 및 영양 흡수를 개선시킨다.

- **피부 습진으로 인한 가려움증에 효과가 있다.**
  머그 월트는 미생물의 증식과 발육을 억제하는 기능이 있으며 과민성피부질환에도 효능이 우수하다.

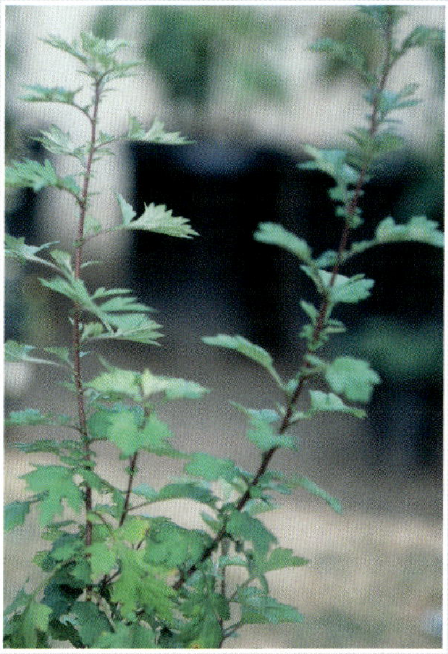

- **천식, 기침에 사용한다.**

  동물실험에서는 현저한 거담(祛痰)작용이 있는 것을 발견하였다.

[사용방법]

늦은 여름 꽃이 피기 전에 채취하여 그늘에 말리며 잎과 뿌리, 줄기 모두 사용한다. 아시아 지역에서는 주로 잎을 사용하나 유럽과 북미 지역에서는 지상 부위 전체를 모두 사용하고 있다.

- 6~9g 정도의 말린 잎을 3~4컵의 물에 5~10분 정도 끓인 후 찌꺼기를 제거 후 하루 3차례 나누어 마신다. 머그 월트차는 질세척용으로도 사용할 수 있다. 하루 수차례 필요에 따라 씻어낸다.
- 피부 소양에는 10g의 머그 월트를 2컵의 물에 진하게 끓여 환부에 적용한다. 끓일 때는 뚜껑을 반드시 덮어 고유의 향이 발산되지 않도록 주의한다.
- 정기(Tincture)는 3ml 가량을 하루 3차례 복용한다.

주의

- 머그 월트는 아직 안전이 확실치 않은 약초로 발표된 만큼 주의해서 사용하며, 또한 약성이 따뜻하고 매운 까닭에 몸에 열이 있으며 오후에 미열을 느끼거나 자면서 땀을 흘리고 몽정을 하는 경우에는 사용하기 전에 전문한의사와 상의한다.

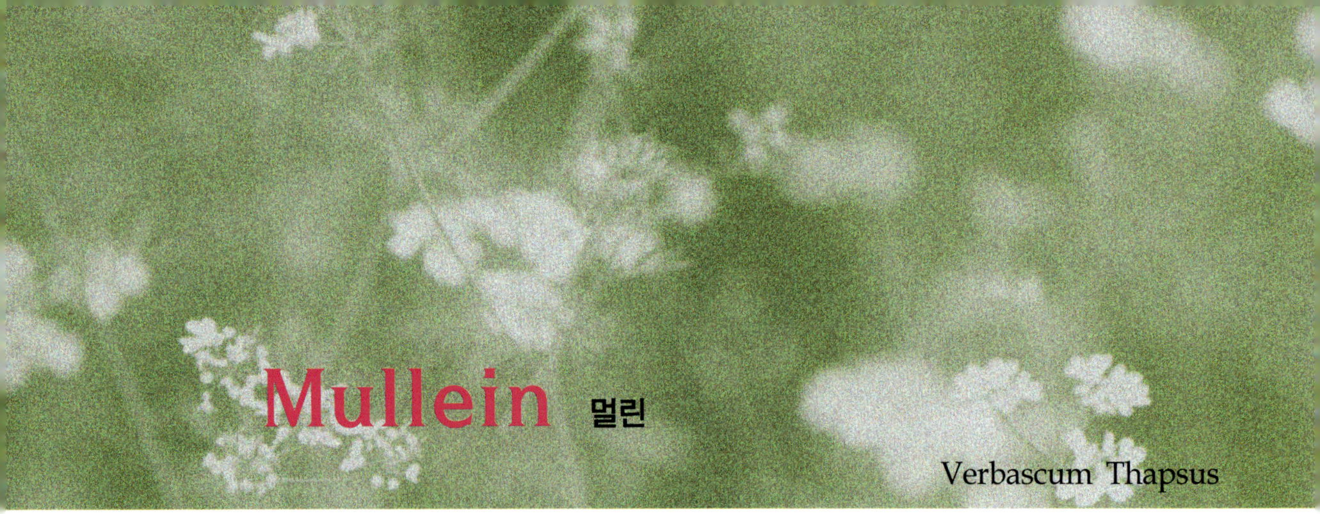

Mullein 멀린

Verbascum Thapsus

[기침, 인후통 등 호흡기질환에 우수]

솜털처럼 부드러운 잎, 막대기같이 곧게 뻗은 줄기, 이삭 모양으로 밀생하는 노란색의 꽃, 어느 본초책이건 멀린을 표현하는 글들이다. 특히 곧게 솟은 줄기는 그 높이가 3~6피트(1~2m) 가량 솟아올라 한 번에 알아볼 수 있는 독특한 모습을 하고 있다. 남부 및 중앙 유럽과 서아시아가 원산지이며 온화한 기후지대면 어느 곳이건 쉽게 자라고 미 전역을 통하여 자생하고 있다.

멀린은 호흡기질환에 탁월한 치료효과를 발휘하고 있으며 말린 약초는 쉽게 타기 때문에 목화(면)가 소개되기 전 고대에서는 멀린의 잎과 줄기로서 양초의 심지로도 사용하였다. 이런 까닭으로 오늘날도 '양초 심지(Candle Wick)'라는 이름으로 통용되고 있다. 뿐만 아니라 막대기처럼 솟아오른 줄기와 꽃은 동물의 기름을 적셔 태우기에 안성맞춤이라 횃불(Torche)로도 이용한 기록을 볼 수 있다. 멀린 역시 여타 약초와 마찬가지로 오랜 치료약초로서 역사를 가지고 있다.

고대 문화에서는 이 약초가 치유의 힘이 있어 환자 주위의 부정한 기운을 몰아내는 것으로 믿었으며 그리스 의사인 디오스코리디스(Deoscorides)는 멀린 뿌리를 와인에 달여 설사 치료에 이용한 것을 알 수 있다.

중세 때의 프랑스인들은 말의 피부병 특히 목 주위에 생기는 종기인 '멀랜더스(Malanders)' 치료에 사용하였는데 이러한 말의 피부병명이 약초의 이름인 '멀린'으로 변한 것으로 보고 있다. 일찍이 이 약초는 호흡기 계통을 치료하는 식물로 평판을 얻었으며 이것이 오늘날까지도 지속되고 있음을 알 수 있다.

고대 인도의 전통 의술인 아유얼베딕(Ayurvedic) 의사들은 기침 치료에 사용하였고 16세기 본초학자인 쟌제리드(John Gerard)는 과거의 많은 미신적인 이야기들로 점철됐던 멀린을 '의약초'로서의 효능을 확고히 밝혔는데 특히 '기침 치료제'로서 멀린의 우수한 효과를 기록하였다.

17세기에 들어와 영국의 본초학자인 니콜라스 컬페퍼(Nicholas Culpeper)는 만성기침과 치통에 멀린 차로 가글(Gargle)을 권유하는 등 질병치료의 중요 약초로 자리를 잡아갔다. 식민지 개척자들은 멀린을 북미에 소개하였으며 현지 아메리카 인디언들은 바로 기침, 기관지염, 천식 등에 이 약초를 적용하였다. 당시에는 이 약초를 태워 흡입하는 방법으로 호흡기질환을 치료하였는데 오늘날의 관점에서 보면 특이한 방법으로 생각되나 아직도 아메리카 인디언들은 멀린뿐 아니라 세이지(Sage) 등 그들 고유의 식물을 태워 호흡기질환을 치료하는 전통적인 방법을 사용하고 있다.

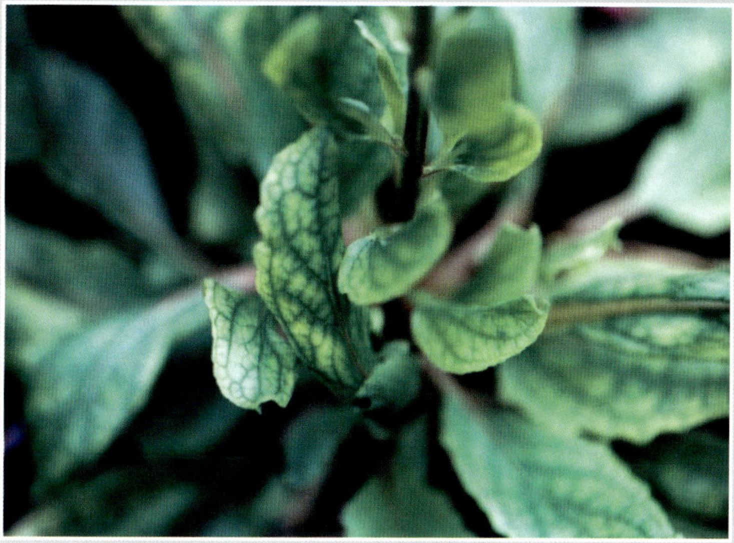

19세기 미국의 절충학파(Eclectics) 의사들은 수액 정체를 제거하고 각종 통증을 가라앉히며 신경 및 위와 호흡 기능을 안정시키는 약초로 멀린을 추천하였고, 역시 절충학파들의 교과서적인 책인 《킹의 미국 약품 해설서(King's American Dispensatory)》에는 상호흡도 질환에 효과가 있는 것으로 기록되어 있으며 이외에도 기침, 감기, 천식, 편도선염과 설사, 치질, 요도염 등에 효력이 있음을 시사하였다.

19세기말에서 20세기초에 이르기까지 멀린은 '전국처방집(National Formulary)'에 기침 치료제로 기록되었으나 1936년 효과가 미약하다는 이유로 삭제되었다. 그럼에도 불구하고 1986년 인디애나의 전통치료약 사용에 관한 설문 조사에서는 아직도 인디애나 주민들이 모든 종류의 호흡기질환에 자주 사용하는 효과가 있는 약초로 조사가 됐음은 아이러니(Irony)가 아닐 수 없다.

오늘날에는 기침, 감기, 인후통 등의 호흡기질환에 흔히 사용되는 약초이다.

[주요기능]

- **기침과 인후통에 효과가 있다.**

멀린에는 점액질(Mucilage)로 불리는 물질을 함유하고 있다. 점액질은 물을 흡수하면 부풀고 미끄러워지는데 이것이 인후에 작용하여 통증을 완화하는 것으로 알려졌다. 독일의 연구에서도 멀린은 기침 치료에 효과가 있는 약초로 발표하였다.

- **치질에 효과가 있다.**
  멀린은 치질에 상당한 치료 효과를 보이고 있다.

- **지사(止瀉)작용이 있다.**
  멀린에 함유된 탄닌(Tannin)은 수렴 효과가 있어 전통적으로 설사치료에 사용하여 왔다.

- **거담(祛痰) 효과가 우수하다.**
  콜스풋(Colts Foot), 타임(Thyme)과 같이 담을 제거하는 능력이 뛰어나다.

- **귀의 감염(Ear infection)에 효과가 있다.**
  올리브(Olive) 오일을 이용하여 추출한 '멀린 꽃 오일'은 귀의 감염에 효과가 있으며, 특히 아이들의 잦은 귀의 감염에 '멀린 꽃 오일'은 안전하고 효과있는 치료제이다.

이외에도 외용으로 상처의 통증완화 및 회복을 촉진시킨다.

[사용방법]

멀린은 2년생 내한성(耐寒性) 약초로 쉽게 키울 수 있으며 첫해 여름에 1/3 가량의 잎사귀를 채취하여 말렸다 사용한다.

- 1~2찻숟가락의 말린 잎을 1컵의 끓인 물에 10분간 담가 하루 3차례 마신다.
  멀린은 맛이 쓰므로 꿀 또는 레몬을 타서 먹어도 좋다. 또는 기침치료 약초로 유명한 홀하운드(Hore Hound), 콜스풋(Colts Foot) 등과 배합하여 먹어도 상승효과를 볼 수 있다.
- 치질에는 진하게 약물을 만들어 환부에 적용한다.
- 정기(Tincture)는 1/2~1찻숟가락을 하루에 3차례 마신다.
- 멀린은 안전한 약초이므로 어린아이들 만성 기침에도 성인 용량의 절반 정도로 약하게 하여 마시게 할 수 있다.

주의

- 사고가 기록된 바는 없으나 멀린의 씨(Seed)는 독성이 있으므로 복용을 금한다.

Nasturtium 네스터숌

Tropaeolum Majus

네스터숌(Nasturtium)은 1년생 덩굴성 초본으로 전체에서 광택이 나며 많은 가지를 친다. 6~7월에 주황색, 노란색, 빨간색의 트럼팻 모양의 꽃을 피우는 매력적이고도 아름다운 약초로 남미의 페루(Peru)가 원산지로 되어 있다.

인디언크레스(Indian Cress)라는 이름으로 많이 쓰이고 있는 "네스터숌"은 원기를 회복시키고 최음제로도 효과가 있으며, 또한 머리털에 영향을 주며 머리피부에 대한 강장효과가 뛰어나다.

네스터숌(Nasturtium)의 사용에 관한 고대문헌은 찾아보기가 힘들고 16세기의 본초학자인 쟌 제랄드(John Gerald)에 의한 기록을 볼 수 있는데, 그 자신도 "이 약초의 사용이나 효능에 대한 지식을 갖고 있지 않다"하였다.

다만 안데스 산맥의 주민들에 의하여 감염을 없애거나 상처치료와 담(痰)으로 인한 가슴의 통증을 완화하는데, 오랫동안 사용하고 있음을 알 수가 있을 뿐이다.

이후에도 네스터숌에 대한 연구는 진전을 보지 못했으나 근래에 독일과 중국에서 많은 연구가 되었다. 독일에서는 제품으로도 개발이 됐으며, 중국에서는 이 약초의 임상실험이 활발함을 약초에 관한 사전인 《중약대사전》에서도 찾아볼 수 있다(한련화(旱蓮花)로 기록되어 있음). 그러나 아직도 네스터숌에 대한 효능을 모두 밝히지 못한 상태로 이 약초의 지상부에서 항생물질이 나타나나 작용하는 물질이 무엇인지는 알려지지 않고 있다.

최근의 사용에 관해 보면 세균의 번식과 성장을 억제하는 약초로 쓰며, 특히 외용으로 국부적인 세균 감염에 좋은 효과가 있기 때문에 중국에서는 창독(瘡毒)을 치료하는데 주로 사용하며 성질이 서늘하므로 열을 내리는 약초로도 사용하고 있다. 내복 역시 세균감염에 사용하며, 특히 호흡기 감염(예; 기관지염)에 좋고 감기나 유행성 독감에도 치료 효과가 우수해 많이 이용하고 있다. 소수의 본초 학자들에 의해서는 여성의 생식기관 감염에도 사용하고 있음을 볼 수 있는데, 일반적으로 항생제가 장관 내의 정상균에 영향을 주는 반면 네스터숌은 정상 균을 파괴하지 않고 작용하는 것으로 알려져 있다.

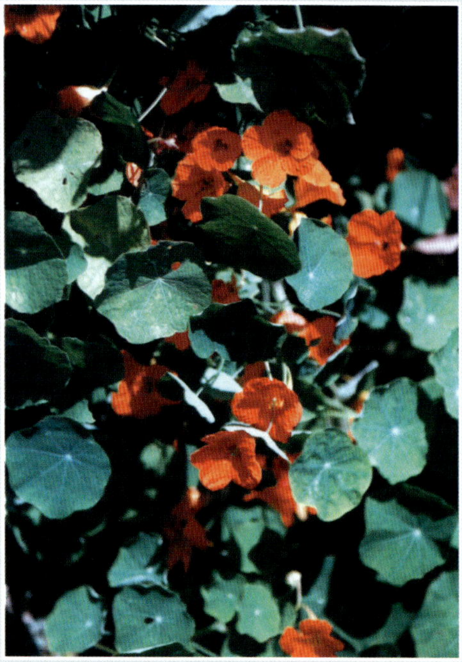

[주요기능]

- **미생물의 발육과 증식을 억제하는 기능이 있다.**
  네스터숌은 대장간균, 상한간균(Typhoid Bacillus), 부상한 간균(Bacillus Paratyphosus), 이질간균 및 진균(Fungus)에 대한 억제작용이 있다. 대체로 어린 약초의 순이 효과가 좋고, 줄기에도 일정한 효과가 있으나, 뿌리에는 효과를 기대할 수 없다.

- **신체의 방어능력 및 치료회복을 증진시킨다.**

- **폐, 기관지, 기관으로부터 점액이나 삼출물을 배제하며, 역시 기침을 진정시키는 기능이 있다.**

- **나력(瘰癧)이라 부르는 경부 림프절결절(Scrofula)에 사용한다.**
  청소년기의 질환인 원발성 결핵에 사용한다.

- **호흡도의 울혈을 풀어준다.**

- **혈액의 혈구(Blood Cell) 형성을 촉진시킨다. 이외에도 비뇨생식기 감염, 코막힘, 기환지혈관의 충혈, 목적종통(目赤腫痛)에 사용한다.**

[사용방법]

여름과 가을 사이에 채취하여 생즙 또는 지상부위를 말려서 사용한다. 네스터숌은 신선한 약초가 말린 것보다 효과가 좋다. 특히 씨에 많은 항생물질을 함유하고 있다.

- 1/2 찻숟가락의 생즙을 만들어 하루에 3번 마신다.
- 말려 잘게 부순 지상부위는 3~4 찻숟가락 정도를 1컵의 끓인 물에 10분 담갔다 마신다.
- 염증치료에 습포로 사용할 수 있다. 네스터숌은 약용, 요리, 관상용 등 광범위하게 이용하고 있으며, 세계 여러 나라에서 재배하고 있다. 맛은 혀를 자극하는 매운맛을 가지고 있다. 꽃과 어린 잎은 샐러드나 샌드위치(양상추(Lettuce)와 같은 방식으로)에 사용할 수 있으며, 특히 많은 양의 비타민 C를 포함하고 있으며, 로즈힙(Rose Hip)과 같이 사용하면 감기 예방과 회복기에 접어든 환자들한테 좋은 약초가 될 수 있다.

주의

- 소변이 잦거나 소화장애가 있는 분, 혹은 자주 구토를 경험하는 분은 복용 전 한의사나 본초학자와 상의하여 복용한다.
- 꽃을 따 먹을 경우 벌들이 자주 꽃속 깊숙이 들어가 있는 경우가 많으므로 꽃을 따먹거나 채취할 때 주의하여야 한다.

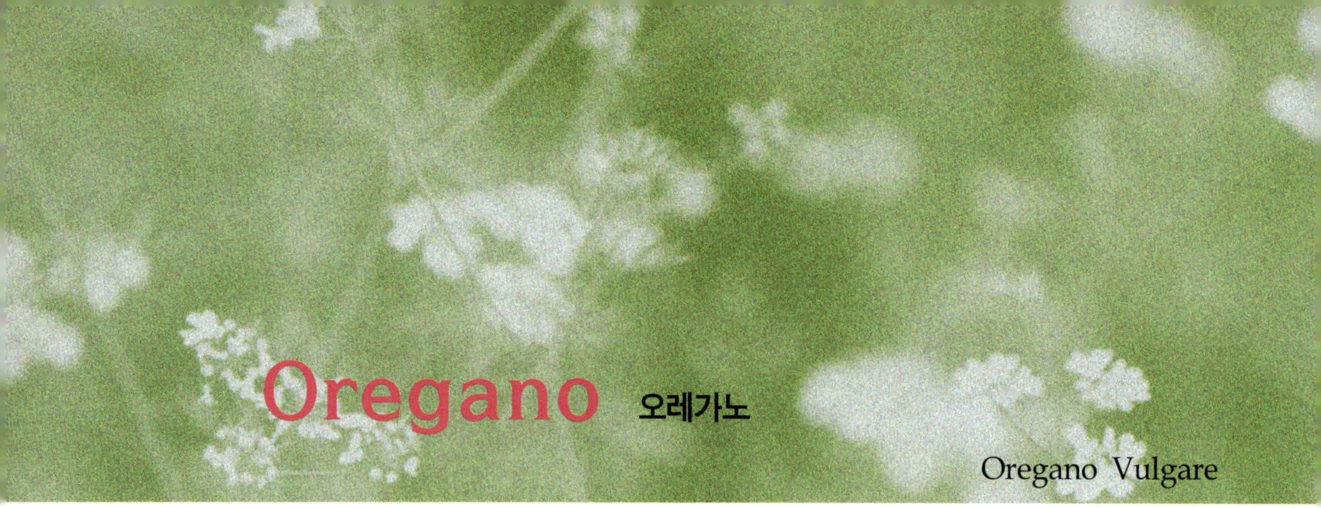

Oregano 오레가노

Oregano Vulgare

많은 미국인들의 경우 오레가노(Oregano)는 단순히 피자(Pizza)에 들어가는 조미료 정도로 여길지 모르나 식물학자에게 있어서 오레가노라는 말은 참으로 두통거리이다. 40여 이상의 식물이 4종류의 식물군에 '오레가노'라는 이름으로 올라와 있으니 그럴 만도 할 것 같다. 오레가노는 유럽이 원산지이며 중동지역으로 들어간 이후 그곳에서 많이 재배되는 약초이다.

오레가노라 불리는 모든 종류의 식물은 그 맛이 비슷하고 유사하다. 때문에 치료작용에 있어서는 앞서 언급한 혼란이 크게 상관할 바는 안 된다.

오레가노는 고대 그리스 시대 때부터 사용되었던 기록을 볼 수 있다. 중국의 의사들은 이 약초를 열병(熱病), 구토, 설사, 황달, 가려움증 등을 치료하는데 사용하였으며, 유럽인들은 마죠럼(Marjorm)과 같이 이 약초도 향료로 많이 사용하였으나 역시 소화제, 관절염치료약, 거담제, 월경촉진제로 사용하였으며 기침, 감기, 독감, 흉민, 두통 등 여러 증상에 두루 이용하였다. 19세기 미국의 절충학파 의사들은 강장 및 월경촉진에 효과가 있음을 밝혔으며 민간 치료에서는 오레가노 오일(Oil)을 치통과 관절염에 오랫동안 사용한 것을 알 수 있다. 특히 대머리 치료에도 사용한 것은 특이한 일이라 할 수 있다.

최근 들어 오레가노의 연구와 경험이 쏟아지면서 사용 범위가 구체적이면서도 한층 넓어졌는데, 발한을 촉진하는 작용과 미생물의 번식과 증식을 억제시키는 물질이 함유되어 있음을 알게 되었다. 때문에 감기 및 유행성 독감에 치료약초로 응용되며, 입안의 염증과 인후통(Sore Throat)에 가글(Gargle)은 효과가 좋은 것으로 나타났다.

긴장성 두통에도 오레가노 치를 권하고 있으며 역시 오레가노 오일을 이마와 측두에 몇 방울 떨어뜨려 문지르게 하는 방법도 추천되고 있다. 오레가노 오일은 이외에도 근육통, 관절통에 사용되고 있다.

[주요기능]

오레가노가 대머리 치료에 쓰인 예는 있으나 그 효과에 대해는 아직 많은 연구가 필요하다.

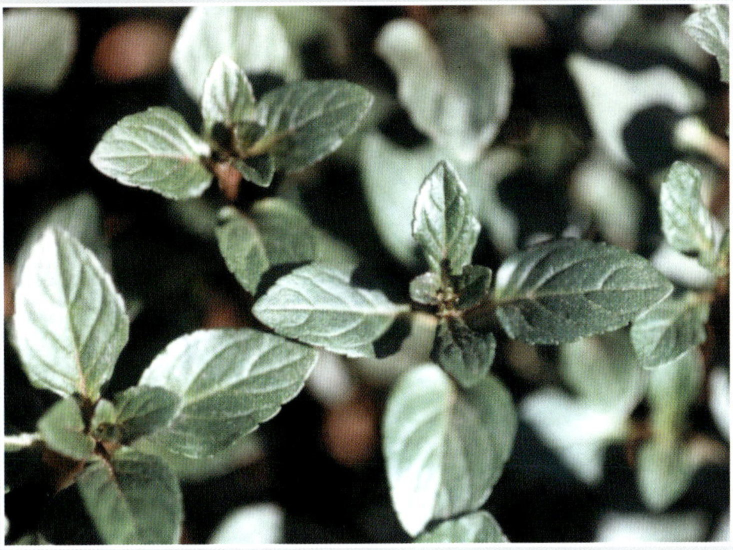

- **기침을 완화하고 가래를 없앤다.**
  모든 오레가노에는 카바크롤(Carvacrol)과 티몰(Thymol)이라는 물질을 함유하고 있으며 이들은 담(痰)을 삭이는 기능이 있어 담으로 인한 기침, 흉민(가슴이 답답한 증상) 등에 효과가 있다.
- **소화도의 평활근에 작용하여 소화를 돕는다.**
  특히 긴장성 소화불량에 좋은 효과가 있다.
- **경련이나 쥐가 자주 나는 경우에 사용한다.**
- **오레가노 차는 열(熱)을 내리는 기능이 있으며 장도내의 기생충 제거에 사용한다.**
- **기관지염, 불규칙한 월경 주기에 효과가 있으며 어린아이들의 홍역(Measles) 또는 볼거리(Mumps : 유행성 이하선염) 치료에 사용하고 있다.**

[사용방법]

여름철에 꽃이 피었을 때 지상 부위를 채취하여 약재로 이용한다.

- 식후에 1~2찻숟가락 정도의 말린 약초를 끓인 물에 10분 가량 담갔다 하루에 3번 마신다.
- 치통과 관절의 통증에는 오일(Oil)을 희석하여 환부에 적용한다.

주의

- 오레가노는 항경련성 약초로 대개의 항경련성 약초는 자궁과 소화도에 작용을 하는데 오레가노는 예외적인 약초로 자궁에 자극을 주지 않는 것으로 보고되었다. 그러나 이 약초는 전통적으로 월경을 촉진하는 약초로 사용된 것을 알 수 있다. 최근의 한 보고에 따르면 캘리포니아 오우클랜드(Oakland, California)에 있는 한 피자집에 피자를 자주 즐기던 임신 여성들이 출산이 앞당겨졌다는 보고가 기록된바 있으므로 임신부는 많은 양의 오레가노는 금해야 한다.
- 오레가노 오일(Oregano Oil)의 사용은 전문한의사와 상의하여 사용한다.

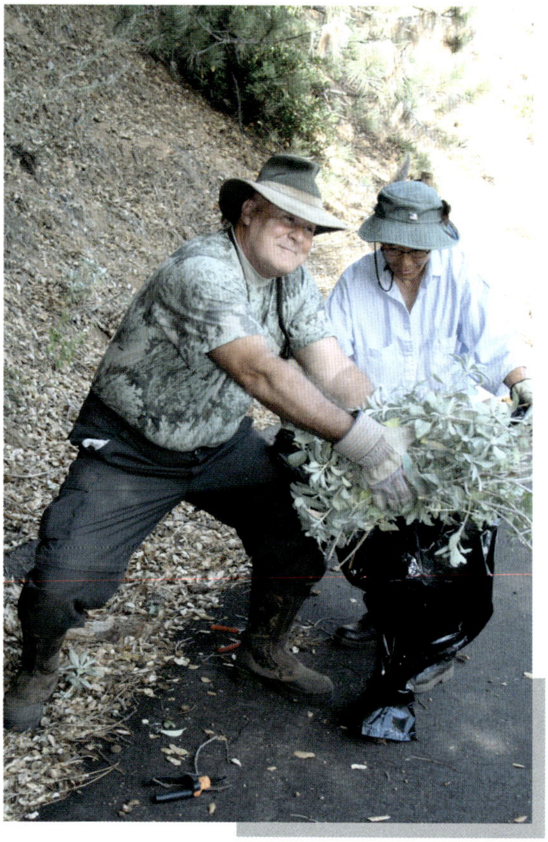

Papaya 파파야

Carica papaya

약초라고 하기보다는 약열매, 약과일이라 해야 더 어울릴 파파야(Papaya)는 남미사람들이 즐겨 먹는 과일 중의 하나이다. 잘 익은 파파야를 잘라보면 진한 주황색을 띄고 씨가 들어 있으며 부드럽게 입안에서 녹기 때문에, 치아가 불편한 분들한테도 좋은 약열매이다. 한국인들한테는 과일 냄새가 익숙하지 않으나, 그 뒷맛의 향기가 좋으며 맛이 달고, 특히 자연산 소화제로써 탁월한 효과가 있다.

수세기 전에 카리브인들은 파파야의 넓은 잎으로 고기를 싸매면 고기가 연해지는 것을 알았다. 이러한 것을 오늘날에 와서는 파파야의 추출물을 뽑아 고기를 연하게 하는데 사용하고 있다.

유럽인들이 파파야를 열대 아시아 지역들에 소개한 후 파파야는 급속히 다양한 치료제로 사용되었는데, 예를 들면 필리핀에서는 뿌리를 끓여 치질을 치료하는데 사용하였는가 하면, 자바인들은 열매를 먹으면 관절염이 예방된다고 믿었으며, 일본에서도 소화 장애에 라텍스(Latex : 어느 종류의 종자식물에서 분비되는 점착성의 유상액)를 이용하였다. 그리고 파파야 잎은 여러 아시아 국가에서 상처 치료에 사용을 하였다.

미국 사람들은 파파야를 약초로 사용하지 않았으나 지난 25년 동안 열대 과일들이 널리 보급되면서 파파야도 널리 퍼졌으며, 약초 전문점을 통하여 파파야의 잎과 라텍스가 소개됐다. Papaya는 일명 멜론나무(Melon tree) 또는 파우파우(Paw Paw)라고도 하며 많은 종류의 소화효소를 가지고 있다. 그 중 대표적인 것으로 파파인(Papain)이라는 소화효소가 있다. 이 소화효소는 인체 위액의 단백분해 효소인 펩신(Pepsin)과 가장 가까운 효소이다. 때문에 '식물 펩신(Vegetable Pepsin)'이라고도 부르기도 한다. 특별히 육류, 우유 제품에 대한 소화력이 좋다(Papain은 벌에 물렸을 때 치료제로 쓰는 효소이기도 하다).

역시 키모파파인(Chymo papain)이라는 효소도 있는데, 이 효소는 FDA로부터 탈장을 수축한다던가, 추간판탈출, 즉 미끄러진 추간판을 끌어당기는 기능이 있는 것으로 인정을 받았으며, 과다한 위산 분비를 억제하는 기능도 있다. 합성의 위산억제제를 장기간 사용하거나 용량을 초과하면 몸에 이상을 초래하고 결국은 우리 인체가 더 많은 위산을 분비하는 결과를 낳게 된다. 그러나 파파야는 부작용이 없이 안전하게 쓸 수 있는 '위산억제제'이다. 익지 않은 파파야를 잘라보면 우유빛의 라텍스라 불리는 액체가 나오는데 건선 피부염을 치료하는데 사용되고 있다.

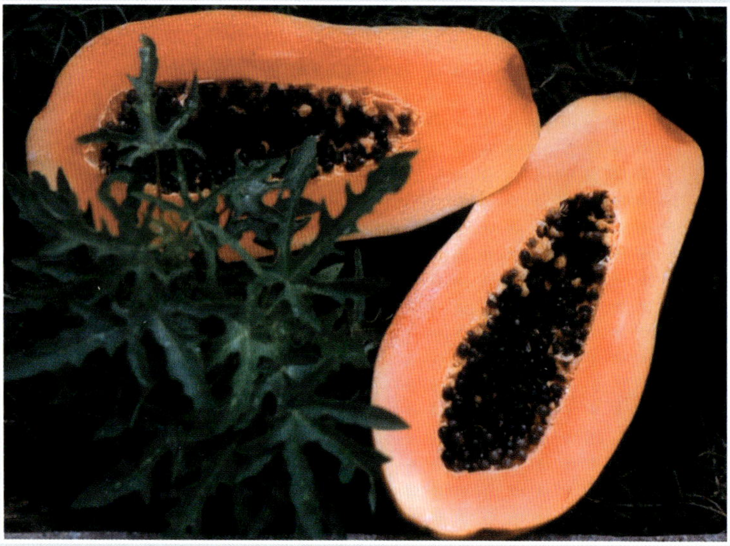

특히 카리브인디언들은 월경촉진, 유산, 산고를 일으키기 위해 익지 않은 파파야 열매를 이용하였다. 그러므로 임산부가 익지 않은 파파야를 사용할 때는 신중히 사용하여야 하며(잎사귀도 마찬가지임), 특별히 치료를 목적으로 사용할 때는 반드시 한의사와 상의하여야 한다. 이외에도 소프트 콘택트렌즈(Soft Contact Lenses)를 닦는데도 이용되고 있다.

참고로 어떤 요리책에서는 젤로(Jell-o)를 만들 때 Pineapple을 넣는 것에 대하여 주의하라고 하는데 파파야도 역시 마찬가지이다. 이것들이 가지고 있는 소화효소가 젤라틴의 단백질이 응고되는 것을 저해하기 때문이다.

[주요기능]

- 소화기능이 탁월하다.
- 요통(Back pain)에 사용한다.
- 말린 파파야 열매(Dried papaya)는 속이 더부룩하고, 거북한 느낌을 호소하는 위장도불안(Upset stomach)에 큰 효과가 있다.

[사용방법]

- 잘 익은 열매를 씨를 제거하고 식사 후 먹는다.
- 말린 파파야 잎은 잘게 부셔 1~2찻숟가락을 1컵의 끓인 물에 10분 가량 담갔다 마신다.

주의

- 파파야 열매를 다량 섭취하는 경우 혹 변비를 호소하는 경우가 있다. 변비의 증상이 있는 분은 양을 조절하여 사용할 수 있다.

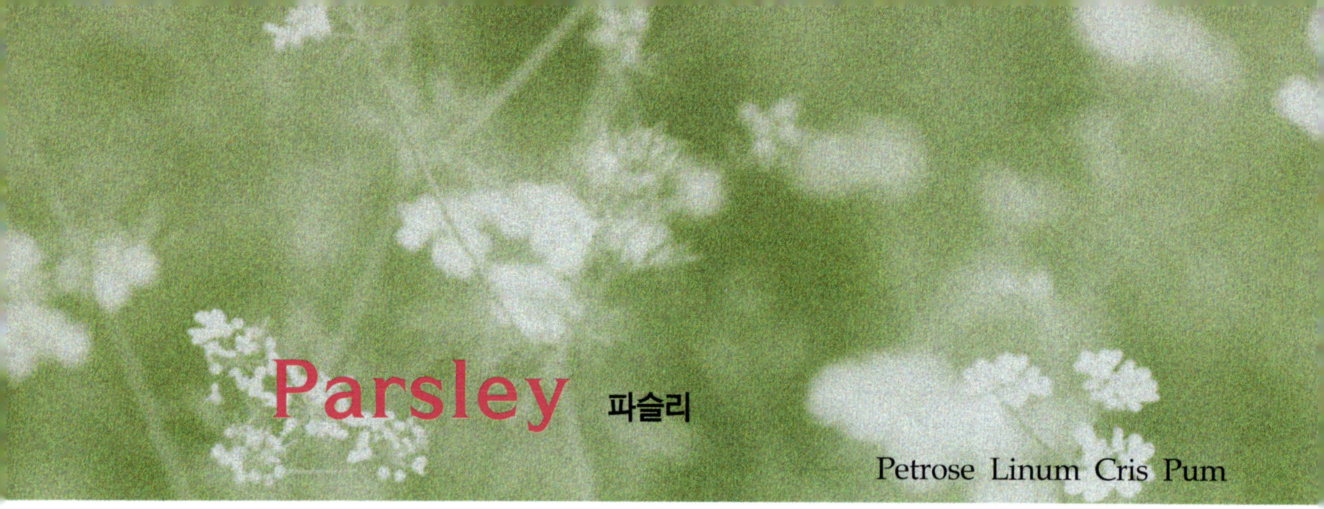

Parsley 파슬리

Petrose Linum Cris Pum

가느다란 줄기에 레이스를 두른 것 같은 파슬리는 전형적으로 레스토랑에서 음식의 모양을 꾸미는데 사용하고 있는 약초이다. 보통은 먹지 않고 남겨놓아 실제로는 장식 이상의 역할을 못하는 형편이나 파슬리의 약효를 생각하여 보면 안타까운 일이다. 특별히 식후의 입냄새를 제거하고 신선한 기분을 불러일으켜 소화에도 도움을 주는 '식후의 약초'라 할 수 있다.

파슬리는 2년생 초본식물로 대개의 본초책들이 빠짐없이 다루고 있는 단골약초로 그 효능은 경험적으로도 많은 인정을 받고 있으며 독일의 의학서적인 '어벌 메디슨(Herbal Medicine)'에서도 중요한 치료약초로 손꼽고 있을 정도이다.

파슬리는 봄철에 가장 먼저 나타나는 약초 중의 하나이며 그런 까닭에 유태인들에게 있어서 유월절 의식 중에 행하는 특별 식사(Seder)에 새로운 시작을 나타내는 상징적인 의미로 수세기동안 사용되어 온 약초이기도 하다. 파슬리는 고대에서 치료용으로 널리 이용되지 못하였으며 소수의 의사 및 민간인들 사이에서 사용되어 온 것을 알 수 있다. 그 중에서도 2세기 때의 로마의사인 갈렌(Galen)은 간질(Epilepsy)과 몸안에 비정상적으로 정체된 수액을 제거하는데 사용하였고 로마인들 사이에서는 그들의 연회 식사 후에 입냄새를 제거하기 위해 파슬리를 씹어 먹었는데 이것이 오늘날 레스토랑에서 장식용 파슬리를 내놓게 된 근원으로 전해지고 있다. 17세기 영국의 본초학자인 '니콜라스 컬페퍼(Nicholas Culpepper)'는 갈렌이 사용한 방법 이외에도 배뇨와 월경을 촉진하고 몸 안의 나쁜 기운을 없애는데 신결석, 각종 통증, 번민 등을 치료하는데 사용하기도 하였다.

1850년에서 1926년 사이의 '미국약전(United states pharmacopoeia)'에는 변비치료와 신장의 문제 및 울혈성 심부전증(Congestive heart failure)으로 인한 수액 정체와 학질 치료의 키니네(Quinine) 대용으로 사용할 수 있음을 기록하였다. 미국 절충학파의 교과서인 '킹의 미국 약품 해설서(King's American Dispensatory)'에서는 미국약전에 기록된 사용범위와 1855년 파슬리에서 추출한 물질인 아피올(Apiol : 월경을 촉진하는 물질로 알려져 있음)에 관한 내용 등을 수록하였다.

20세기 초에는 다량의 아피올이 독성이 있음에도 불구하고 낙태시도를 목적으로 사용하기도 하였다. 오늘날에는 치료작용뿐 아니라 비타민 A와 C가 풍부하기 때문에 요리에도 많이 권하고 있으며 또한 구취 예방에는 신선한 잎사귀를, 이뇨와 소화에는 차 또는 정기(Tincture)를 사용하며, 역시 위장의 가스(Gas)를 제거하는데도 추천되고 있다.

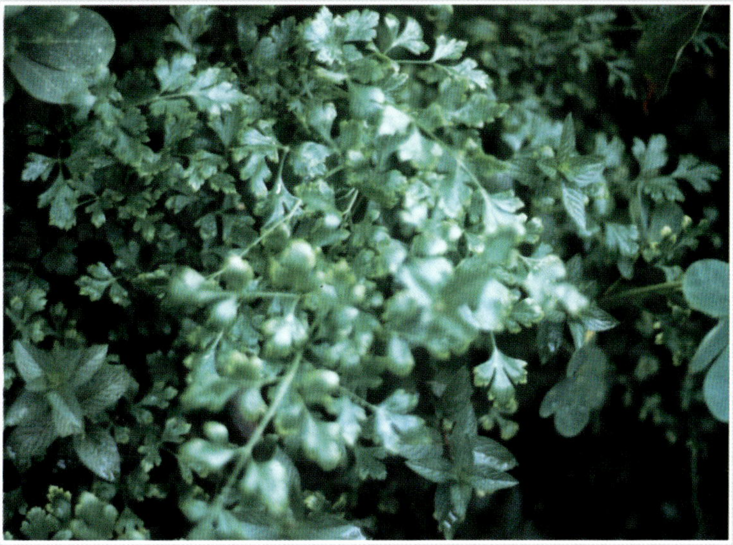

[주요기능]

파슬리의 뿌리, 잎, 씨에는 모두 휘발성 오일을 함유하고 있으며 그 중에서도 씨에 가장 많이 함유하고 있다. 파슬리 오일에는 아피올과 미리스티신(Myristicin)이라는 중요한 물질이 포함되어 있는데 이들은 가벼운 통변 작용과 현저한 이뇨작용을 하는 것으로 알려져 있다.

- **고혈압 치료에 사용한다.**

  파슬리의 이뇨작용은 혈압을 내리는 역할을 한다. 대개의 고혈압 치료약이 배뇨를 증가시키는 것처럼 파슬리도 소변량을 증가시켜 혈압을 조절한다. 이곳 미국보다도 약초치료 및 사용이 더욱 활발한 독일에서는 파슬리 씨를 차로 만들어 고혈압 치료에 사용하고 있다(고혈압 치료는 전문적인 관리를 요하기 때문에 기존의 치료에 파슬리를 포함하기를 원한다면 담당의사나 전문한 의사와 상의하여 사용하여야 한다). 역시 많은 양의 배뇨는 체내의 포타슘(Potassium) 부족을 초래할 수 있으므로 적절한 영양 관리를 함께 해야 한다. 만약 치료용으로 파슬리를 자주 쓴다면 포타슘이 많은 바나나, 신선한 야채 등을 섭취하여 포타슘 부족을 예방하여야 한다.

- **울혈성 심부전(Congestive Heart Failure)에 사용한다.**

  울혈성 심부전증으로 인해 축적된 수액을 제거하기 위해 파슬리를 사용할 수 있다(울혈성 심부전 또한 전문 관리를 요하므로 사용할 때에는 담당의사와 상의한다).

- **월경전 종합증후군(PMS)에 사용한다.**

  월경 전으로 자주 나타나는 복부팽만감 및 통증 등에 사용할 수 있으며, 특히 파슬리에 함유된 물질인 아피올과 미리스티신은 자궁을 자극하는 작용이 있어 구소련에서는 이것을 이용하여 출산을 유도하는데 사용하기도 하였다. 역시 월경촉진을 위해 사용할 수 있다.

- **알러지에 사용한다.**

  '알러지와 임상 면역학 잡지(Journal of Allergy and Clinical Immunology)'에 기재된 연구 결과에서 파슬리는 히스타민(Histamine : 알러지 증상을 일으키는 물질로 우리 몸에서 생성된다)의 방출을 억제하는 기능이 있는 것으로 발표되었다. 파슬리의 항히스타민 효과는 고초열(枯草熱, Hay fever) 및 알러지성 두드러기에 좋은 효과를 볼 수 있다.

- **암 치료에 적용할 수 있다.**

  파슬리에는 광과민성(光過敏性, Photosensitivity)을 일으키는 것으로 알려진 소랄렌(Psoralen)을 포함하고 있는데, 이것은 암의 한 종류인 '피부 T세포 림프종(Cutaneous T-cell Lymphoma)'을 치료하는데 효과가 있는 것으로 나타났다. 비록 파슬리가 암치료에 상용되기에는 이른 감이 있으나 임상에서는 많은 효과가 있는 것으로 보고되어 있다.

[사용방법]

- 2찻숟가락의 말린 파슬리 잎 또는 뿌리, 으깬 씨를 1컵의 끓인 물에 10분 가량 담갔다가 하루에 3번 마신다(파슬리 잎은 찬물에 하루 정도 담갔다 마셔도 좋은 효과를 볼 수 있다).
- 정기(Tincture)는 1/2~1찻숟가락을 하루에 3번 마신다.

주의

- 파슬리에 함유된 소랄렌은 많은 양의 파슬리를 수확하던 농부에게 피부발진을 일으키는 것으로 알려진 만큼 민감한 피부를 소유한 사람은 사용 전 전문한의사와 상의하여 복용한다.
- 다량의 파슬리 오일은 두통, 오심, 현기증, 두드러기를 일으키며 간(Liver), 신(Kidney)에 손상을 주는 것으로 나타났다.
- 파슬리의 이뇨 작용을 이용해 체중을 줄이는 것은 삼가야 한다. 어떤 경우의 체중감량 프로그램은 배뇨를 통하여 체중을 감소시키는 경우가 있는데 대개 이러한 방법은 다시 원래의 체중으로 돌아오며 신체에도 피해를 주는 것으로 나타났다.

체중 조절 전문가들이 말하는 체중 감소 방법에는 다음의 3가지를 기본으로 하고 있다.

• 저지방 음식 섭취 • 섬유질 음식 섭취 • 일정한 운동

임산부와 수유 중의 산모는 파슬리를 금한다.

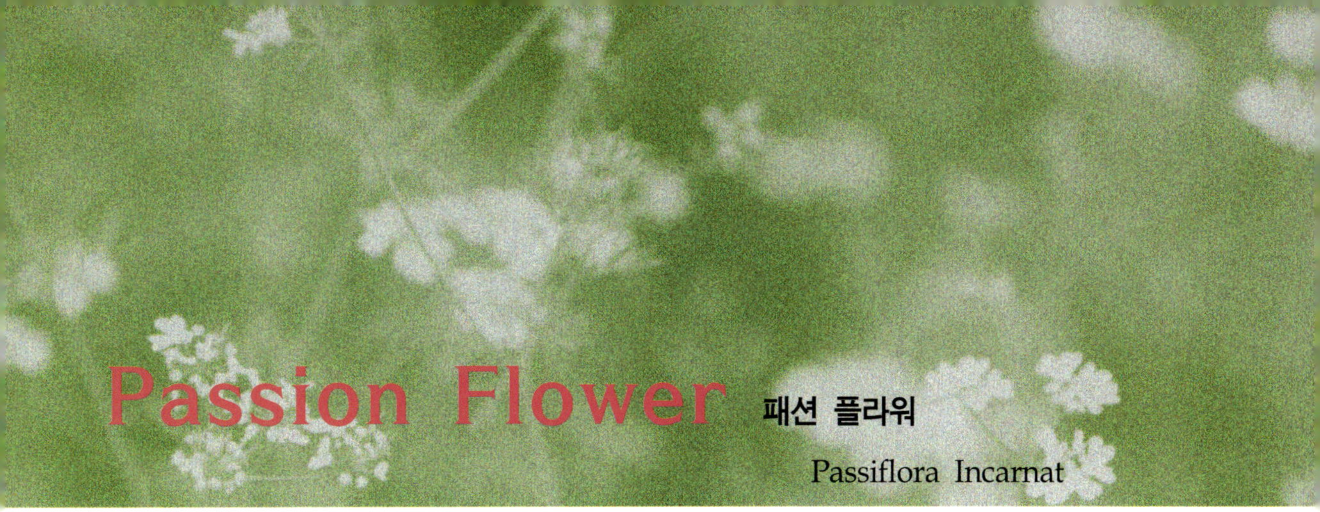

Passion Flower 패션 플라워

Passiflora Incarnat

'정열의 꽃'이 아닌 그리스도의 고난을 나타냈다고 하는 패션 플라워는 미남부지방, 즉 버지니아(Virginia), 텍사스(Texas), 테네시(Tennessee) 및 중남미가 원산지로 현재는 유럽에도 널리 퍼져 있으며, 특히 이탈리아(Italy)에서는 대단위로 재배되는 것으로 알려져 있다.

2~3일 정도 짧게 꽃을 피우다 지며 그리스도의 고난을 가장 상징적으로 나타냈다고 한다. 10개의 꽃잎은 베드로(Peter)와 유다(Judas)를 뺀 10명의 참사도를 가리키며 그 위로 부관이라 불리는 꽃부리는 가시 면류관을 상징하고, 자방(Ovary)은 망치를 형상하는 등 실로 제자들에 의하여 떠받쳐지고 있는 그리스도를 잘 표현하고 있다. 역시 '신성한 덩굴'로 불리는 덩굴손을 가지고 있으며 하얗고 보랏빛의 꽃 색깔은 순수, 청결, 천국 등을 상징하는 것으로 오랜 세월 전해 내려오고 있으니 그리스도의 모습을 한 꽃에서 보는듯한 느낌을 일으킨다.

패션플라워는 스페인사람들에게 정복되기 전의 페루-잉카인들에 의해 인체의 각 기능을 강화하기 위해 늘 차로 끓여 마신 기록을 볼 수 있으며 향긋한 맛과 기독교의 상징성은 바로 유럽으로 건너가 정신치료의 중요약재로 자리하게 되었다.

식민지 개척자들이 미국의 남부 해안도시(Gulf Coast : 멕시코만에 Florida, Alabama, Missis-sippi, Louisiana, Texas의 5개 주가 접해 있다)에 정착했을 때 그들은 인디언들이 패션플라워를 마음을 안정시키는 차로 늘 음용하였을 뿐 아니라 잎사귀를 으깨어 멍든 곳, 상처 등의 치료 및 장식용으로 사용하고 있음을 발견하였는데 이것은 지금까지도 사용되고 있는 패션플라워의 주요기능이다.

패션 플라워는 1839년까지만 해도 일반적인 민간요법으로만 전해 내려왔으나 걸프해안지역에서 활동하던 소수의 절충학파들이 '뉴올린스 의학 잡지(Neworleans Medical Journal)'에 '마취성이 없는 신경안정제 또는 소화제'로 소개된 것이 이후 전국적으로 사용하게 되는 계기가 되었다.

19세기의 절충학파들은 패션 플라워를 불면, 불안, 월경 부조, 설사, 간질, 백일해 등의 치료에 매우 중요한 약초로 간주하였으며, 또한 마음을 안정시키는 대표적인 약초로 늘 불안하고 초조한 경우, 스트레스, 역시 심장마비의 예방약초로도 이용하였다. 이러한 패션 플라워가 한 때는 최음효과가 있는 것으로 잘못 알려져 아직도 적지 않은 사람들이 성기능을 증강시킬 목적으로 사용하고 있으나 정력에 효과있는 약초로는 볼 수 없다.

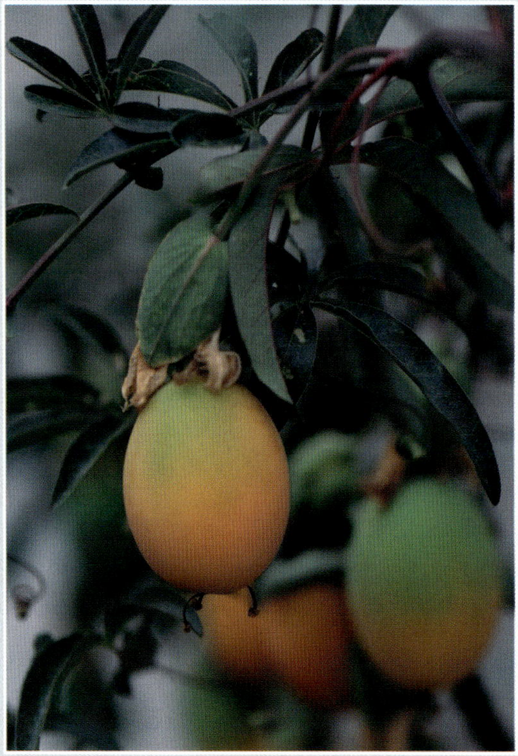

멕시코의 본초학자들은 불면, 간질, 히스테리에 이 약초를 주로 사용하고 있으며 오늘날의 많은 약초 서적들은 패션 플라워의 가장 중요한 기능으로 진정 효과를 꼽고 있다. 특히 웨이너스 어벌(Weiner's Herbal)의 저자인 마이클 웨이너(Michael Weiner)박사는 '진정 작용을 하는 가장 훌륭한 약초'로 칭송할 만큼 좋은 효과가 있는 것으로 알려졌으며 이 외에도 소화기능을 촉진하고 각종 통증을 완화 치료하는 약초이기도 하다.

[주요기능]

- **정신상태를 평온하게 하며 근심, 걱정, 정신장애 등에 사용한다.**

  패션 플라워에는 신경안정물질 뿐 아니라 흥분을 일으키는 물질도 포함하고 있다. 이것이 한때 최음제로 사용되었던 이유로 보이나 여러 연구에 의하면 이 약초는 중추신경계에 복합적으로 작용을 하는 것으로 나타났으며, 흥분제로서의 기능을 갖고 있음에도 불구하고 전체적으로 신경안정의 기능이 있음을 밝혀 놓았다. 유럽에서는 대다수의 신경안정제에 패션 플라워가 포함되어 있으며, 특히 마취성, 습관성, 중독현상이 없는 안전한 신경안정약초로 각광을 받고 있다.

- **불면치료에 쓰인다.**

패션 플라워는 불면과 자주 뒤척이며 편안치 않은 수면 장애에 우수한 효과가 있는 약초이다.

- **통증 치료에 사용한다.**

패션 플라워는 통증을 감소시키는 물질을 포함하고 있어 치통, 월경통, 두통 등의 각종 통증 질환에 효과적으로 쓸 수 있는 약초이다. 또한 질병의 원인이 되는 각종 균 등을 죽이는 것으로도 조사됐다.

- **관상동맥을 확장시키는 기능이 있다.**

동물연구에 따르면 패션 플라워는 심장마비의 원인이 되는 관상동맥폐색을 예방하는 효과가 있는 것으로 나타났다(심장질환은 전문 관리가 필요하므로 전체적인 치료에 본 약초의 사용을 원한다면 사용 전 담당의사나 전문한의사와 상의하여야 한다).

- **소화기능을 도우며 월경 부조에 쓰인다.**

평활근에 대한 항경련 작용이 있어 소화도 및 자궁 등의 기능을 정상적으로 유지시킨다.

[사용방법]

꽃이 피는 5~6월에 지상 부위를 채취하여 말렸다 사용한다.

- 가벼운 상처에는 잎이나 꽃잎을 으깨어 상처 부위를 씻어 내거나 붙이는 정도로도 효과를 볼 수 있다.
- 스트레스, 초조, 불안과 심장질환에는 1찻숟가락의 말린 잎을 1컵의 끓인 물에 10~15분간 담갔다 마신다.
- 불면에는 취침 30분전에 차를 마신다.
- 정기는 1/4찻숟가락을 하루에 3번 복용한다.

주의

- 패션 플라워는 안전한 약초로 부작용이 보고된 경우는 없으나 자궁을 자극하는 물질을 함유하고 있으므로 임산부는 사용 전 전문한의사와 상의한다(패션 플라워가 유산에 관계됐다는 기록은 없다).

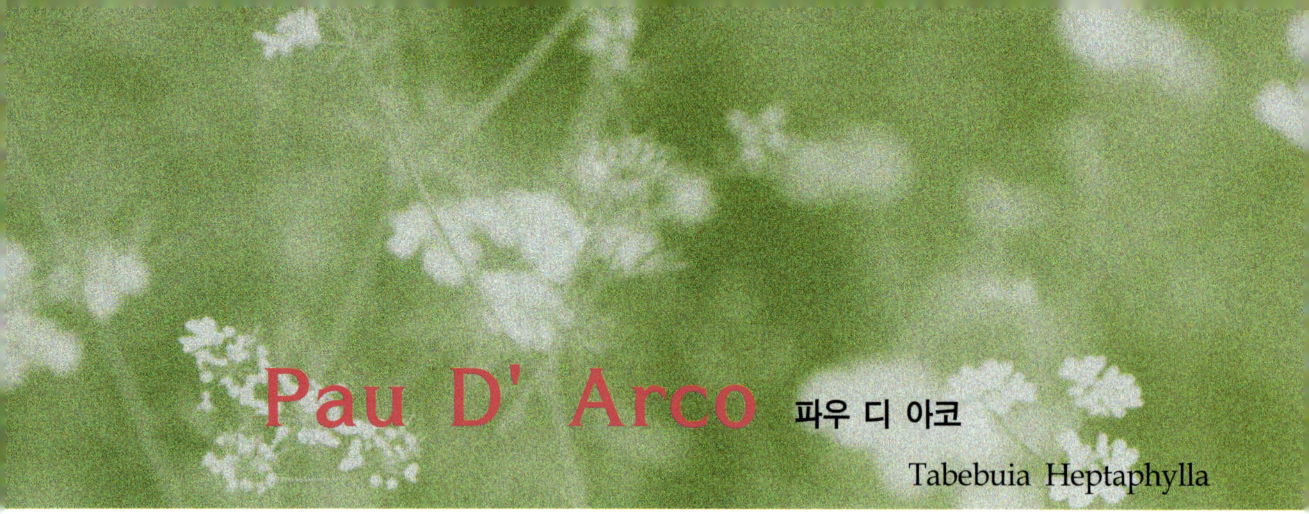

Pau D' Arco 파우 디 아코

Tabebuia Heptaphylla

분홍색의 꽃을 피우는 상록수(혹 추운 날씨에는 낙엽이 지기도 한다)로 그 높이가 무려 30여 미터에 이르는 파우 디 아코는 남아메리카가 원산지이며 나무의 내피(Inner Bark)를 약재로 이용하고 있다.

이미 남미에서는 수세기를 거치는 동안 건강을 증진시킬 뿐 아니라 치료 효과가 괄목할 만한 것으로 증명이 되었다.

'라파쵸(Lapacho)' 혹은 아르헨티나에서는 '타히보(Taheebo)' 나무로도 널리 알려진 유명한 약재로 근래에 들어서는 염증 및 감염 증상에 사용하고 있는데 특별히 만성피로 증후군(CFS : Chronic Fatigue Syndrome) 및 암치료에 우수한 효과가 있는 것으로 평판이 나 있다.

남미의 여러 나라에서 이 약재가 생산되고 있으며 그 중에서도 아르헨티나에서 나는 파우 디 아코가 가장 우수한 효능이 있는 것으로 알려져 있다. 브라질에서는 1960년경부터 시작한 파우 디 아코의 항암작용에 대한 연구 결과 암과 백혈병 치료에 유용한 것으로 지적하고 있다.

대개 많은 약초들의 고유 성질은 종양의 증식을 억제하는 역할이다. 그 중에서도 파우 디 아코의 항암작용은 특별할 뿐 아니라 함유된 많은 성분 중에도 라파촐(Lapachol)이라는 물질은 종양증식 억제능력이 현저한 것으로 나타났다. 또한 파우 디 아코는 염증 예방효과가 강력한 것으로 조사됐으며 당뇨치료에도 중요 약재로 이용하고 있다.

브라질에서 파우 디 아코의 성공적인 치료 사례 이후 각지에서 종양 및 백혈병 치료에 이 약재를 지속적으로 사용하고 있으며 역시 바이러스의 원인으로 생각되는 각종 질환에 널리 이용하고 있다. 대표적으로 파우 디 아코는 궤양, 당뇨, 골수염(Osteomyelitis), 백혈병, 각종 암, 백선(Ringworm : 도장 부스럼), 기관지염, 각종 호흡기질환, 임질(Gonorrhea), 출혈, 방광염, 장염, 위염, 파킨슨씨병, 동맥경화, 루푸스(낭창), 전립선염, 대하, 요도염, 빈혈 등 실로 우리 주변에서 접하고 있는 각종 질환들에 효과가 있음을 많은 본초서들은 기록하고 있다.

이곳 미국의 의사들도 종양치료에 파우 디 아코의 효능을 매우 긍정적으로 보고 있다(Dr. James Duke of the National Institutes of Health and Dr. Norman Farnsworth of the University of Illinois).

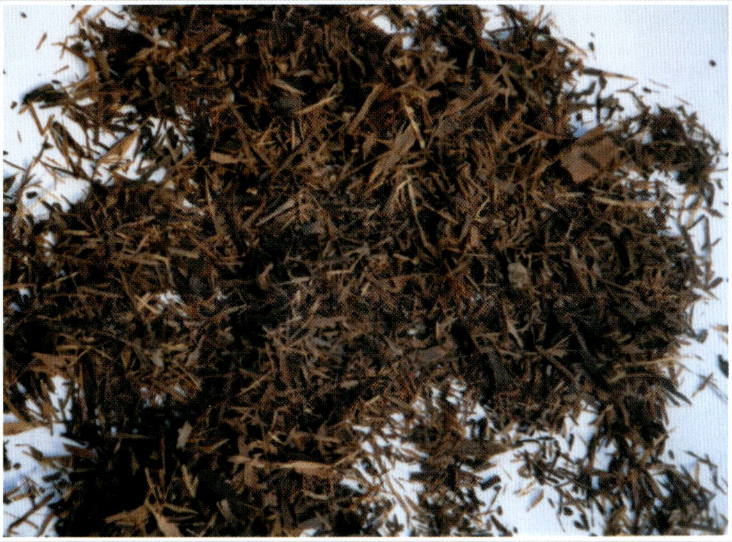

[주요기능]

- **암치료제로 쓰인다.**

  파우 디 아코는 전통적으로 암치료제도 사용되고 있으며 치료 사례가 발표되고 있는 만큼 주목할만한 약초이다. 1960년 브라질 상파울로 부근에 있는 도시 '산투 안드레(Santo Andre)'의 시립 병원에서는 의사들이 말기의 암환자들에게 30일 가량 투여한 결과 대개의 환자들이 통증의 고통이 사라졌으며 종양 역시 없어지거나 감소된 것을 발견하였다.

- **각종 질환에 사용한다.**

  파우 디 아코가 남미의 원주민들에 의하여 처음 사용되었던 초기에는 만병통치약으로 사용되었을 만큼 여러 질환에 응용하였다. 예를 들어 상처 치료, 열병, 이질, 장염, 각종 암병, 뱀에 물렸을 때, 궤양, 당뇨, 관절염, 백혈병, 기관지염, 파킨슨씨병 등 여러 곳에 효과가 있다.

- **감염 예방에 효과가 있다.**

  자연항생제로서 중요한 약초이며, 특히 코, 입, 인후의 감염에 사용한다. 역시 만성피로증후군(CFS)에 현저한 효과가 있다.

- **균류(곰팡이균)에 의한 각종 질환에 쓰인다.**

  무좀, 백선, 이스트 감염(Yeast infection)에 효과가 있으며, 특히 만성적인 균류에 의한 질환 즉 칸디다 병에 사용할 수 있다.

• **염증치료에 사용한다.**
방광염, 전립선염 등에 사용한다.

이외에도 소화기능을 촉진하고 당뇨치료의 보조약재로 사용할 수 있다.

[사용방법]

파우 디 아코 1OZ(28.3g)를 1파인트(Pint : 2컵 분량) 정도의 물에 10분 가량 끓인 후 급성시에는 1컵 분량의 약물을 하루 3번 나누어 마시며 만성에는 1/2컵 분량을 하루에 3번 나누어 마신다.

- 정기(Tincture)는 25~40방울 또는 1찻숟가락 정도를 하루에 3번 마신다.
- 종양에는 에키네시아(Echinacea), 서양삼(American Ginseng), 켈프(Kelp) 등과 함께 사용한다.
- 면역기능 강화에는 에키네시아(Echinacea), 아스트라가라스(Astragalus), 골든 실(Golden Seal) 등과 함께 사용한다.
- 이스트 감염(Yeast infection)에는 댄들라이언(Dandelion), 에키네시아와 같이 사용하면 상승효과가 있다.

파우 디 아코는 맛이 쓰며 서늘한 성질을 가지고 있다. 기호에 따라 Lemon 또는 리코리시(Licorice)를 첨가하여 맛을 내어 즐길 수 있다.

주의

▪ 파우 디 아코 나무껍질의 부위 및 품질은 효능에 따라 영향을 미치는데 대부분의 치료 물질은 내피에 함유돼 있으며 잘 성숙된 나무에서 채취한 것만이 효능을 보장할 수 있다. 많은 약초 회사들이 외피와 미성숙된 나무에서 채취해 상품화한 경우가 있으므로 주의해야 한다. 파우 디 아코는 매우 안전한 약이나 어느 약초와 마찬가지로 장기간, 다량 사용할 때에는 전문한의사와 상의한다.

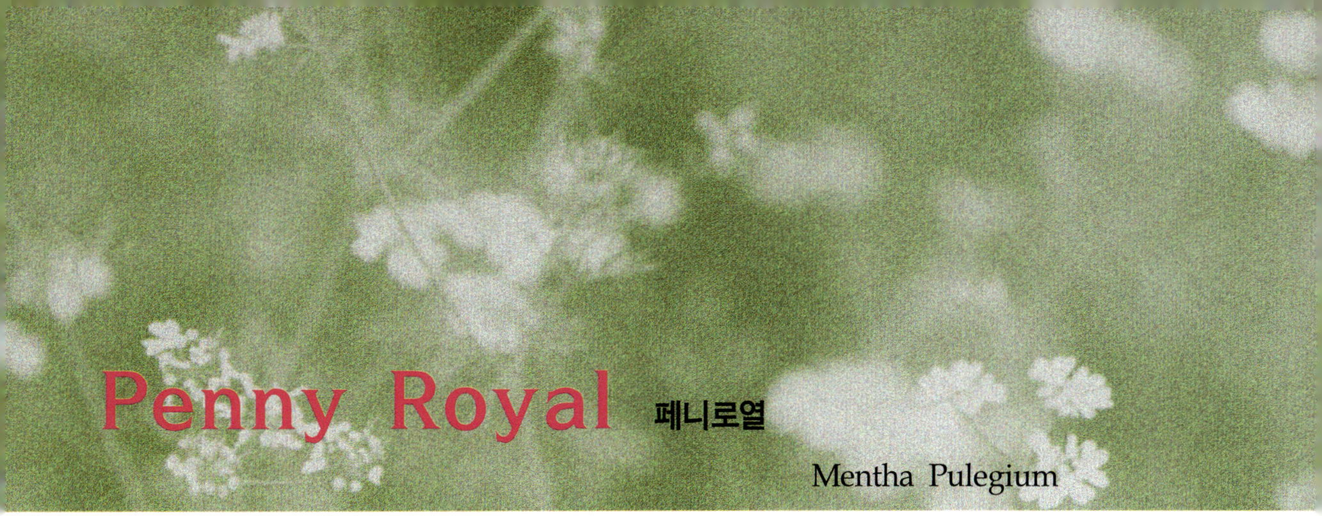

Penny Royal 페니로열

Mentha Pulegium

박하 계열에 속하는 '페니로열(Penny Royal)'은 강한 향을 가진 방향성 약재로 '벌레퇴치 약초'로 오늘날 많이 사용되고 있다. 몇 방울의 페니로열만으로도 피부에 바르면 모기 및 기타 해충 등을 퇴치할 수 있고, 잘게 부순 잎은 애완동물(개, 고양이)의 벼룩을 없애는데 우수한 효과가 있다. 이러한 벌레퇴치 약초로서의 기능은 1세기경 로마의 자연요법가인 프라이니(Pliny)의 기록에 의해서도 알 수 있다. 그는 페니로열의 강한 향이 벼룩을 내쫓으며 또한 피부에 문지르거나 뿌려주면 여러 해충들을 물리친다 하였다. 이러한 까닭으로 페니로열은 벼룩약, 진드기풀, 모기식물 등으로 널리 알려지게 되었다.

프라이니는 해충약으로 뿐 아니라 기침을 치료하거나 소화를 돕는 기능이 탁월함을 밝혔으며 특별한 것은 환자의 방에 페니로열을 걸어 두면 약초의 향기가 치료 효과를 증진시킨다고 기록하였다. 그리스의 의사인 디오스코리디스(Dioscorides)는 프라이니가 사용한 방법 외에도 월경을 촉진하고 분만 후 자궁의 태반과 막류(膜類) 배출을 도와준다 하였다.

16세기에 들어와서 쟌제라드(John Gerard)는 거담제(祛痰劑)로 사용되던 고대의 방법을 따라 '페니로열차'를 꿀과 함께 복용하여 폐와 가슴의 담(痰)을 없애는데 사용하기도 하였다. 17세기의 본초학자 니콜라스 컬페퍼는 독을 가진 동물에 물렸을 때 페니로열을 와인(Wine)과 섞어서 마시게 하였으며, 기절하거나 정신이 어질어질할 때 페니로열을 식초와 함께 콧속에 넣어 소생시키고, 종기나 부스럼에도 사용하는 등 여러 방면에 이용하였음을 볼 수 있다.

이후 페니로열의 연구는 계속되어 19세기 약초를 위주로 많은 치료를 하였던 절충학파들에 의해 열(熱)을 내리고 소화기능 및 월경을 촉진하는 약초로 사용되었으며 그들의 교과서로 쓰고 있는 《킹의 미국 약품 해설서(King's American Dispensatory)》에는 '감기 치료에 효과 있는 약초'로 기록하기도 하였다. 1831~1916년 사이의 미국약전에도 절충학파와 같이 페니로열은 소화를 돕고 월경을 촉진하는 약초로 소개됐으며, 그후 1916~1931년 약전에는 '페니로열오일'에 관해 "유산을 유발시킬 수 있고, 장도를 자극하는 것"으로 사용상 주의가 필요함을 밝혔다.

오늘날의 본초학자들은 차로서 감기, 기침, 위장 불안, 고창(鼓脹), 정신불안, 월경촉진 등에 권하고 있으나 페니로열오일의 내복은 인체에 해를 줄 수 있기 때문에 사용을 금하며 외용으로 '해충퇴치, 상처 치료, 가벼운 화상'의 치료용으로만 추천하고 있다.

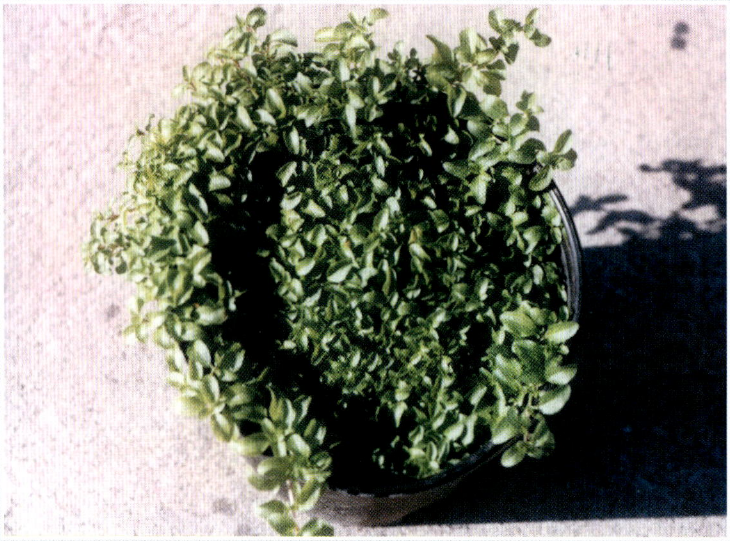

[주요기능]

- **벌레 퇴치에 사용한다.**

  페니로열오일에 함유된 풀레곤(Pulegon)이란 물질은 날파리, 모기, 벼룩을 퇴치하는 뛰어난 기능을 가지고 있다.

- **감기, 기침, 담(痰)으로 인한 가슴이 답답함을 풀어준다.**

  강력하고 독특한 민트향의 페니로열은 정체된 기(氣)의 순환을 촉진하여 기침(특히 '담'으로 인한 기침), 가래 제거에 좋은 효과가 있다.

- **소화기능을 돕는다.**

  페니로열은 박하와 유사한 화학성분을 가지고 있어 소화도에 작용하여 기능을 정상화한다.

- **편두통, 두통, 치통에 사용한다.**

[사용방법]

벌레퇴치에는 페니로열 잎을 잘게 부숴 노출된 피부에 문지르거나 또는 정기(Tincture)로 만들어 피부 로션과 섞어 바른다(상품으로 나와 있는 벌레퇴치약은 화학제품으로 몸에 불편한 느낌을 주나 페니로열은 안전하고도 불편함 없이 사용할 수 있다).

특히 개, 고양이 등의 애완동물을 키우시는 분들은 개의 목걸이를 페니로열차에 담갔다 사용할 수 있으며 또는 페니로열 잎으로 주머니를 만들어 목에 달아주면 좋다. 기침, 담, 위장 불안에는 차로서 좋은 효과를 볼 수 있다. 1~2찻숟가락의 말린 잎을 1컵의 끓인 물에 10~15분 담갔다 약물만 마신다. 하루에 2번 복용한다.

주의

- 페니로열 오일(oil)은 내복을 금하며 임산부와 2살 이하 어린아이는 차로도 복용을 금한다. 65세 이상 노년자는 적은 용량에서 시작하여 필요에 따라 양을 늘린다.

Psyllium 실리움

Plantago Psyllium

흙이 있는 곳이라면 실리움을 찾기란 그리 어렵지 않다. 억척같은 생명력을 지닌 이 약초는 정원사들한테는 잔디를 망치는 매력없는 풀이지만 변비의 경험이 있던 사람에게는 더없이 소중한 약재이다.

이곳서는 실리움이란 약초 이름보다는 메타뮤슬(Metamucil), 파이버올(Fiberall), 콜론클린스(Colon cleanse) 등의 상품 이름으로 많이 알려져 있으며 최근의 연구에서는 변비뿐 아니라 콜레스테롤을 줄이는 작용도 괄목할만한 것으로 발표되었다.

수세기 동안 중국의 의사나 인도의 의사들은 실리움의 잎과 씨를 설사, 치질, 변비, 소변불리에 쓰고 있으며 고혈압 치료에도 많이 사용하고 있다. 16세기경 실리움은 유럽에 들어가 설사와 변비를 치료하는 민간요법제로 사용되었으며 이후 유럽 의사들에 의해서도 효과가 인정되어 널리 사용됐다.

17세기에 들어와서는 영국의 유명한 본초학자인 니콜라스 컬페퍼(Nicholas Culpepper)에 의해 염증, 통풍(Gout), 치질, 유선염(Mastitis)등의 여러 질환에도 광범위하게 사용되었다.

실리움의 씨에는 점질물(Mucilage)이라 불리는 수분 흡수 물질이 30% 이상을 포함하고 있는데 이것이 인체 내에서 수분을 흡수하면 본래 크기의 씨보다 10배 이상 부풀어져 젤리모양을 이루게 되고 바로 대변을 형성하게 된다.

이것은 변비와 설사의 치료에 점질물을 사용할 수 있음을 설명한 것이다. 실리움을 사용할 때는 잎과 씨를 나누어 사용하여야 한다. 잎은 플렌테인(Plantain : 차전초)이라 부르고 그 효능에 있어서도 씨와 차이가 있다.

[주요기능]

1) 씨앗(실리움 : Psyllium)

- **설사 치료에 쓰인다.**

  실리움은 다량의 수분을 장에서 흡수하여 정상의 변으로 유지시킨다(음식물과 함께 1찻순가락 정도를 하루 3번 섭취한다).

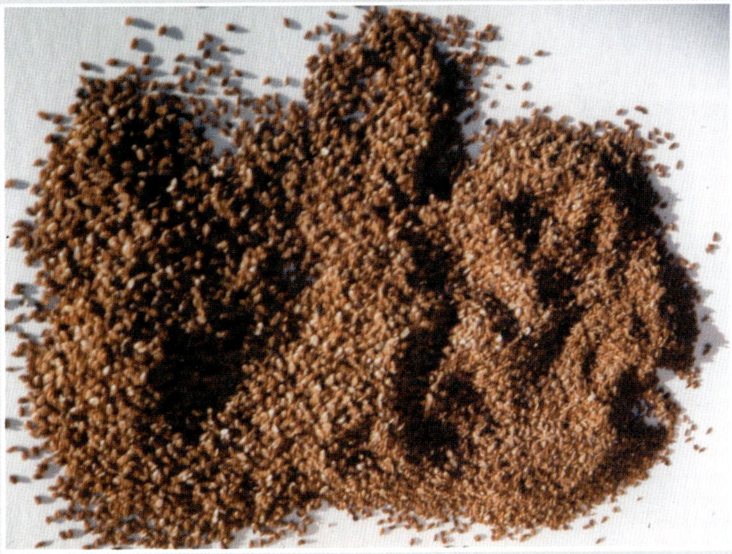

- **변비치료에 쓰인다.**

  실리움은 귀리(Oat)나 겨(Bran)보다 5배 가량 섬유질이 많다. 실리움을 많은 양의 물과 함께 먹으므로 대변의 양이 증가되어 장벽에 압력을 주어 연동 운동을 촉진시킨다(1찻숟가락 정도를 하루에 3번 10~15oz 가량의 많은 물과 함께 먹는다).

- **치질에 효과가 있다.**

  치질로 인한 통증, 출혈, 가려움을 완화시킨다.

- **콜레스테롤을 감소시킨다.**

  1988년에 발행된 '내과학의 기록(Archives of Internal Medicine)'에 의하면 8주간 1찻숟가락씩을 하루 3번 먹으면 혈중 콜레스테롤의 수치가 내려간 사실을 기록하였다. 이것은 또한 콜레스테롤로 인한 심장질환에도 많은 효과가 있음을 암시하는 것이다(시중의 조제한 전형적인 콜레스테롤 저하제보다 안전한 것으로 알려져 있다).

2) 잎(플렌테인 : Plantain, 차전초)

- **벌레에 물렸거나 벌레 예방, 또한 가려울 때 생잎을 찧어서 피부에 붙인다(응급처치로 입으로 잘 씹어서 환부에 사용할 수 있다).**

- 플렌테인 달인 약은 가래 삭임과 기침을 멎게 하는데 효과가 있다.
- 오줌을 잘 나가게 하고 열을 내린다.
- 눈을 밝게 한다.
- 피나는 것을 멈춘다.

이외에도 부종, 만성 기관지염, 잦은 코피, 눈이 붉어지고 붓고 아픈데, 위궤양, 만성 위염, 설사 등 실로 여러 곳에 플렌테인 약초 하나로도 좋은 효과를 볼 수 있다.

[사용방법]

여름에 큰 포기를 뽑아 뿌리를 잘라내고 그늘에 잎을 말려 보관하여 필요할 때 사용한다. 씨앗은 늦은 여름이나 가을 초에 씨앗대를 잘라 햇볕에 잘 말려 털어서 보관한다.

- 씨앗

  콜레스테롤 조절을 위해 1찻숟가락의 씨를 하루 3번 음식과 함께 섭취하여야 한다(씨로 만든 제품임을 꼭 확인해야 한다. 많은 경우 껍질(Husk)로 만든 제품이 많다).

- 잎

  10~20g를 달여 하루 3번 나누어 먹거나 신선한 플렌테인(차전초) 30~60g을 짓찧어 즙을 내어 하루 3번에 나누어 먹는다. "과거 한국에서는 봄의 어린순을 따서 말렸다가 먹을 것이 없었던 겨울에 나물로 무쳐먹었었다."

주의

- 변비, 콜레스테롤 조절을 위해 사용할 때는 많은 양의 물을 섭취하여야 한다.
- 임산부는 금한다.

변비는 임산부가 통상 호소하는 문제로 실리움뿐 아니라 다른 통변제도 사용을 피하여야 한다. 임산부의 변비에는 섬유질이 많은 음식 즉 과일, 채소(브로커리, 셀러리)또는 곡물 등으로 조절할 수 있다.

Rose Hips 로즈힙

Rosa Camina, Rosa Rugosa

장미는 사랑의 표시로 연인들 사이의 마음을 전달하는 Messenger로 이용되고 있을 뿐 아니라 꽃잎이 떨어진 후에 나타나는 Cherry 크기의 열매는 자연을 통하여 우리 인간에게 건강을 주려는 신의 배려인 듯하다. 이 열매를 로즈힙(Rose Hip)이라 하는데 로즈힙은 자연산 비타민 C를 공급해 주는 열매들 중의 하나이며 유행성 감기라든가 감염에 대하여 신체의 방어능력을 높여주며 예방효과가 뛰어난 것으로 알려져 있다.

일반적으로 우리 몸에서는 비타민이 합성되지 않으므로 반드시 음식을 통하여 비타민을 섭취하여야 한다. 특히 비타민 C의 부족으로 인하여 생기는 괴혈병(Scurvy)은 그 증상이 치아나 골질의 약화, 그리고 치육염 및 모세관의 저항력 감퇴로 인한 출혈이 생기며 가벼운 빈혈, 세균 감염에 대한 저항력 감퇴, 해독 기능의 저하, 피부 색소의 침착증가, 창상 치유의 지연 등으로 나타난다.

20세기초만 하더라도 장미는 약초로서의 위치를 갖지 못하고 한낱 관상용으로만 취급되었으나 1932년에 들어와 비타민 C의 발견과 함께 장미는 새로운 각광을 받게 되었다. 이러한 로즈힙이 감염을 방지하고 괴혈병을 막는 상당한 양의 비타민 C를 포함하고 있다는 것을 과학자가 발견하기 전까지는 의학계 내에서도 주목을 끌지 못했다. 그러나 로즈힙은 이러한 발견 이전부터 사용되어 왔는데 특히 18세기 때의 러시아 사람들은 로즈힙차를 빈혈 방지를 위해 늘 음용했다는 것을 Buchman 박사는 그의 저서 Herbal Medicine에서 밝히고 있다.

Drug store에서 구할 수 있는 많은 비타민 C 제품들의 성분에 합성 비타민 C라 할 수 있는 아스코르빈산(Ascorbic acid)외에 로즈힙을 첨가하고 있으며 가정에서도 손쉽게 키울 수 있는 매괴화(해당화라고도 하며 장미과에 속함)를 통해서도 역시 로즈힙을 얻을 수 있다.

특히 매괴화의 꽃은 월경부조, 유방창통에 쓰는 한방의 중요한 약재이다. 지난 수세기 동안 유럽의 한 장수마을 사람들은 항상 로즈힙차를 마셨다는 기록이 전해지고 있는 것을 보면 장수에도 로즈힙이 상당히 관여하고 있음을 알 수 있다.

무엇보다도 로즈힙은 신체의 면역기능을 강화시키므로 감기, 독감 등의 증상을 감소시켜 주고 그 기간을 단축하고 건강을 보다 빨리 회복하게 하는 것으로 알려져 있다. 요컨대 본초학자들은 독감, 감기 등의 예방과 치료뿐만 아니라 건강을 지키기 위하여 로즈힙차를 상용할 것을 권하는 훌륭한 약초이다. 그 외에도 가벼운 변비나 배뇨곤란에도 좋은 효과를 볼 수 있다.

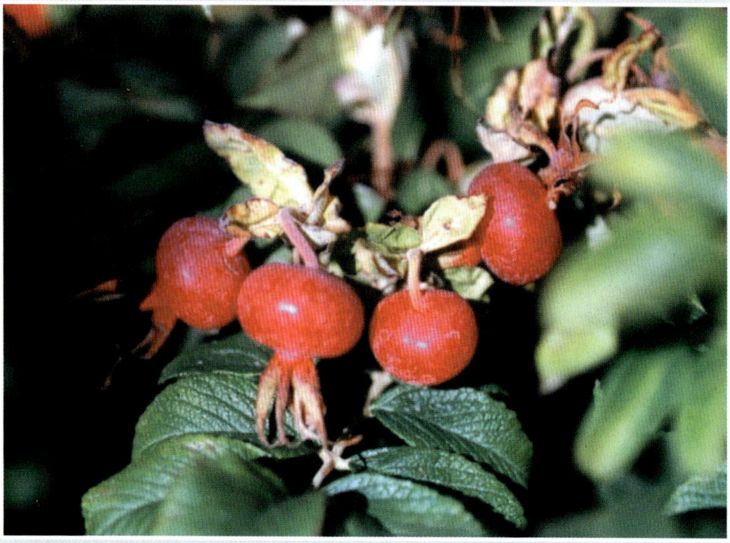

[주요기능]

This herbs(Rose Hip) is very nourishing to skin.

- **만성피로에 사용한다.**
- **감기초기에 효과가 있다**(Calcium, Magnesium& Zinc와 함께 복용하면 치료 효과를 더욱 올릴 수 있다).
- **장미 꽃잎(Rose Petal)**
  장미 꽃잎은 약간의 수렴제 역할을 하며 목이 아플 때 gargle 또는 차로 하여 마시므로 목의 통증을 가라앉힐 수 있다.

[사용방법]

- 잘 말린 열매를 잘게 부셔 끓인 물에 2~3분 담갔다 마신다(열매는 냉장 보관하며, 특히 여름철 로즈힙 음료수는 모든 연령층의 건강 음료수로 즐길 수 있다).
- **매괴화(玫瑰花 : 해당화)**
  해당화 꽃은 단맛에 약간 쓰며 온(溫)한 성질을 가지고 있다.

- 한방(韓方)에서의 기능
  - 어혈(瘀血)로 인한 월경부조에 쓰며, 특히 월경 전(前)의 유방에 통증이 있는 경우 쓸 수 있다.
  - Stress 또는 정신노동을 하는 사람으로 소화가 안되고 위가 더부룩하고 Gas가 차며 통증이 있는 경우에도 차를 만들어 마시면 효과가 있다.

주의

- 과다복용시 설사를 일으킬 수 있으므로 주의를 요하며 아울러서 신장(Kidney)의 기능이 약한 사람 또한 과다복용을 금한다.

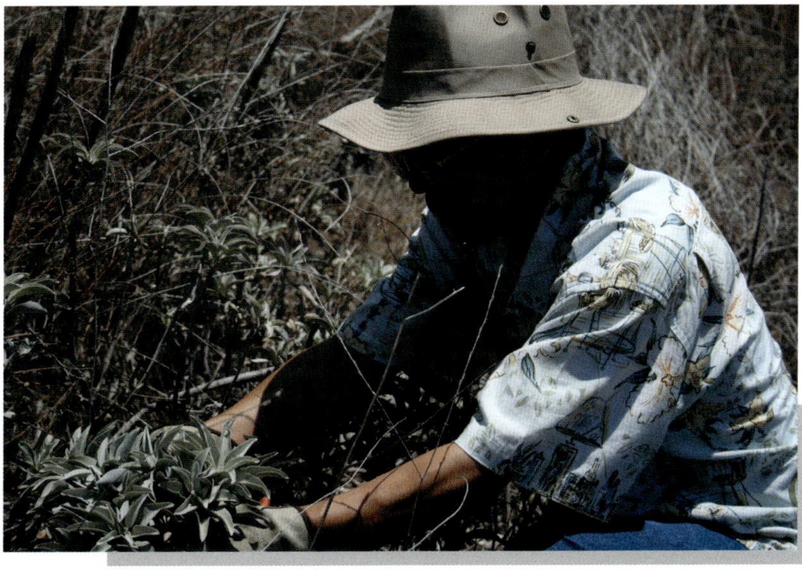

Rosemary 로즈메리

Rosmarinus Officinalis

눈을 통하여 아름다운 것을 보고 감사하며, 입을 통하여 감미로운 맛을 느끼고 감사하며, 귀를 통하여 감미로운 선율을 듣고 감사하며, 코를 통하여 자연의 내음을 맡고 감사한다면, 로즈메리 향기는 냄새를 맡게 해준 감사함을 더욱 느끼게 해준다. 로즈메리는 자연의 내음을 간직한 약초이다. <Simon & Garfunkel이 부른 Scarborough Fair의 첫 부분은 이렇게 시작한다. "Are you going to scarborough fair? parsley, sage, rosemary & thyme …" 이렇듯 노래가사 뿐 아니라 많은 미국 여성들이 Rosemary란 이름을 가지고 있을 정도로 오랫동안 생활 속에 깊이 자리한 사랑받는 약초이다.> 전해 오는 이야기로는 한 그리스 학생이 로즈메리로 만든 목걸이를 차고 다녔더니 그의 기억력이 증진됐다고 한다. 또한 결혼식에서도 배우자가 서로간의 충실을 약속한다는 뜻으로 많은 이용을 하였다 한다.

로즈메리는 한문으로 미질향(迷迭香)이라 하는데 이 뜻은 '충실'과 '기억'을 상징하는 것이다. 남녀간의 사랑에 있어서도 로즈메리는 빼놓을 수 없는 도구라 여겨진다. 만약 사랑하는 한편이 다른 상대에게 꽃이 활짝 핀 로즈메리의 가지로 몸을 가볍게 두드리면 그들은 서로 사랑에 빠진다하니 아마 짝사랑하고 있는 사람은 사용해 봄직한 방법일 것이다.

이와 같이 로즈메리는 사람의 삶을 사랑스럽고 충실하게 하여 준다. 뿐만 아니라 육체에 대한 치료작용도 상당한데 많은 요리용 약초가 그렇듯이 로즈메리도 소화관에 대한 진정작용이 있으며 소화를 돕는다.

감기라든가 유행성 독감, 알러지로 인한 흉민, 코막힘에 효과가 좋다. 로즈메리는 염증을 일으키거나 음식을 부패케 하거나, 또는 곰팡이균에 대한 저항력이 있으므로 가벼운 상처(칼로 베이는 등)에는 생(生)로즈메리잎을 찧어서 문지르고 반창고를 붙여두면 좋은 효과를 볼 수 있다.

로즈메리 Tea는 입안의 냄새를 제거해 주는 효능을 가지고 있다. 만드는 방법은 1Pint의 물을 끓여 불을 끈 다음 찻숟가락 3번 정도의 로즈메리잎을 집어넣고 30분 가량 지난 후 잎을 걸러 내고 Tea는 냉장고에 넣었다가 아침저녁 필요한 때에 입안에 머금고 헹구도록 한다.

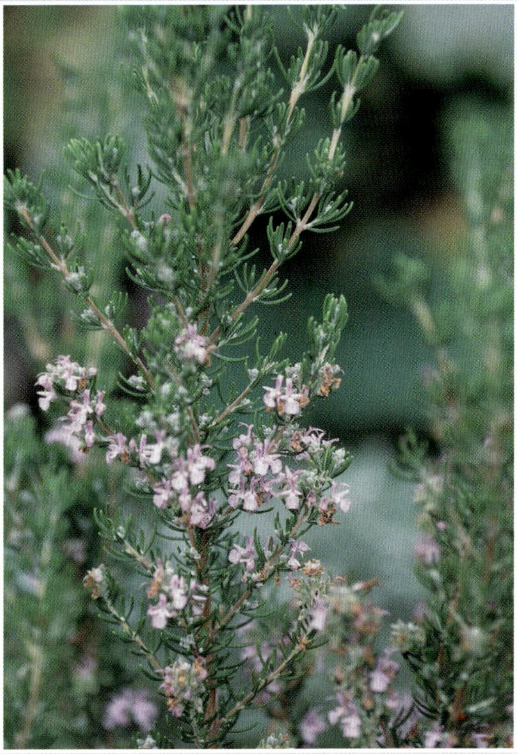

여행 정보

로즈메리는 강력한 산화방지제를 함유하고 있어 여행시 햄버거고기를 만들 때 로즈메리 잎과 섞어서 만들면 일정기간 부패를 방지하는 효과와 함께 향긋한 냄새, 소화를 돕는 효과를 더불어 얻을 수 있다(Pasta나 Potato salads에다 넣어도 여행 중 부패를 일정기간 방지할 수 있다).

로즈메리는 오염된 물을 정화하는 능력이 우수한 것으로 알려져 있다. 허벌그램(Herbal Gram)의 편집인 랍 맥캐랩(Rob McCaleb)은 "끓여 먹어야 될 것 같은 의심스러운 물이 있다면 약간의 로즈메리(혹은 Peppermint, Sage, Savory, Thyme)를 집어넣고 끓인 후 마시면 미생물로 인한 설사, 열, 복통의 걱정에서 안심하고 마실 수 있을 것이고 특별히 여행 목적지가 낙후한 지역이라면 더욱 위의 약초를 상비함으로써 보다 안전한 여행이 될 수 있으리라 생각한다"고 하였다.

[주요기능]

- 소화기능을 촉진시킨다.
- 비듬(dandruff) 치료에 효과적이다.
- 꽃물(Distilled flower water)은 피곤하고 충혈된 눈의 기능을 회복시킨다.

[사용방법]

- 요리에는 말린잎, 또는 생잎을 사용할 수 있다.
- 꽃물 사용시 이물질이 다 가라앉은 다음 윗물만 떠서 사용한다.
- 비듬에는 잎사귀를 뜨거운 물에 10~30분 담갔다 그 물로 헹군다(Rinse).

주의

- 로즈메리 오일은 반드시 외용(外用)으로만 사용하여야 한다(두통에 로즈메리오일을 양측두에 발라 문지르면 효과가 있다).

Queen of Hungary's Water 헝가리 여왕의 물

1235년 헝가리의 Queen Elizabeth는 다리 마비의 증상을 갖고 있었는데 세상을 등지고 살았던 어떤 은자가 로즈메리 꽃을 와인에 담갔다가 그것으로 그녀의 다리를 문질러 치료했다는 내용이 전해지고 있다. 그후 로즈메리 와인(Wine)은 '헝가리 여왕의 물'로 알려졌고 또한 외용(外用)으로 수세기 동안 통풍(Gout), 비듬, 대머리예방 등의 치료에 이용되었다. 이 유명한 물은 원래 로즈메리 꽃을 이용하였으나 잎으로 사용해도 같은 효과를 얻을 수 있다.

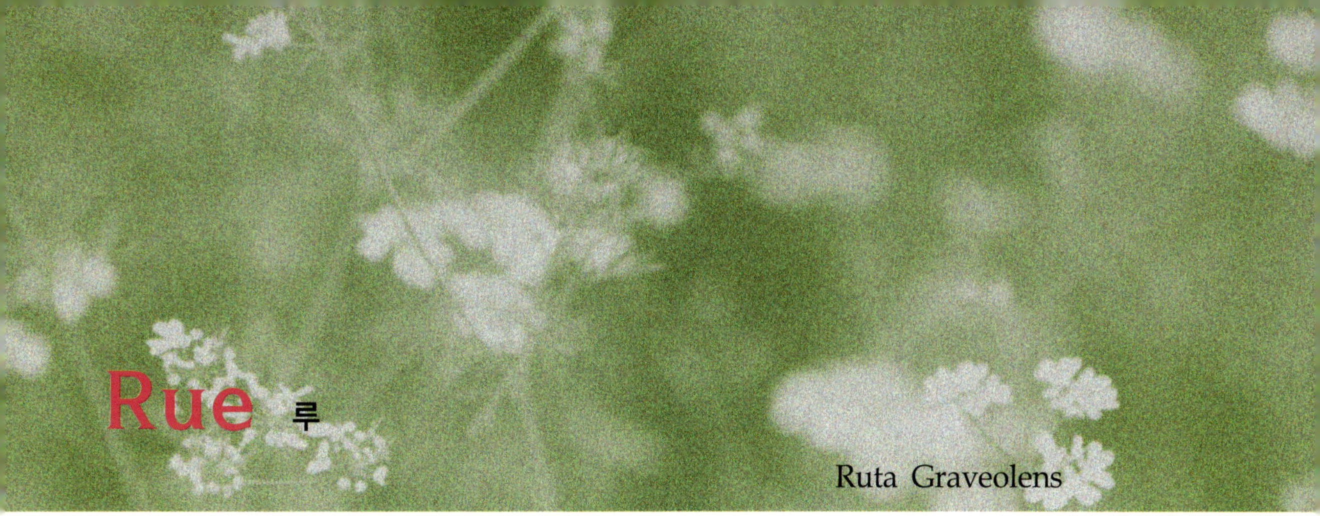

Rue 루

Ruta Graveolens

한 때 유럽의 민간치료약으로 유행하였던 루는 이곳 미국에서도 자주 사용되고 있으며 한인 사회에서는 운향초(芸香草)로 널리 알려진 약초이나 약성이 강하므로 사용시 주의하여야 한다.

성경(누가 11장43절)에도 박하와 함께 나란히 기록되어 있는 약초로 오랜 역사를 갖고 있다. 루는 조그만 잎사귀에 노란꽃을 피우는 상록관목으로 한번 냄새를 맡는 것만으로도 잊지 않고 기억될 만큼 강하고도 독특한 향을 품고 있다. 이러한 강한 향으로 인하여 고대에는 역병(疫病)이나 재앙을 물리치는 약으로 뿐만 아니라 각종 치료약으로도 사용하였다.

역시 루의 학명인 루타(Ruta)는 그리스말에서 전해진 것으로 '자유스럽게 하는 약초'의 뜻을 가지고 있다. 루의 사용에 관한 문헌을 보면 1세기의 자연요법가인 프라이니(Pliny)는 와인(Wine)에 루의 쓴 잎을 담가 마시면 몸속의 독을 제거한다 하였고 같은 시대의 디오스코리디스(Dioscorides) 또한 해충에 물렸거나 버섯, 독풀로 인한 부작용에 와인에 씨를 담가 마시면 증상을 가라앉힌다 하였다. 그는 역시 비강출혈에 사용하였고 루를 태워 뱀들의 접근을 막는데 사용한다 하였다.

16세기의 잔 제라드(John Gerard)는 루는 눈을 맑게 하며 페넬(Fennel)과 꿀을 같이 섞어 마시면 어두워진 눈을 치료한다 하였고, 17세기 컬페퍼는 디오스코리디스의 방법 외에도 협늑통, 기침, 폐렴, 좌골신경통, 관절통에 효과있는 약초로 소개하였다.

근래에 들어 루에는 모세혈관의 투과성을 정상으로 유지하는데 필요한 루틴(Rutin)이라는 물질이 다량 함유되어 있다는 사실을 알게 됐으며 미연방농무성(U.S Department of Agriculture)에서는 루틴이 고혈압 치료와 뼈, 치아를 튼튼히 하는데 매우 효과가 있음을 발견하였다.

이곳 로스엔젤레스(LosAngeles)에 사는 멕시코인들은 소화제로, 정력강화제로 Rue(루)를 애용한다.

[주요기능]

- **혈액순환을 개선하여 정상 생리를 유지시킨다.**
- **말초혈관의 순환을 개선시키고 높아진 혈압을 내린다.**

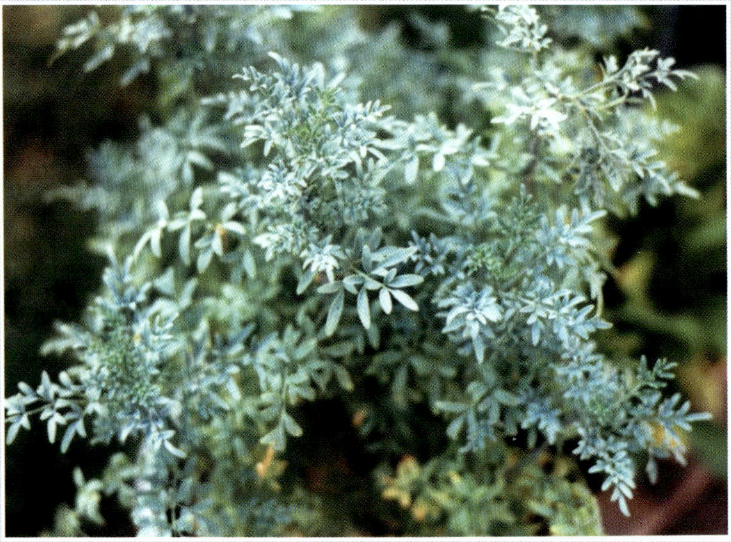

- **긴장성 두통을 풀어주며 폐경기의 가슴이 두근거림을 완화한다.**

- **항경련 작용이 있다.**
  소화도의 평활근에 작용하여 복통 및 긴장된 장도를 이완시킨다. 역시 발작성 기침에 효과가 있다.

- **시력을 보호한다.**
  루는 눈의 근육을 튼튼히 하는 효과가 있는 것으로 나타났다.

- **관절의 움직임을 원활히 한다.**
  나이가 들며 건(腱), 관절 특히 팔목마디에 쌓이는 침전물을 없애 관절의 운동이 원활하게 되도록 도와준다.

- **인체 각 기관의 독을 제거하는 능력이 있으며 뱀, 전갈, 거미 등에 물렸을 때 사용한다.**
  어벌 메디슨(Herbal Medicine)의 저자 버크만 박사는 뱀에 물렸을 때 응급처치로 루를 사용한다 하였다. 방법은 우선 얼음을 물린 부위에 문지르고 으깬 루 잎사귀를 찬 맥주에 넣어 상처 부위에 바르고 그 맥주를 1/4컵 마신다.

이외에도 히스테리, 간질, 산통에도 사용되고 있다.

[사용방법]

여름에 꽃이 피기 전 잎을 채취하여 그늘에 말려 사용한다.

- 1찻숟가락의 말린 잎을 1/2컵의 끓인 물에 10~15분 담갔다가 하루에 한 번 마시거나 1찻숟가락의 말린 잎을 3/4컵의 찬물에 10시간 가량 담갔다가 걸러서 하루에 한 번 마신다.
- 정기(Tincture)는 5~20방울 혀 안에 떨어 뜨려 복용한다(신선한 잎보다 말린 잎이 휘발성 오일을 적게 포함하므로 말려서 사용하는 것이 더욱 안전하다).

주의

- 루의 오일은 강력한 낙태약으로 임산부가 가장 금하여야 할 약초이다.
- 전통적으로 벌레퇴치약으로 피부에 적용하였으나 민감한 피부의 경우 물집이나 두드러기가 발생할 수 있다.
- 루는 내복, 외용을 막론하고 약성이 강하므로 어떤 경우의 사용이라도 한의사나 본초학자와 상의하여야 한다.

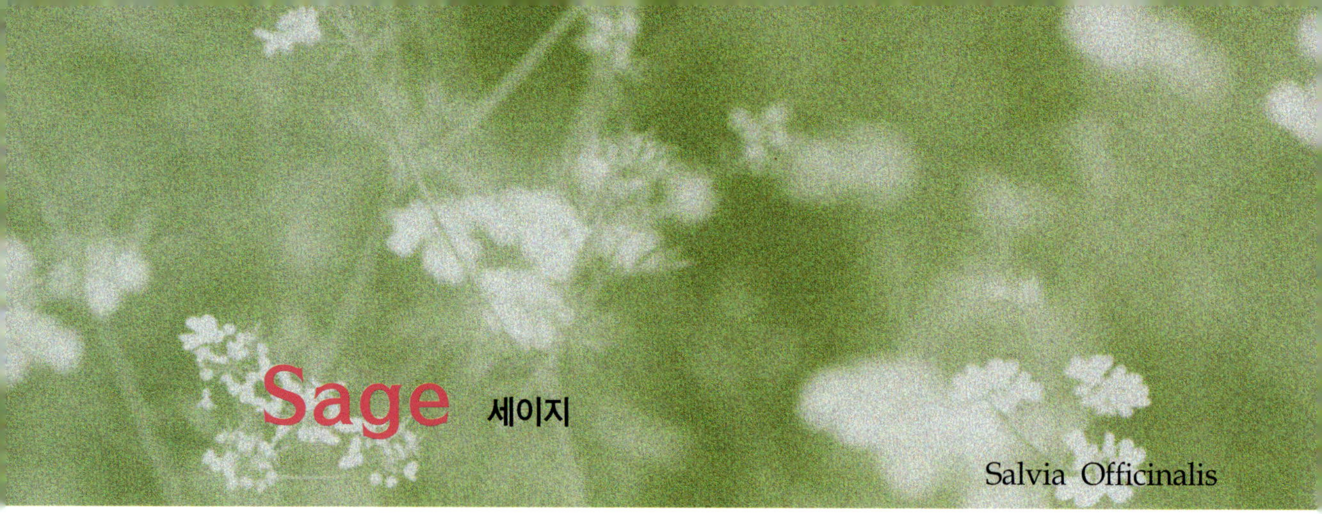

Sage 세이지

Salvia Officinalis

미국 최대의 명절이라 할 수 있는 추수감사절(Thanksgiving day)은 이곳 미국 땅에서 뿌리내리고 사는 한인들한테도 미국인 못지 않은 감사와 사랑과 휴식을 안겨주는 날이다. 사방 각지에서 흩어져있던 가족들이 한자리에 모여 정성으로 준비한 칠면조 요리와 많은 음식들은 우리들의 육신뿐만 아니라 마음까지도 넉넉하게 한다. 이러한 칠면조고기를 요리할 때 그 속을 채워주는 스터핑(Stuffing)에 세이지를 넣는 것은 온 가족에 대한 어머니의 건강을 지키기 위한 지혜라 아니할 수 없다. 세이지는 청교도들이 칠면조의 스터핑에 사용하기 수천년전부터 벌써 많은 사람들에 의해 '치료의 힘'을 가진 약초로서 찬양을 받아 왔다.

세이지라는 일반적인 이름은 Latin어의 '치료'라는 말에서 온 것으로 본초학자인 Varro Tyler(바로 타일러)는 "인간에게 알려진 모든 병은 세이지로 치료가 된다고 기록될 것이다"라고 극찬하였다.

이렇듯 세이지는 치료약의 대명사로 많은 사람들로부터 '만병통치약'이라는 평판을 얻었다.

세이지의 사용 범위는 무척 많았는데 고대 그리스, 로마인들은 고기의 산화방지제로 사용했으며 로즈메리(Rose Mary)와 마찬가지로 기억력을 증진시키는 것으로 믿었다. 로마의 자연요법가인 프라이니(Pliny)는 뱀에 물렸을 때, 간질, 장도 내의 기생충, 월경촉진에 세이지를 이용하였으며, 그리스의 의사인 디오스코리디스(Dioscorides)는 이뇨제, 월경촉진제로 사용하였고, 특히 상처에는 세이지 잎으로 싸매는 등의 응급 처치용으로 사용했다. 그 뿐 아니라, 이 세이지는 중국으로 건너가서 그곳 의사들에 의하여 불면치료, 우울증, 정신이상, 월경부조 등의 치료약으로 쓰였으며 인도의 고전치료가들(아유얼베딕의사 : Ayurvedic Physicians)에 의해서는 치질, 임질, 질염, 눈병 등에 처방됐던 약초이다.

[주요기능]

- **발한억제제(Anti-perspirant)로 쓰이고 있다.**

  여러 연구에 의하면 세이지는 땀을 억제하는 것으로 알려졌다. 세이지를 복용한 후 약 2시간 뒤에 50% 정도의 땀이 억제되는 것으로 나타났는데 이것은 세이지가 '고열'치료에 탁월한 효과가 있다는 것을 뒷받침하고 있는 것이다.

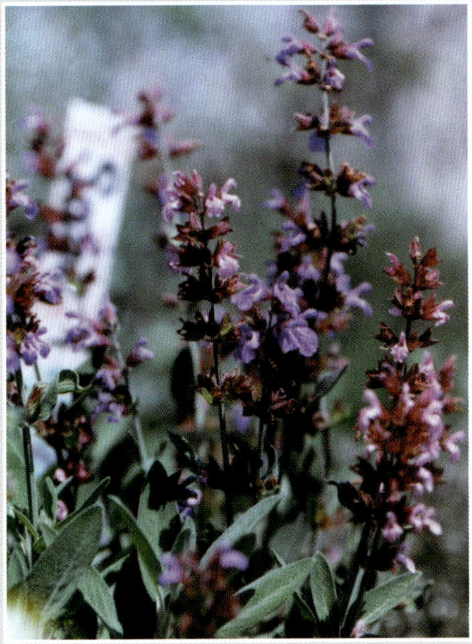

sage

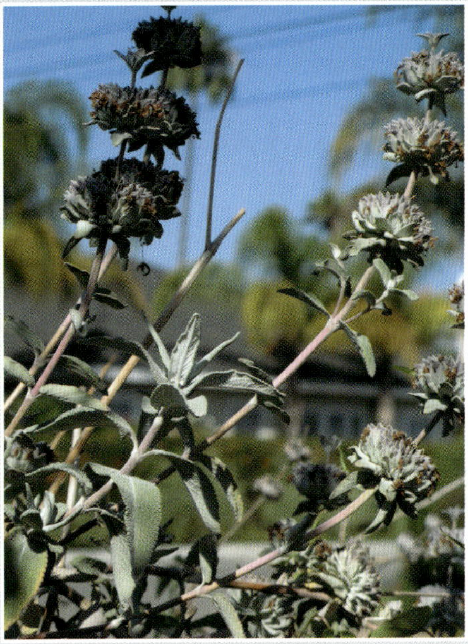

white sage

- **상처치료에 쓰임**

세이지는 감염의 원인인 박테리아를 억제하는 작용이 있다. 오늘날은 그리스의 의사인 디오스코리디스(Dioscorides)처럼 세이지 잎으로 상처를 직접 싸매는 것을 추천하지 않고 있으며 대신에 잘게 찧은 세이지 잎을 상처에 문지른 다음 반창고를 붙이는 방법으로 권하고 있다.

- **산화방지제(Preservative)**

세이지는 로즈메리처럼 산화방지물질을 함유하고 있으므로 여행시 같은 고기에 섞어 튜나(Tuna), 감자 Salad 등에 첨가하여 음식의 부패를 방지하는데 사용되며, 또한 고기 냄새를 제거하는데 쓰기도 한다.

- **소화를 돕는다.**

소화도내의 평활근(불수의근)에 작용해 소화를 돕는다.

- **당뇨병 치료를 돕는다.**

독일의 한 연구에 의하면 공복에 세이지 차(Tea)를 마실경우 혈당을 내리는 것으로 발표한 바 있다.

주의

- 당뇨병은 전문 관리를 요하므로 전체적인 당뇨 관리에 세이지를 사용하기 원한다면 담당의사와 상의하여 사용하여야 한다.
- 세이지는 집에서 재배하여 쓸 뿐 아니라 야생의 세이지를 쓰기도 한다. 특히 야생 세이지는 이곳 인디언들이 흔히 쓰는 약초로 일몰에 부정한 기운을 없애는 의식으로 세이지를 태울 뿐만 아니라, 천식, 기관지염, 기침 등에 중요한 약초로 쓰고 있다.

참 고

야생 세이지(wild sage or white sage)

- 흰색 세이지라고도 한다. 일반 세이지에 비해 잎이 두껍고 줄기 또한 억센 편이다. 향기는 일반 세이지와 비슷하나 더 강한 느낌을 준다. 이곳 인디언들은 야생 세이지 3~4잎 정도를 1컵 정도의 끓인 물에 더하여 천식, 기관지염 등의 질환에 쓰고 있다. 특히 일몰 의식으로 순수함과 부정한 것을 없애기 위하여 세이지를 태우기도 한다.

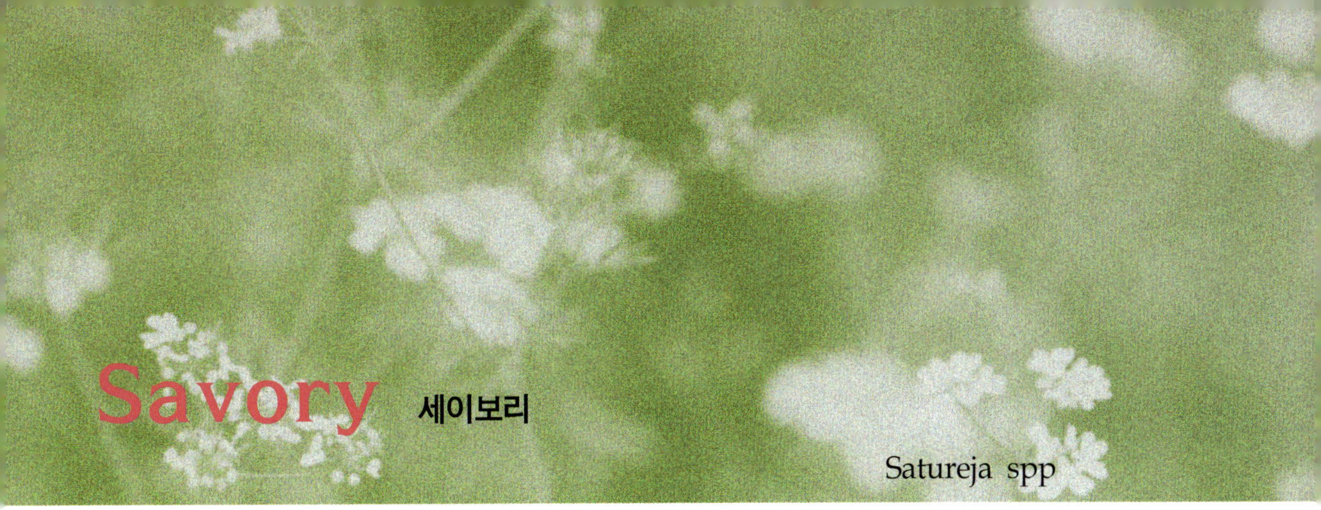

Savory 세이보리

Satureja spp

Summer Savory(Satureja Hortensis), Winter Savory(Satureja Montana)

세이보리는 박하계열에 속하는 방향성 약초로 고대의 약초에 관한 책에서부터 지금에 이르기까지 여름세이보리와 겨울세이보리의 2종류로 나누어 기록하고 있다.

여름세이보리는 주로 지중해 연안에서 야생으로 자라는 1년생 약초이고 각종 서양요리에 많이 쓰이며 세계 도처에서 재배하고 있다. 7~10월 사이에 분홍 또는 흰색의 앙증맞은 꽃을 피우며 약초 전체에 강한 향기를 품고 있다.

겨울세이보리는 남유럽과 북아프리카가 원산지로 되어있으며 여름세이보리보다 가지가 많고 뻣뻣하며 다년생으로 효능은 여름세이보리와 유사하다.

전통적으로 보면 여름세이보리가 겨울세이보리에 비해 여러 용도에서 더욱 많이 쓰이며 특히 수백년 동안 이들 세이보리는 인간의 성생활을 조절하는 중요한 약초로 평판이 나 있다. 여름세이보리는 성적욕구를 증가시키는 약초(催淫劑)로 냉감증(冷感症), 즉 성감결여를 치료하는 약초로 사용한 반면 겨울세이보리는 성욕을 억제하는 약초(制淫劑)로 사용하여 왔다. 이것은 여름세이보리가 더욱 선호된 까닭을 보여 주고 있는 것이다. 특히 근래에 정력제 및 근육강화제로 많이 쓰는 요힘비(Yohimbe)보다 안전하게 사용할 수 있는 것으로 나타났다. 여름세이보리는 세이지(Sage)보다도 2,000년전 이전에 이미 사용되었던 약초로 믿고 있는 오랜 역사를 가진 약초이다.

1세기와 2세기 때 각각 활동했던 고대의 의사인 디오스코리디스(Dioscorides)와 갈렌(Galen)은 '몸을 따뜻이 하고 몸 안의 습(濕)을 제거하는 약초'라 하였는데 이러한 약초의 성질은 이후 17세기 니콜라스 컬페퍼(Nicholas culpepper) 때까지도 변함없이 답습되었으며 '한(寒)으로 오는 천식과 월경 부조에 훌륭한 약'으로 소개하고 있다. 그는 또한 겨울세이보리에 관해서도 언급하기를 "장산통 및 가슴과 폐의 담(痰)을 제거하고 극도로 쇠약해진 정신을 맑게 하는데 효과있는 약으로 온조(溫燥)성질은 여름세이보리보다 약하다"하였다. 외용(外用)으로도 사용하였는데 "밀가루와 함께 반죽하여 습포로 좌골신경통에 쓰며 각종 벌레에 물렸을 때 역시 사용할 수 있다"고 기록하였다.

20세기 초 백 투 이든(Back to Eden)의 저자 제트로 크로스(Jethro Kloss)에 의해 여름세이보리의 사용은 더욱 발전되었다. 그는 최음제 뿐 아니라 월경촉진, 위장내의 가스(Gas)를 제거하여 통증을 완화하는 약으로, 조미료, 향료 등 실로 여러 방면으로 사용범위를 넓혔다. 이것은 지금까지도 유효한 것으로 사용하고 있는 상태이다.

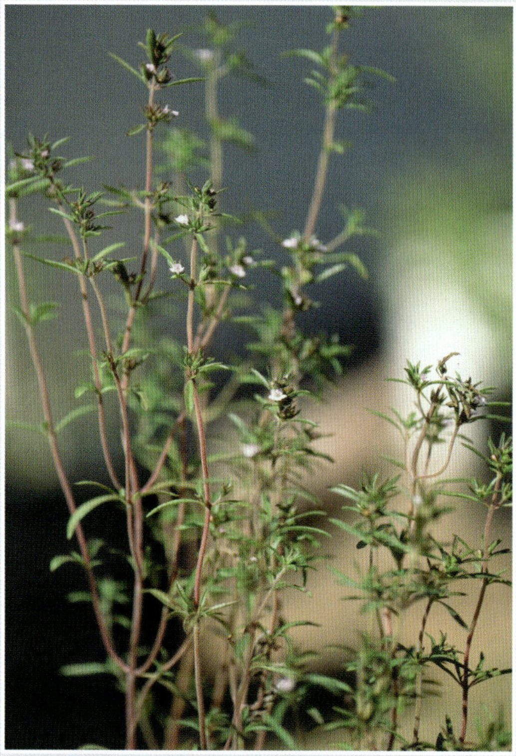

summer savory

오늘날에는 감기, 설사멎이 약초로도 쓰이고 있으며 흥미로운 사실은 유럽에서 당뇨병 환자의 극심한 갈증에 여름세이보리를 차(茶)로 하여 사용한다는 것이다.

[주요기능]

- 성기능 장애에 사용한다.
- 여름세이보리는 위장 내의 Gas와 장내의 Gas를 제거하는 특별한 약으로 오심(惡心), 소화불량, 식욕부진에 쓸 수 있는 안전하고 효과있는 약초이다.
- 인후통, 월경통, 치통을 완화시킨다.
- 설사에 효과가 있다.
  여름세이보리는 탄닌을 함유하고 있는 수렴성 약재로 설사에 사용한다.

- **겨울세이보리 오일은 강력한 항균성 오일로 칸디다증과 다른 진균치료에 사용한다.**

이외에도 강장제, 발한을 촉진, 세균번식억제, 항경련 등에 사용하고 있다.

[사용방법]

여름세이보리는 맵고, 약간 쓴맛에 소화불량과 고창(鼓脹)에는 박하(Mint)와 함께 쓰면 더욱 큰 효과를 얻을 수 있다.

2~4찻숟가락의 말린 약초를 1컵의 끓인 물에 10분간 담갔다 복용하며 하루에 1컵 마신다.

이 약초는 보통 여러 종류의 음식과 같이 요리하고 특히 콩요리에 함께 사용하여 콩으로 인한 가스 발생을 줄이기도 하며 돼지고기, 닭고기, 칠면조요리시 함께 요리하면 소화를 도우며 향기가 좋아 식욕을 돋군다.

주의

- 임신 중에는 복용을 금하고 세이보리 오일은 복용 전 전문한의사와 상의하여야 한다.

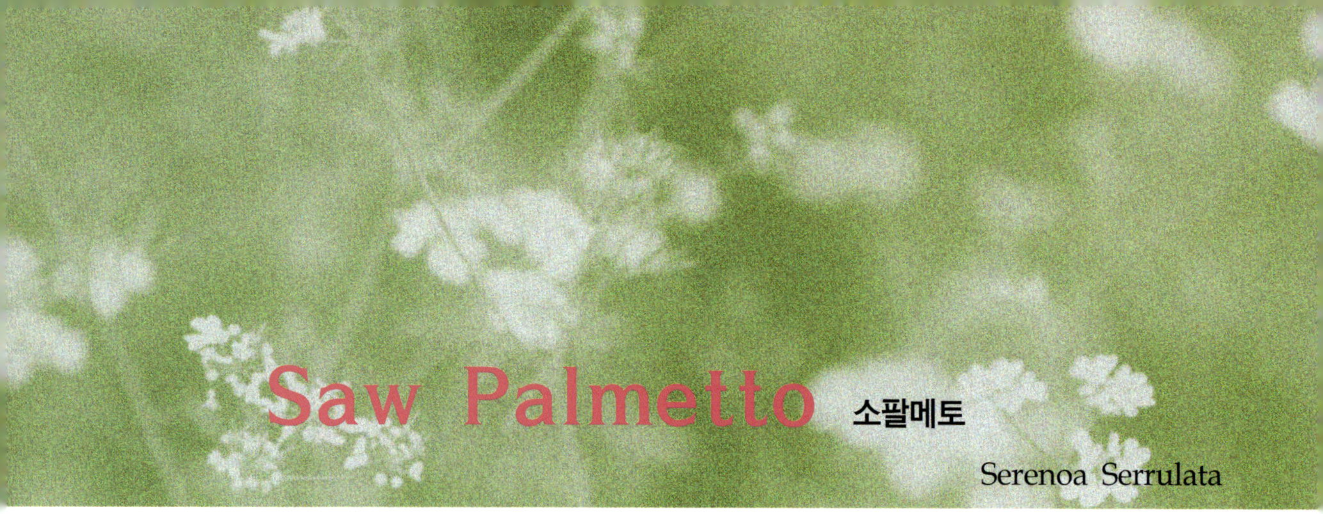

Saw Palmetto 소팔메토

Serenoa Serrulata

북미가 원산지인 소팔메토는 관목 모양을 한 야자의 일종으로 이름에서도 알 수 있듯이 손바닥을 펼친 모습에 잎 주위로 톱니모양의 이가 달려있다. 이 식물의 열매를 북미 원주민들은 식용으로 사용하였으며 동물들 또한 이 열매를 먹이로 하였다.

전해져 내려오는 이야기에 의하면 유럽의 이주자들은 소팔메토의 열매를 섭취한 동물들이 살이 찌고 윤기가나는 것을 발견하였는데 그들은 이 열매에 많은 약효가 있는 것으로 여겼으며 이후로 그들의 생활 여러 곳에 이 열매를 사용하였다 한다.

소팔메토는 많은 이명이 붙어 다니는 효과있는 약초로 그 중에서는 소변을 내리기 위해 방광에 삽입하는 외과 기구인 '카테터(Catheter)'를 장치한 것 같이 소변을 원활하게 내린다 해서 '식물카테터(Plant Catheter)'라는 별명으로도 사용되고 있다. 이것은 방광을 튼튼히 하고 비대해진 전립선을 정상으로 회복시켜 소변을 원활히 내리는 작용이 우수한데서 나온 별명이다.

이와 같이 소팔메토는 전립선비대로 인한 소변이상에 탁월한 효과를 발휘하고 또한 남성생식기의 기능을 증강시키며 최음효과가 있는 것으로도 평판이 나 있다. 일반적으로 소팔메토는 남성을 위한 약초로 많이 알려져 있으나 여성에게 있어서도 에스트로젠 호르몬에 상당하는 효과가 있는 것으로 알려져 있다.

특히 여성들의 유방성장을 촉진시키는 것으로 나타나 안전하게 유방을 성장시킬 수 있는 약초로도 기대를 모으고 있다. 북미에 거주하던 인디언들은 열매 뿐 아니라 뿌리도 사용하였다. 그들은 뿌리를 짓찧어 가슴의 통증과 조그만 가슴을 부풀리기 위해 써 온 것으로 전해지고 있는데 이것이 앞서 언급한 유방의 성장을 촉진시키는 기능이 열매에 있다는 것과 무관하지 않은 듯 하다.

19세기 이후로는 강장제로 많이 사용하고 있으며 20세기초에 활약했던 '백 투 이든(Back to Eden)'의 저자 '제트로 크로스(Jethro Kloss)'는 "미생물의 번식과 활동을 억제하고 진정 효과가 있으며 강장, 이뇨작용이 있는 약초"라 하였다. 또한 그는 천식, 인후의 각종 질환, 감기, 기관지염, 백일해(Whooping cough) 등에도 많은 효험이 있음을 기록하였고, 특히 소팔메토의 가장 중요한 특점으로 전체적인 건강회복과 체중증가 및 남녀의 생식기질환, 전립선비대에 특별한 작용이 있는 약초로 극찬을 아끼지 아니하였다.

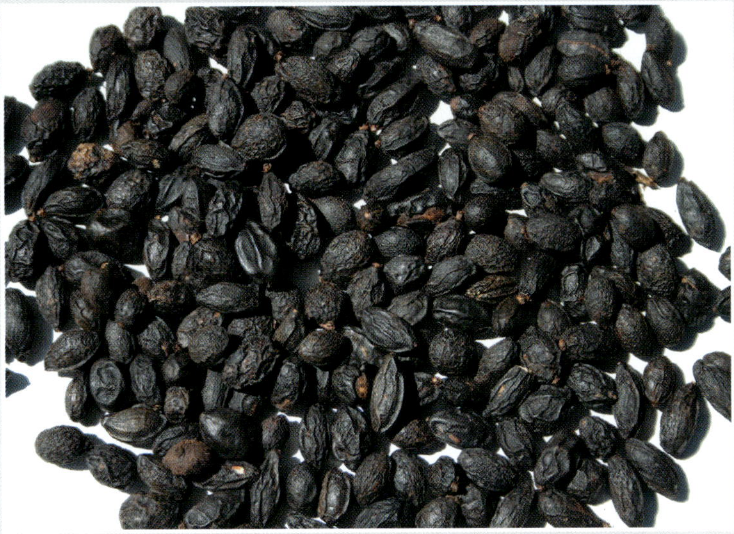

오늘날도 소팔메토의 사용은 이전과 변함없이 많은 사용을 보이고 있으며《홀리스틱 어벌(Holistic Herbal)》의 저자로 알려진 데이빗 호프만(David Hoffman)은 "소팔메토 열매는 남성의 생식능력을 강하게 하며 남성호르몬의 증가에 요구되는 어떤 경우라도 안전하게 사용할 수 있는 약초 중의 하나이다. 특히 전립선비대에 단용(單用)으로 뿐 아니라 홀스테일(Horsetail) 등과 같이 사용하면 좋은 결과를 얻을 수 있으며 위(Stomach)와 요도의 감염에도 효과 있게 쓸 수 있는 훌륭한 약초"라 하였다.

유럽에서는 전립선 비대 치료에 소팔메토를 주요 약재로 사용하고 있는 상태이다(전립선치료에 소팔메토가 상당한 효능이 있음에도 불구하고 이에 따른 연구는 아직 미비하여 앞으로 더욱 많은 연구가 필요한 약초이다).

[주요기능]

- 남자의 수정능력을 증가시키며 전립선비대(Benign Prostate Enlargement), 발기부전, 조기사정, 성욕저하, 고환위축 등에 사용하며 최음효과가 우수하다. 특별히 정신적 발기부전(Psychic Impotence)에 좋은 효과가 있다.

- 소팔메토는 거담(祛痰)효과가 있기 때문에 '담'으로 인해 가슴이 답답하거나 메스꺼움, 기침 등에 사용하고 천식, 기관지염, 감기 등의 호흡기질환 치료에 쓰인다.

- 체중을 증가시키며 신체 각 조직을 튼튼히 하므로 쇠약해진 신체와 만성피로, 소모성 질환에 사용한다. 단일 물질이 생세포에 의하여 복잡한 화합물로 변하는 동화작용(同化作用)에 관여하는 몇 안되는 서양 약초 중의 하나이다.

[사용방법]

가을에서 초겨울까지 잘 익은 열매를 채취하며 소모성 질환과 만성피로에는 씨를 제거하고 사용한다. 전립선비대에는 홀스테일(Horsetail)과 리코리스(Licorice)를 같이 사용하면 상승효과를 볼 수 있다.

- 24~30개(21~30g)를 3~1/2컵 가량의 물과 함께 7~10분 가량 끓인 후 하루에 3번 나누어 마신다.
- 정기(Tincture)는 1찻숟가락을 물 1/2컵에 타서 하루 3번 마신다.

소팔메토는 많은 상업용 제품이 나와 있는 만큼 손쉽게 구할 수 있는 약초이다.

주의

- 소팔메토는 일반적으로 안정적이고 효과있는 약초로 보신(補身)과 치료(治療)를 겸한 약초라 할 수 있다. 그러나 전립선 이상으로 치료에 응용할 때는 전문한의사와 상의하여 사용한다.

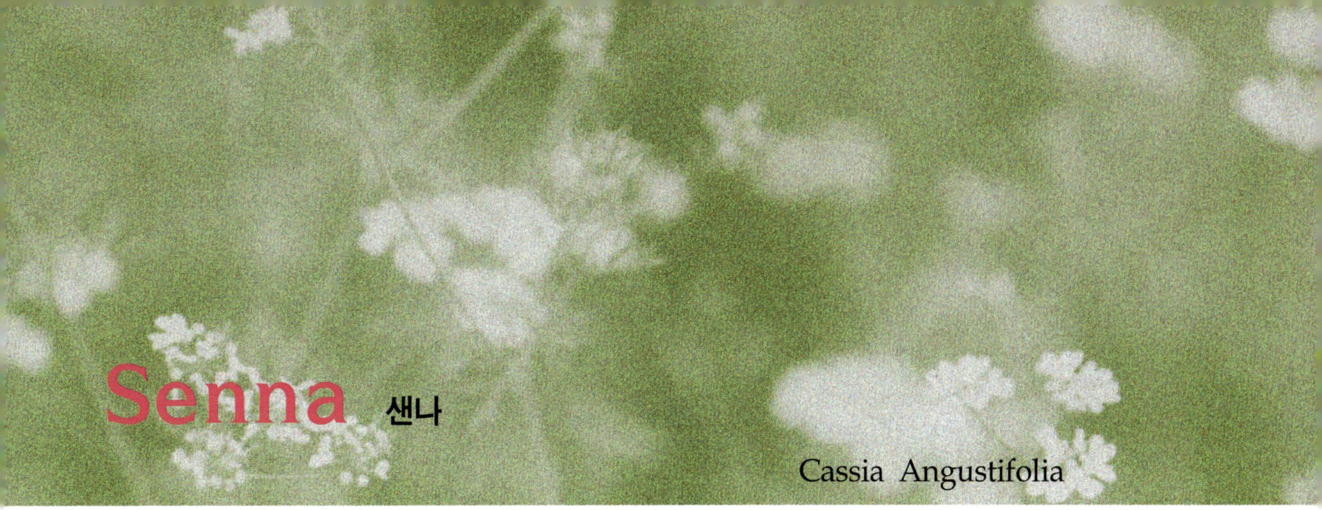

Senna 샌나

Cassia Angustifolia

콩과에 속하는 샌나(Senna)는 다년생 아관목으로 밑동만 목질이고 그 줄기는 여러 갈래로 나뉘어 길쭉한 타원형의 조그만 잎사귀를 많이 거느리며 곧게 위로 올라가는 꽃대는 이른 여름부터 늦은 가을까지 노란 꽃을 한올 한올 피어간다.

샌나는 열매(콩깍지)와 잎을 약용으로 사용하는데 강력한 통변기능을 가지고 있다. 그런 까닭에 많은 본초학자들은 샌나를 설사약(Cathartic)이라고도 부른다. 아랍의 의사들은 9세기경 이미 이 약초가 장을 자극하는 기능이 있음을 최초의 기록으로 남겼으며 이러한 기록은 수세기 동안 중동에서 인디아에 이르기까지 샌나가 광범위하게 사용되어지는 동기가 되었다. 유럽으로는 십자군 원정이전에 소개되었으며 이후로 지금까지 치료약초로 널리 사용되고 있다.

17세기 당시로는 획기적으로 모든 병들에 많은 약초들을 소개시킨 영국의 본초학자 니콜라스 컬페퍼(Nicholas Culpeper)는 이 약초가 "위를 깨끗이 하고 여러 장기의 나쁜 수액들을 없애고 정신을 강하게 하며 피를 정화시키며 만성적인 발열에 좋다"는 당시의 주장들에 대해 전적으로 동감하였으나 다른 본초학자들은 일반적으로 샌나를 단지 통변제로서 추측하였을 뿐이다.

19세기에 이르러 인디언 의술에 영향을 받은 절충학파들은 샌나를 "통변이 요구되어지는 모든 종류의 열병(熱病)에 매우 유용한 약초"라 하였으며 오늘날의 본초학자들 역시 샌나의 배변촉진 기능이 탁월함을 인정하고 있는 상태이다. 이런 까닭에 시중에서 상품으로 나와 있는 많은 사하약(ex : Fletcher's Castoria, Innerclean Herbal Laxative)들은 샌나를 주요성분으로 포함하고 있다.

샌나는 알로에나 카스카라 사그라다와 마찬가지로 안트라퀴논(Anthraquinone)이라는 장을 자극하는 물질을 함유하고 있다. 이런 안트라퀴논 통변제는 변비치료의 마지막 단계에서 사용되어져야 한다는 것은 일반적인 상식이다.

UC Sanfrancisco 의과대학 조교수인 사이먼스박사(Dr. Simons)는 변비치료의 단계를 다음과 같이 설명하였다.

첫째는 섬유질이 많은 음식과 수분을 더욱 많이 섭취하고 운동량을 늘이며 만약 이 방법이 효과가 없을 경우 둘째 단계로 대변량을 증가시킬 수 있는 물질 예를 들면 실리윰 등을 사용하며 이 방법 또한 효과가 없을 때 셋째 단계로 랙사티브 미네랄 오일(Laxative Mineral Oil)을 섭취하거나 카스카라 사르라다(Cascara Sagrada)와 같은 부드러운 사하제를 쓴다.

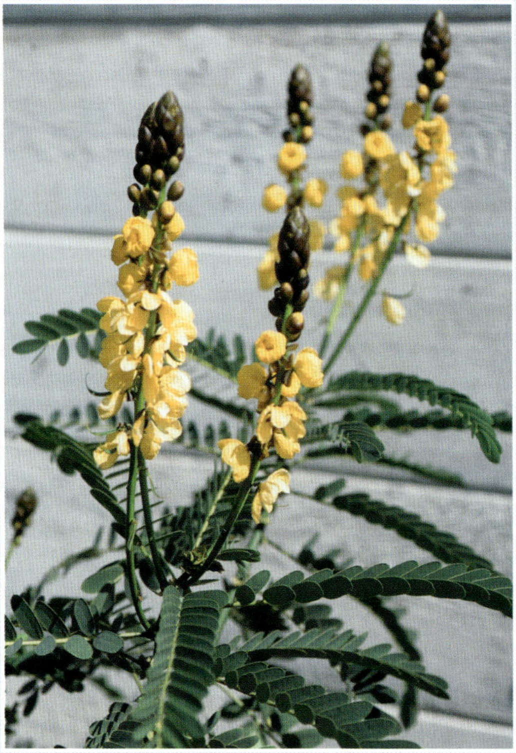

그리고 이러한 모든 방법들이 효과가 없을 때 담당의사와 상의하여 안트라퀴논을 함유한 사하제(샌나, 알로에 등)를 사용하여야 한다.

[주요기능]

- **변비치료에 효과가 우수하다.**

  알로에, 벅손(Buckthorn)과 마찬가지로 샌나도 변비치료에 효과가 우수하다.

- **열(熱)을 내리는 기능이 있다.**

  샌나는 성질이 차가운 까닭에 열을 내리는 기능이 있으며, 특히 열로 인한 변비에 효과가 뛰어나다.

- **복부의 X-선 촬영시 혹은 복부 수술 전 샌나는 장도를 깨끗이 한다.**

- **수술 후 장기능의 조기회복을 촉진시킨다.**

  샌나 4g을 1컵의 끓인 물에 우려마신 환자 276명을 관찰한 결과 효과가 비교적 좋았으며 일반적으로 한첩 복용 후 25시간 내에 가스배출 및 배변자가 95.6%에 달하였다(중국 향촌의생 1988년).

- **췌장염, 담낭염, 담석증 및 소화도 출혈을 치료한다.**

  1986년 중의 잡지에 발표된 내용에 의하면 상기한 모든 병증에서 현저한 치료효과가 나타났으며 특히 서양약을 쓴 조보다 치료효과가 뛰어난 것으로 발표되었다.

  샌나의 맛은 역겹기 때문에 본초학자들은 잎을 우려먹는 것보다는 캡슐이나 알약으로 만들어진 제품을 추천하고 있다. 그러나(필자의 경험으로) 잎을 우려먹으면 효과가 신속히 나타나므로 효과를 빨리 봐야 할 경우라면 이 방법을 사용할 수 있고 꿀이나 레몬을 타서 마셔도 좋다.

  또한 샌나는 복용후 장의 경련을 호소하는 경우가 있는데 이럴 때는 항경련작용이 있는 페넬(Fennel), 카모밀(Chamomile), 생강 등을 함께 넣어 복용하면 맛도 개선될 뿐 아니라 장경련도 예방할 수 있다.

[사용방법]

샌나는 잎 또는 열매(콩깍지)를 쓴다. 보통 잎의 효과가 열매보다 강한 것으로 간주하고 있다. 1~2찻숟가락의 말린 잎을 1컵의 끓인 물에 10분 가량 담갔다 하루 한번 아침 또는 취침 전에 마시고 3~4일을 넘기지 않는다.

열매(콩깍지)는 4~5개 열매를 뜨거운 물에 4~5시간 담갔다 아침 또는 취침 전에 마신다.

주의

- 2살 이하는 금(禁)한다.
- 65세 이상의 노인은 적은 양에서 시작하여 필요에 따라 양을 늘린다.
- 상품으로 나와 있는 제품뿐 아니라 말린 잎을 사용하더라도 정해진 용량을 초과하지 않는다.
- 임산부는 금한다.
  약의 성질상 아래로 내리는 강한 기운으로 인하여 드물게 유산을 초래한다.
- 만성적으로 위장에 문제가 있는 사람 즉, 위궤양, 대장염 등을 갖고 있는 분은 사용을 금한다.
- 몸이 허약한 사람, 월경기, 포유기에는 신중히 사용하거나 피한다.
- 과다복용시에는 복통, 오심, 구토가 일어날 수 있다.
- 장기간 복용시 화학물질의 자극이 없으면 대변을 움직일 수 없는 '레이지 바울 신드롬(Lazy Bowel Syndrome)'의 원인이 될 수 있다.

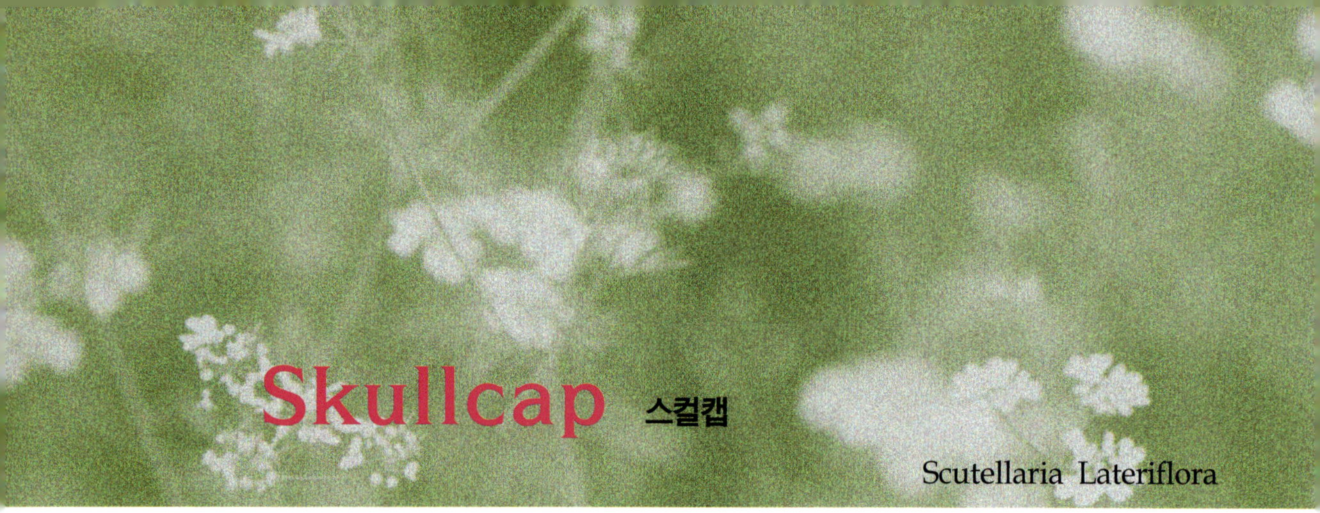

Skullcap 스컬캡

Scutellaria Lateriflora

본초책에 기재된 약초 중에서 우리에게 가장 널리 사용되고 적절한 신경에 관한 강장제를 든다면 스컬캡이라 할 수 있다. 스컬캡은 다년생 식물로 북미가 원산지로 미국 및 캐나다 등지에서 야생으로 많이 자라는 약초이다.

전통적으로 원주민 인디언들이 월경에 관여하는 각종 문제를 치료하는데 사용하여 왔을 뿐 아니라, 월경을 인체의 신비한 작용으로 여겨온 그들은 신체를 깨끗이 하는 의식을 행할 때 이 약초를 이용하기도 하였다.

스컬캡은 19세기 미국에서 공수병을 치료하는 것으로도 유명하였으며 이런 까닭에 '광견(Mad Dog)'이라는 이명으로도 전해 내려오고 있다.

흥분되거나 불안한 상태를 진정시키는 약초로 주로 사용되는 스컬캡은 그 효능에 대해 적지 않은 논쟁이 대두되고 있으나 수세기 동안 '신경안정약초'로 이용되고 있으며 아직도 주요 기능으로 여기고 있는 부분이다.

중국의사들 또한 수세기동안 이 약초를 신경안정제로 경련 등을 치료하는데 사용하였다. 스컬캡은 1772년 최초로 광견병치료약초로 미 서부지방 의사들의 주목을 받았으며 이후 미국 동북부 뉴잉글랜드(New England) 지역의 의사들이 공수병의 치료 및 예방에 효과가 있음을 증명하였다.

그러나 이후 100여년 가까이 본초학자들은 소화기능 증진과 신경안정약초로만 대부분 이용하였다.

미국의 19세기 절충학파 의사들은 스컬캡이 진정기능과 불면치료 및 불안, 초조, 학질, 경련, 알코올 중독 환자의 갑작스런 정신장애 등에 효과가 있음을 기록하였다.

스컬캡은 1863년 신경안정약초로 미국약전(US Pharmacopoeia)에 수록되어 1916년까지 지속되다 이후 전국처방집(National Formulary)으로 옮겨져 1947년까지 기록되었던 약초이다.

오늘날은 대다수의 본초학자들이 중추신경계통의 기능을 회복시키면서도 긴장된 신경을 완화시키는 역할이 있는 것으로 보고 있으며 불면, 지속적 긴장, 월경전증후군, 각종 열병, 경련, 발작, 히스테리, 간질 등의 정신성 질환에 많이 사용하고 있다. 특별한 것은 해독의 기능으로 습관성 약품 및 알코올 등으로 인해 인체에 남아있는 잔여독소들을 처리하기 위해 이 약초를 사용하고 있다.

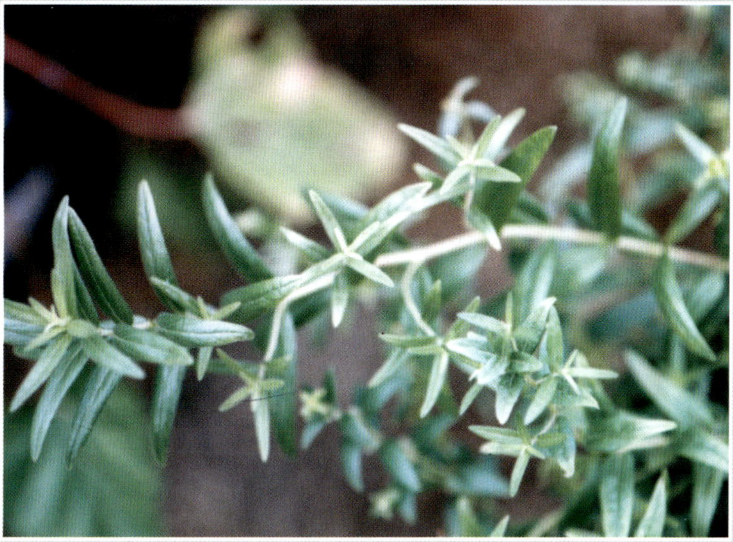

[주요기능]

• **정신안정 및 수면효과가 있다.**

1943년 이래 유럽과 러시아의 약초연구가들은 이 약초가 전통적으로 정신안정제로 사용된 것에 대한 과학적 근거를 제시하였으며 유럽의 의료인들은 스컬캡이 정신안정과 수면에 효과가 있음을 인정하고 있다. 때문에 많은 상업용 '자연산 수면제'의 중요 약재로 사용되고 있다.

• **좋은 콜레스테롤의 수치를 높인다.**

스컬캡은 HDL로 불리는 좋은 콜레스테롤의 수치를 높이는데 효과가 있는 것으로 나타났다. HDL의 증가는 역시 심장마비의 위험률을 내리는 것으로도 밝혀졌다.

이외에도 중국의 의사들은 간염(Hepatitis)에 괄목할만한 치료효과가 있음을 발표하였는데 심각한 간의 질환에도 이 약초가 효과가 있다고 하기에는 너무 이른 감이 있으나 연구할 가치는 충분히 있다.

[사용방법]

스컬캡은 보라색의 꽃을 피우는 아름다운 식물이다. 약재는 지상 부위를 모두 사용하나 주로 잎사귀를 사용하며 다른 약재와는 달리 말린 잎도 원래의 색깔인 녹색을 그대로 간직하고 있는 약초이다. 북미가 원산지나 많은 종류가 유럽 등지에서 자생하고 있으며 치료 약초로는 북미산이 사용되고 있다. 쓴맛과 약간의 떫은 맛(삽 : 澁)이 있다.

- 정신안정에는 1~2찻숟가락의 말린 약초를 1컵의 끓인 물에 10~15분 가량 담갔다 하루 3번 마신다.
- 스컬캡은 맛이 쓰므로 기호에 따라 약간의 꿀이나 레몬을 타서 마셔도 좋다.
- 민트(Mint), 리코리스(Licorice) 등과 함께 사용하면 상승효과를 볼 수 있다.

주의

- 2살 이하는 금하고 65세 이상은 적은 양에서 시작하며 필요에 따라 양을 늘린다.
- 스컬캡차는 어떠한 부작용도 발표된 바는 없으나 많은 양의 스컬캡 정기(Tincture)는 어지럽거나 가벼운 근육경련, 정신혼란 등을 초래할 수 있다.

미연방식품의약국에서는 '안전이 확인되지 않은 약초'로 분류하였으므로 사용 전 전문한의사와 상의하여야 한다.

St. John's Wort 세인트 잔스 월트

Hypericum Perforatum

세인트 잔스 월트(St. John's Wort)는 치료약초로 이미 2,000년 이상을 사용해온 유서깊은 약초이다. 주로 상처치료에 사용되었으나 근래에 들어 약초에 대한 많은 연구는 이 약초의 효능이 상처치료뿐만 아니라 우울증과 면역기관에 현저한 효과가 있음을 밝혀 놓았다. 특별히 1988년 뉴욕 대학(New York University)의 연구가와 웨이즈맨 연구소(Weizman Institute)에서 에이즈(AIDS : Acquired Immune deficiency Syndrome)의 원인이 되는 HIV(Human Immune Deficiency Virus) 및 여타 바이러스에 대항하는 극적인 효과가 있다는 것이 발표되었으며 이후 약초를 사용한 에이즈 환자에게서 긍정적인 효과가 있음이 보고되었다.

세인트 잔스 월트의 잎과 꽃에는 많은 특별한 선(腺 : Glands)들이 있다. 이것을 짜면 빨간색의 오일이 나오는데 초기의 기독교인들은 세례요한의 순교일에 특별히 이 약초가 피와 같은 빨간 오일을 방출한다고 믿었으며 이것이 바로 약초의 이름인 '성 요한의 식물'로 되게 된 까닭이다.

세인트 잔스 월트는 시대에 따라 독특한 사용처를 보이고 있다. 1세기 때의 로마 본초학자인 프라이니(Pliny)는 독사에 물렸을 때 정기(Tincture)로 만들어 사용하였고, 그리스의사인 디오스코리디스(Dioscorides)는 화상과 이뇨제, 월경촉진제 및 좌골신경통, 학질 등에 사용하였다. 역시 로마인이나 그리스인들 사이에는 이 약초가 악령으로부터 인간들을 보호해 주는 것으로 믿고 있었다.

16세기 때의 본초학자인 잔제라드(John Gerard)는 "깊은 상처에 가장 귀중한 치료 약초"임과 동시에 소변촉진과 방광의 결석을 예방하는 데도 효력이 있음을 기록하였다.

1618년 최초의 런던약전(London Pharmacopoeia)에는 세인트 잔스 월트의 꽃을 잘게 부셔서 오일에 잠기게 하여 3주 가량 햇빛에 놓아둔 다음 사용하기를 권하는 비교적 자세한 기록도 볼 수 있다.

17세기 영국의 본초학자인 니콜라스 컬페퍼(Nicholas Culpepper) 또한 "상처 치료의 대표적인 치료제"로 꼽고 있으며 와인에 담가 마시면 내상(內傷) 및 멍든 상처에 효과가 있고 역시 부기(부종)를 가라앉히며, 구토와 토혈(吐血)에도 치료 약초로 사용하였다.

19세기에 들어와 동종요법(Homeopathy)이 유행하면서 세인트 잔스 월트는 이에 편승해 상처치료에 국한되지 않고 설사, 좌골신경통, 치질 및 마비 증상에도 이용하는 광범위한 치료약초로 발전하게 되었다.

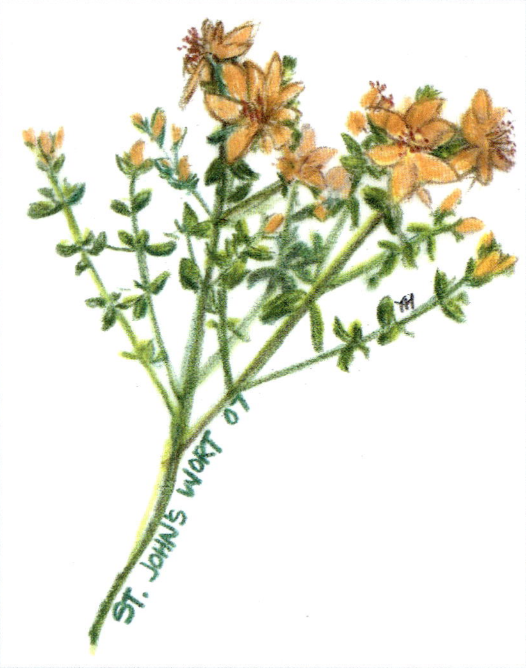

같은 시대의 절충학파 의사들은 상처치료 및 파상풍 예방과 히스테리치료에 이 약초를 사용하였으며 오늘날에는 안전성에 논란의 여지가 있음에도 불구하고 우울증치료 및 각종 신경성질환에 대표적으로 쓰고 있고, 특히 AIDS에 효과가 있는 약초로 주목을 받고 있다.

[주요기능]

세인트 쟌스 웥트(St. John's Wort)는 독일 및 구소련에서 주로 연구 조사되었으며 아직도 많은 연구가 진행되고 있다.

이 약초에는 플라보노이드(Flavonoids)로 알려진 면역조정물질과 우울증을 치료하고 바이러스의 활동을 억제하는 물질로 알려진 하이페리신(Hypericin)을 다량 함유하고 있다.

이외에도 다른 여러 연구에서는 항박테리아, 항진균, 항염증 효과가 있는 것으로 나타났다.

- **에이즈(AIDS) 치료에 응용할 수 있다.**

  세인트 잔스 웥트의 가장 주목되는 것 중의 하나는 '하이페리신(Hypericin)'이 AIDS 바이러스에 대항하는 물질로 나타났다는 것이다. 전국 과학 협회 회보(Proceeding of the National Academy of Sciences)에 따르면 시험관 및 동물실험에서 에이즈 바이러스와 유사한 바이러스에 극적인 효과가 있음을 시사하였다. 이러한 내용을 뒷받침하듯이 1989년 초에 발행된 '에이즈 치료 뉴스(AIDS Treatment News)'에서 조사된 내용에 따르면 세인트 쟌스 월트를 사용한 에이즈환자가 현저한 증상개선, 즉, 면역이 증강됐고 몸무게가 늘어났으며, 식욕도 좋아지고 에너지 또한 증가되었음이 조사를 통해 나타났다.

- **항우울증 효과가 있다.**

  세인트 쟌스 월트의 또 하나 대표적인 치료작용으로 이 또한 '하이페리신(Hypericin)'이 관여하는 것으로 나타났다. 독일의 연구에 따르면 우울 증세를 나타내는 15명의 여성을 상대로 본 약초를 투여(기간은 명시 안됐음)한 결과 우울증상이 현저히 감소했으며 식욕도 늘고 생활의욕이 높아졌으며 감정 상태도 한층 밝아졌음이 나타났다. 직장생활의 스트레스와 함께 우울증세는 흔히 호소하는 증상인데 이곳 미국에서도 이러한 환자들이 세인트 쟌스 월트를 복용하고 있으며 효과가 좋은 것으로 알려져 있다.

- **상처치료에 사용한다.**

  세인트 쟌스 월트의 상처치료에 대한 사용은 이미 오랜 역사를 가지고 있다. 최근의 여러 연구들은 이 약초의 주요성분인 '하이페리신(Hypericin)'과 빨간색의 오일에 함유된 여러 항생물질이 상처의 감염을 예방하는 것으로 연구되었다.

[사용방법]

꽃이 활짝 피는 7~8월에 잎과 꽃을 함께 채취하여 공기가 잘 통하는 그늘진 곳에서 말렸다 사용한다.

- 1~2 찻숟가락의 말린 잎을 한 컵의 끓는 물에 10분 가량 담갔다 하루에 3번 마신다. 맛은 쓰고 약간의 단맛도 갖고 있다.
- 정기(Tincture)는 1/4~1찻숟가락을 하루에 3번 마신다.

주의

▪ 세인트 잔스 월트는 여러 본초학자들 사이에서 각종 질환에 다용함에도 불구하고 그 안전성에 논란이 있는 약초이다. 이 약초 복용 중에는 맥주, 와인, 커피, 살라미(소세지의 한 종류), 요구르트, 쵸콜렛, 훈제 식품 등을 삼가고 감기약, 알러지약, 체중조절약을 복용하시는 분은 사용 전, 전문한의사와 반드시 상의하여야 한다.

Tarragon 타래곤

Artemisia Dracunculus

러시아, 서아시아, 히말라야가 원산지인 타래곤은 오늘날 약용 및 향료로 세계 도처에서 재배되고 있다. 에스트레곤(Estregon)으로도 불리는 이 약초는 국화과에 쑥속의 다년초로 달걀 노른자위, 식초, 파 등으로 만드는 베어네즈 소스(Bearnaise sauce)의 향기를 내는 주요 약초로 가장 많이 알려져 있다.

다른 대개의 향기나는 약초와 마찬가지로 치료약초로서 오랜 역사를 가지고 있다. 다만 17세기 약초 유행 시기에는 큰 역할을 못하였으나 최근에 들어와서 구강마취, 신경안정에 효과가 있고 심장질환의 예방에도 관여하는 물질이 발견되는 등 연구와 사용범위가 늘어가고 있다.

구강마취약초로서의 사용은 이미 오래 전 고대 그리스인들이 그 시초임을 알 수 있다. 그들은 신선한 타래곤 잎 또는 뿌리를 씹으면 입안에 감각이 없어짐을 알았으며 이것을 치통치료에 응용하였다. 또한 타래곤의 마취작용로을 응용하여 여행 중에 발생하는 신체의 각종 거북한 증상을 해소하기도 하였다.

로마의 자연요법가인 프라이니(Pliny)는 장거리 여행의 피로를 예방하는 약초로 타래곤을 소개하기도 하였으며 이후 중세에는 순례자들이 그들의 신발에 '타래곤 가지'를 깔고 신은 기록을 볼 수 있는데 이것은 프라이니의 사용방법에서 연유한 것으로 볼 수 있다.

이 뿐만 아니라 고대에는 입안의 감각을 무디게 하는 약초로 사용되던 타래곤이 10세기경 아랍의 의사들에 의해서는 식욕을 자극하는 약초로 사용되기도 하였다.

중세 때 약초의 형상을 보고 효능을 추측하였던 '표시의 학설(The Doctrine of Signatures)'에 따라 본초가 들은 타래곤의 꾸불꾸불한 모양이 마치 뱀을 연상시키는 것으로 여겨 뱀에 물렸을 때 치료약초로 사용하였다. 이것은 수세기를 지내면서 공수병을 치료하는 약초로까지 확대하여 사용되었으며 이런 까닭으로 프랑스에서는 흔히 '용의 약초(Dragon Herbs)'라고 격상시킨 이름으로 부르기도 하였다. 그러나 17세기에 들어와서는 이러한 치료작용들이 타래곤의 주요기능에서 사라졌다.

타래곤은 말리는 과정에서 약효가 상실되어 치료효과를 기대할 수 없게 된다. 때문에 몇몇 본초학자들은 이 약초의 효능에 부정적 견해를 보이고 있으나 처리 방법에 따라 유효성분을 간직할 수 있으므로 크게 문제될 수는 없다.

오늘날에는 주로 이뇨, 소화촉진, 소화제 및 치통 등에 유용한 약초로 사용하고 있다.

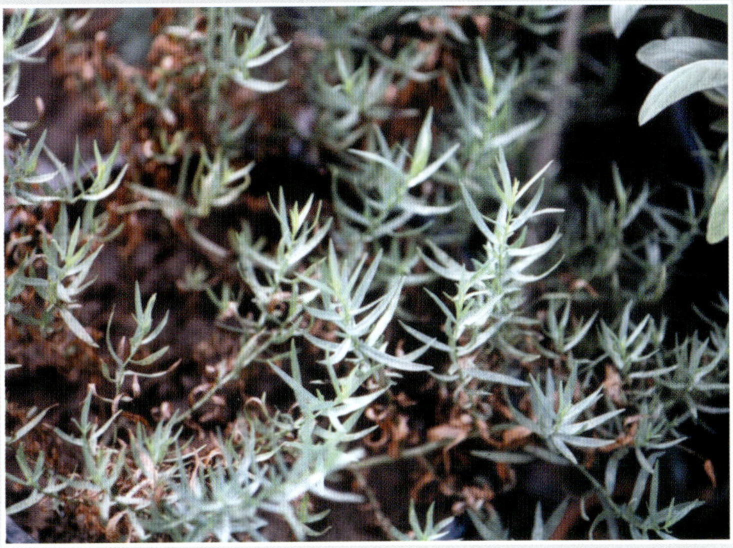

[주요기능]

- **마취 기능이 있다.**

  타래곤에는 정향유나 그외 다른 천연 자원으로부터 얻는 진통, 국소마취작용이 있는 유제놀(Eugenol)을 함유하고 있다. 이 물질은 특유의 정향(丁香)향기를 갖고 있으며 신맛이 강하다. 이것이 오랜 세월동안 치통에 타래곤이 효과가 있었음을 말해 주는 것이다.

- **감염 예방에 효과가 있다.**

  타래곤 오일은 질병의 원인이 되는 박테리아에 저항하는 기능이 있다(간단한 상처에는 신선한 타래곤을 문지르고 붕대를 감는다).

- **모세혈관의 벽을 튼튼히 한다.**

  타래곤 오일에는 모세혈관의 벽을 튼튼히 하는 루틴(Rutin)이라는 화학 물질을 포함하고 있다. 이 물질은 동맥 내의 침전물이 쌓이는 것을 방지하여 심장질환 및 중풍을 예방하는 효과가 있는 것으로 연구되었다. 1971년 발행된 전국 암협회 회보(Journal of the National Cancer Institute)에 의하면 타래곤의 '루틴'이라는 물질은 종양억제기능이 있는 것으로 동물실험에서 밝혀졌다.

이외에도 소화기능 및 식욕을 촉진한다.

[사용방법]

- 여름철에 지상 부위를 채취하여 사용한다. 잎은 얼렸다 쓰거나 또는 신선한 잎을 정기(Tincture)로 만들어 사용하는 것이 보다 효과적이다.
- 치통에는 신선한 잎을 적당량 씹으면 증상이 완화된다.
- 심장질환 예방에는 차로 하여 마시면 좋다. 2~3찻숟가락의 신선한 잎 또는 얼린 잎을 1컵의 끓인 물에 10~15분 가량 담갔다 하루에 3번 마신다.
- 정기는 1/2~1찻숟가락을 하루에 3번 마신다.

주의

- 임산부는 사용을 금한다.
- 전문가와 상의없이 다량을 사용하는 것은 금한다.
- 한 번에 4주 이상의 장기복용을 금한다.

타래곤은 미연방식품의약국(FDA)의 약초목록에 일반적으로 안전한 것으로 기록되어 있다. 2살 이하는 금하고 65세 이상은 적은 양에서 시작하며 많은 양을 장기간 사용할 때는 전문한의사와 상의한다.

참 고

- 타래곤은 러시안 타래곤(Russian Tarragon)과 프랜치 타래곤(French Tarragon) 2종류가 있으나 약용으로는 프랜치 타래곤을 절대적으로 쓰고 있다.

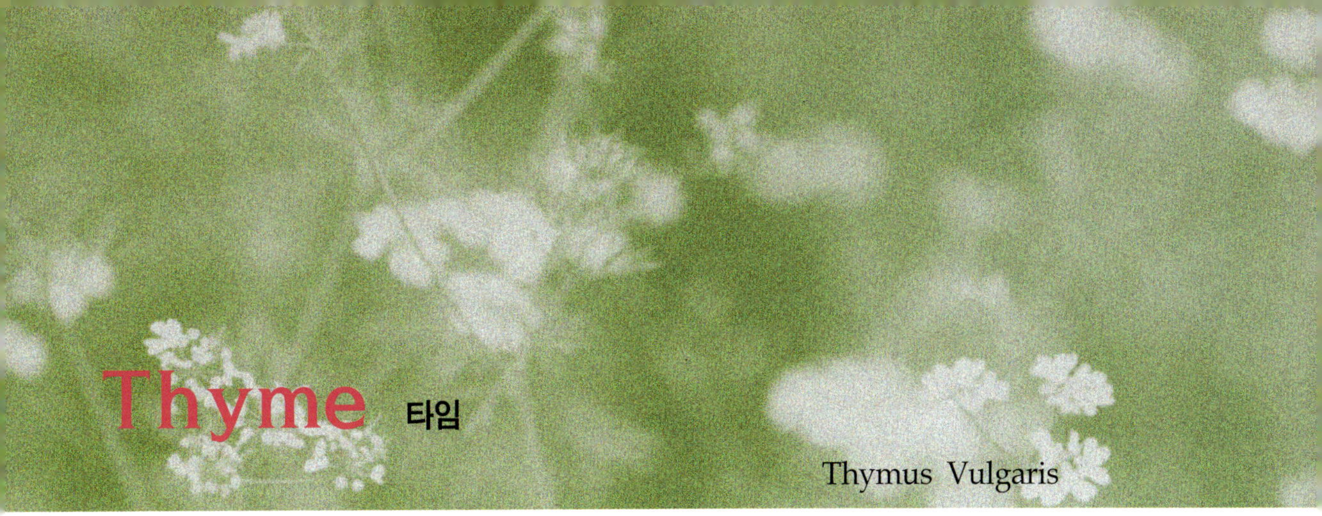

Thyme 타임

Thymus Vulgaris

세계를 움직이는 미국 대통령 뒤에는 백악관 뜰에서 키워 주방에서 사용하는 약초의 효력도 한 몫을 하는 것 같다. 그 중의 하나가 타임(Thyme)으로 백악관에서 사용할 뿐 아니라 많은 미국인들도 애용하고 있으며 어느 마켓을 가더라도 타임을 찾아볼 수 있다.

타임은 오랜 역사를 가진 약초이다. 중세의 십자군 원정 때에는 '용기의 표시'로도 썼다. 귀족의 여인네들이 호감이 가는 기사에게 타임으로 만든 목걸이를 걸어 주어 그들의 용기를 칭송하였다 한다. 아마도 여러분의 남편이나 연인이 멀리 출장갈 때 타임은 건강과 사랑의 정표가 될 것이다.

더욱이 타임은 수세기를 내려오는 동안 우울증 및 불면을 치료하는 약초로 써 왔다. 즉 베갯속(또는 가까이)에 타임을 넣고 잠을 청하면 이내 수면을 취할 수 있다하니 객지에서의 충분한 수면을 위하여 타임 향주머니(Thyme Sachet)를 만들어 선물하면 좋을 것이다.

타임은 삽미(澁味 : 떫으며 깔깔한 맛)를 함유한 수렴성 약재이다. 한방에서는 약재의 맛에 따라서 치료의 용도를 달리하고 있는데 예를 들면 매운맛은 피를 잘 돌게 하고, 단맛은 기운을 북돋우어주는 등의 기능을 갖고 있다.

역시 삽맛도 고유의 기능을 갖고 있는데, 즉 비정상적으로 우리 몸의 진액(땀, 정액, 혈액)이 흘러나오는 것을 방지하고, 오장육부가 자기의 위치에 있게끔 하는 역할을 담당하고 있다. 때문에 삽미는 지나치게 땀을 많이 흘린다던가 설사, 잦은 소변, 자궁탈수, 탈항 등에 이용할 수 있다. 이렇듯 삽미를 갖춘 타임은 위의 증상들에 사용할 수 있으며 특히 설사(Diarrhea)와 야뇨(Bed Wetting)에는 좋은 효과를 볼 수 있다.

타임은 또한 독특한 냄새를 품고 있다. 이것은 티몰(Thymol)이라는 성분으로 미생물의 발육과 증식을 저지하는 물질이다. 때문에 로즈메리(Rosemary)와 함께 육류의 부패를 방지하는데 널리 이용하며 입안을 헹구는 세척제(Mouthwash)에도 티몰(Thymol)을 사용하고 있다(입안 세척제로 유명한 리스터린(Listerine)은 티몰을 함유한 제품이다).

필자의 경험으로는 입냄새에는 차로 마시면 좋은 효과를 볼 수 있으며 입냄새는 많은 경우 소화불량 및 위열로 발생한다.

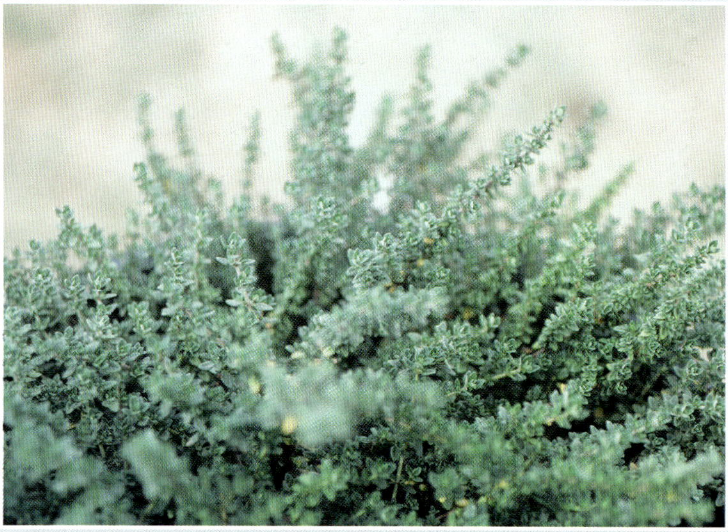

[주요기능]

- 위가 더부룩하고 식욕이 없을 때 위의 활동을 활성화시킨다.
- 가래 천식으로 인한 기침 등에 좋은 효과가 있다.
- 인후염, 편도선염에 효과가 있다.
- 월경통이나 가슴이 답답할 때 사용한다.
- 벌레퇴치뿐 아니라 물렸을 때에도 피부에 적용할 수 있다.

이외에도 어벌메디슨(Herbal Medicine)의 저자 버크만 박사(Dr.Buchman)는 옷장에 타임을 넣어두면 좀을 예방하는 효과가 탁월한 것을 경험을 통하여 밝혀놨으며, 16세기 때의 본초학자인 쟌 제라드(John Gerard)는 문둥병, 간질, 좌골신경통 등에 타임을 사용하였다.

[사용방법]

위가 거북하거나 기침 및 월경통에는 2찻숟가락을 1컵 정도의 끓인 물에 10분 정도 우려내서 하루에 3번 마신다(기호에 따라 꿀을 타서 먹어도 좋다).

인후염 편도염에는 차로 만들어 목을 헹구며(Gargle), 특히 목을 많이 사용하시는 목사님이나 선생님의 경우 목의 통증 예방과 치료에 효과가 좋다.

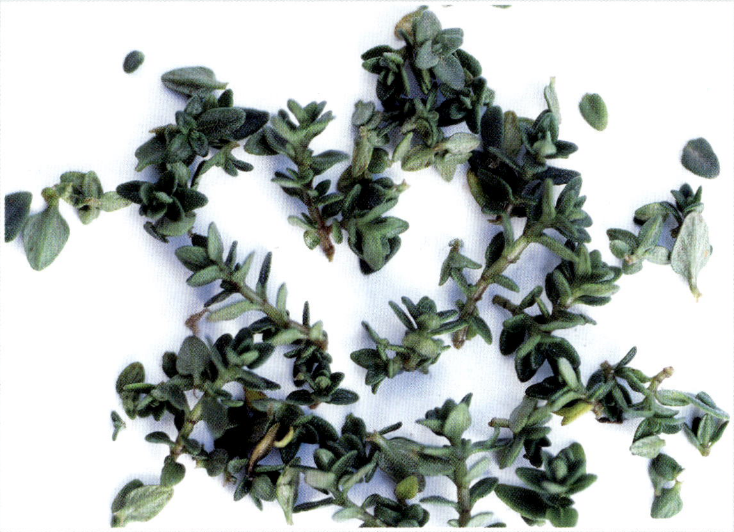

주의

■ 자궁수축의 원인이 될 수 있으므로 임산부는 신중히 사용한다.

타임 목욕 Thyme Bath

유럽사람들은 오랫동안 감기나 유행성 독감에 타임 목욕을 치료방법으로 사용하여 왔다. 타임 목욕은 어느 연령이건 좋으나 특히 노약자나 어린아이들한테 효과가 좋다. 이 방법은 목욕물을 통하여 피부로 약성이 흡수될 뿐 아니라 약 성분을 함유한 수증기를 자연스럽게 흡입하므로 효과가 빠르며 결과도 좋은 편이다.

[사용방법]

- 2컵의 말린 타임을 2쿼트(quarts)의 끓는 물에 넣고 바로 뚜껑을 닫는다(약 성분이 날아가는 것을 방지).
- 10~15분 담갔다가 타임을 걸러 낸 약물을 목욕물에 붓는다.
- 목욕물은 드러누우면 몸이 잠길 정도로 한다.

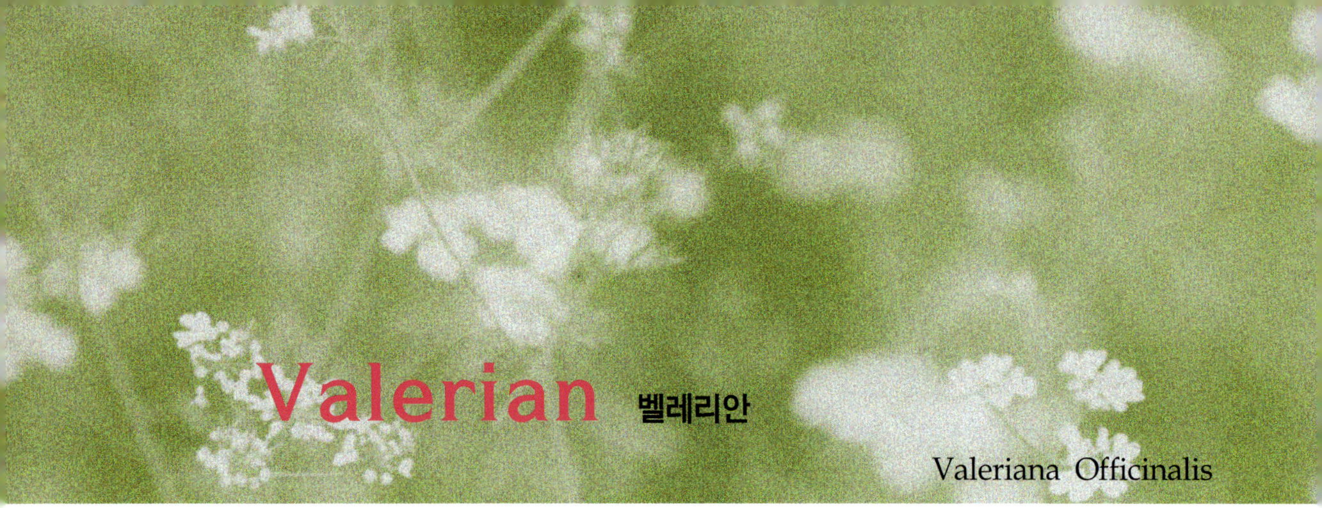

Valerian 벨레리안

Valeriana Officinalis

독일의 민간 전설로 내려오는 '파이드 파이퍼(Pied piper)'의 내용을 보면 한 피리꾼이 헤믈린(Hamelin)시가 쥐 때문에 어려움을 겪고 있을 때 기막힌 피리소리로 쥐떼를 시에서 꾀어내 베이저(Weser)강에 빠져 죽게 했으나 약속한 사례금을 주지 않자 다시 나타나 그의 피리소리로 온 시의 어린이를 꾀어내어 산 속의 동굴에 숨겼다는 내용을 담고 있다. 무책임한 약속을 하는 지도자에 대한 경종의 이야기라 할 수 있다. 이 피리꾼이 기막힌 피리소리로 쥐나 어린이에게 마력을 부렸다고 하나 초기 독일인의 민간 전승에서는 피리꾼을 유능한 본초학자로도 여겼는데 이는 그가 피리소리외에 벨레리안을 이용하여 최면을 걸었다는 것이다. 이러한 숨은 이야기를 갖고 있는 벨레리안은 다년생 초본으로 길이 40~100cm 정도 곧게 자라며 산지의 다소 습한 곳이나 그늘진 곳에서 자란다.

벨레리안은 수천년 동안 대중적인 약초로 사용되면서 신경안정제나 수면제로 주로 사용되었으며 고대 그리스에서는 소화제로, 요도의 문제를 치료하는 약초로 쓰였다. 서양에서는 17세기 이후 신경계통의 문제를 치료하는 기본약초로 사용되었는데, 예를 들면 간질, 히스테리, 불면 등에 일차적으로 적용할 수 있는 약초로 널리 명성을 얻게 되었다.

벨레리안은 라틴말로 '건강' 또는 '강함'에서 온 것으로 "건강"은 이 약초가 강력한 치료작용이 있음을 나타낸 말이며, "강함"은 뿌리의 냄새가 강한 것을 뜻한다 할 수 있다. 이러한 뿌리의 냄새는 마치 케케묵은 가죽냄새와 유사하여 고대의 디오스코리디스(Dioscorides), 프라이니(Pliny)같은 본초학자들은 '퓨(Phu 또는 Fu : 지독한 냄새를 표현하는 탄성을 말함)'라고도 불렀다. 아마 '쥐오줌풀'이라는 이명도 여기서 온 것이라 생각한다.

오늘날의 본초학자들은 일반적으로 데이비드 호프만(David Hoffmann)이 그의 저서 홀리스틱 어벌(Holistic Herbal)에서 제시한 "벨레리안은 긴장을 완화시키는 가장 좋은 약초 중의 하나이다"라고 하는 견해에 동감을 표시하고 있으며 최근에는 많은 본초학자들이 신경과민(Nervousness), 불면, 두통, 장경련, 스트레스 이완 등에 많이 추천하고 있다. 특히 약초의 연구뿐 아니라 사용 면에 있어서도 이곳 미국보다도 활발히 진행되고 있는 독일에서는 100여 종류 이상의 신경안정제나 수면제에 벨레리안이 사용되고 있으며 이들 중의 몇몇 약은 특별히 어린아이들을 위해 처방되어진 것도 있다.

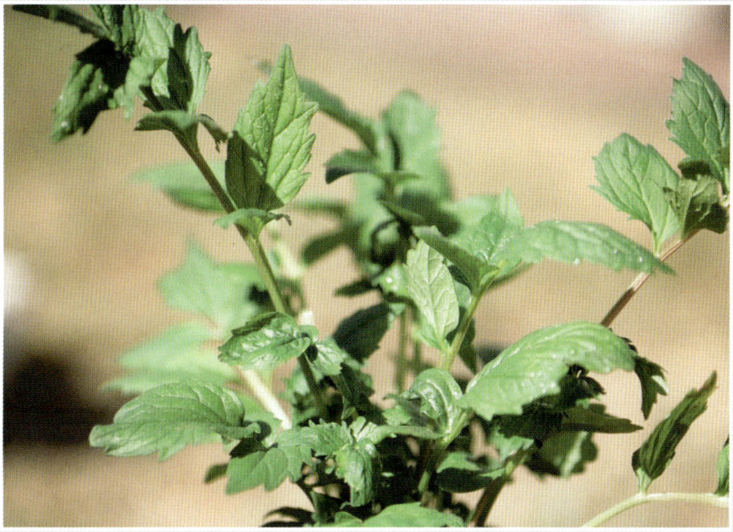

벨레리안은 비록 신경안정제로 나와 있는 벨륨(Valium)과는 화학적으로 연관되어 있지 않지만 '19세기의 벨륨'이라는 별명을 가지고 있다. 실지로 벨륨은 벨레리언을 위해 이름 지어진 것으로 말할 수 있으며 벨레리안은 벨륨을 대용해 쓸 수 있는 안전하고 부작용 없는 자연 신경안정제라 할 수 있다. 이런 까닭으로 수세기 동안 본초학자들은 벨레리안을 공포와 불안 등을 치료하는데 써왔으며 오늘날의 조제약과는 달리 중독성이 없는 강점을 가지고 있다.

[주요기능]

벨레리안은 모든 부위에 발레포트리아티스(Valepotriates)라 불리는 신경안정물질을 포함하고 있는데, 특히 뿌리에 가장 많이 포함하고 있다. 이런 발레포트리아티스는 물에는 용해되지 않는다. 그러나 많은 벨레리안 수면제는 물을 기초로 만들어진 것으로, 이 뜻은 유효성분이 포함되지 않은 것으로도 볼 수 있는 것이다. 때문에 약초를 비평하는 사람들은 벨레리안은 효용 없는 것으로 판단하였었다. 그러나 1981년 한 연구가에 의해 벨레리안에서 명백한 신경안정기능을 나타내는 여러 종류의 물에 녹는 화학물질이 발견되었으며 이것은 이 약초의 효능에서뿐만 아니라 전통적으로 사용되었던 신경안정제나 수면제로서의 오랜 사용을 뒷받침하게 되었다.

- **신경안정기능이 탁월하다.**

한 실험에서 연구자가 128명의 불면으로 고통받는 환자에게 한 조는 400mg의 벨레리안 뿌리

추출물을 주고, 다른 한 조는 속임약(Placebo)을 준 결과 약초를 취한 조에서 현저한 치료효과가 있었으며 더욱이 수면의 질도 양호하였으며 아침에 어지러운 증상도 없었음이 나타났다. 이와 유사한 다른 실험에서도 비슷한 결과가 나타났는데 이것은 이 약초의 신경안정기능이 안전하고 효과가 있음을 나타내는 것이라 할 수 있다.

- **혈압을 내리는 기능이 있다.**

동물실험에서 벨레리안은 혈압을 감소시키는 것으로 나타났다. 동물실험 연구가 인간에게 꼭 적용되는 것은 아니나 당신의 혈압이 높다면 담당의사와 상의하여 전체적인 치료에 응용할 수 있다.

- **항경련 효과가 있다.**

이것은 이 약초를 전통적으로 간질에 사용한 근거를 제시해 주는 것이다.

- **월경 전 종합증후군을 완화시킨다.**

[사용방법]

수면 전에 1~2찻숟가락의 갈아 말린 뿌리를 뜨거운 물에 10분 정도 우린 다음 마신다. 발레리안은 맛이 좋지 않은 까닭에 꿀이나, 레몬을 타서 맛을 개선해 복용해도 좋다(일반 약국이나, 건강 식품점에서 캡슐로도 구할 수 있다).

주의

■ 벨레리안은 일반적으로 안전한 약이나 수면의 효과가 있으므로 운전 전에는 복용을 피한다. 과량 복용은 심장의 박동을 약하게 할 수 있다. 만약 복용 중 위장 불안을 경험하였다면 정해진 양을 식사시간에 다시 맞추어 복용한다.

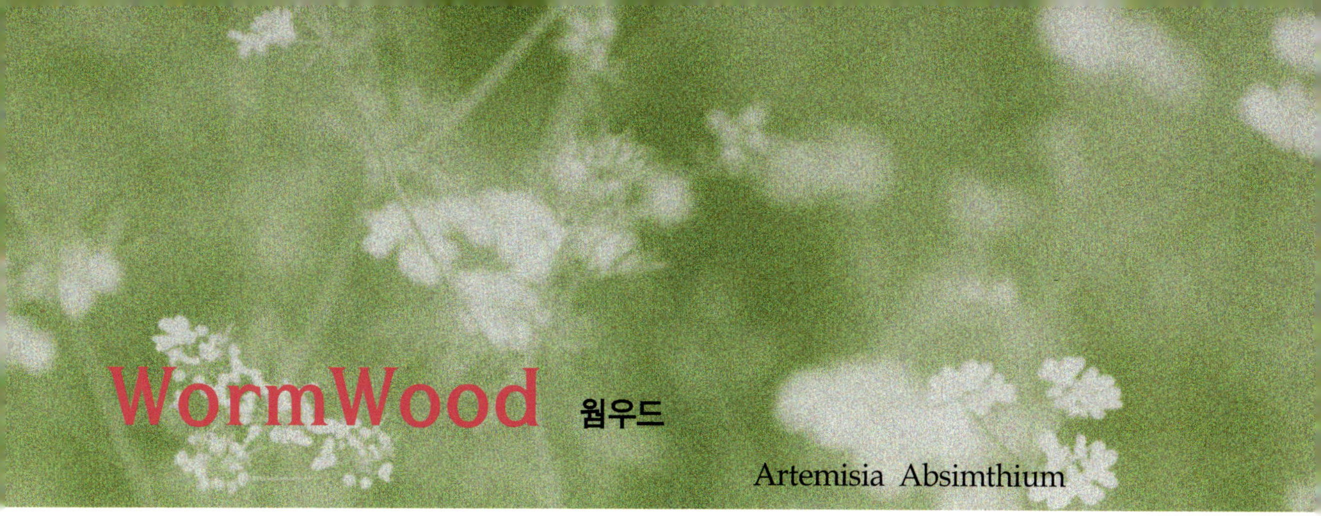

WormWood 웜우드

Artemisia Absimthium

[대표적 식욕 촉진제, 변비에 적용]

많은 약초들이 대개는 쓴맛을 가지고 있지만 웜우드(WormWood)만큼 쓴맛이 강한 약초는 흔하지 않다. '압신티움(Absinthium)'이라는 학명은 '단맛을 배제한'이라는 뜻이고 보면 가히 쓴맛의 정도를 짐작할 수 있겠다. 웜우드는 다년생 약초로 길가에서도 자주 볼 수 있는 생활 속의 서양 약초이다. 유럽이 원산지로 현재는 중앙아시아 뿐 아니라 미국의 동부를 중심으로 각 지역에서 재배되고 있다. 과거에는 향료식물의 잎, 뿌리, 나무껍질, 버터(Butter) 및 그 밖의 향료로 맛을 낸 '베르무트(Vermouth)'라는 백포도주의 주요 향미로써 뿐만 아니라, 많은 알코올성 음료에 독특한 향과 쓴맛을 내는데 이용되었다. 웜우드는 소화기관에 대한 강장작용이 특별한 약초이다. 특히 위장과 담의 기능을 촉진시키는 대표적 약초로 적은 양의 웜우드라 할지라도 그 쓴맛은 치료효과에 상당한 영향력을 발휘한다. 웜우드의 치료성분 및 효능에 관한 연구는 대부분 1970년도에 이루어진 것으로 많은 함유물들이 대개 쓴맛을 가지고 있으며 이런 물질들이 혀의 미각수용체를 자극해 위에 영향을 주어 소화액 분비를 촉진시킨다. 또한 염증을 예방하고 종양억제작용과 강력한 살충작용은 웜우드의 또 다른 특징이라 할 수 있다. 약초로 사용되는 많은 식물들의 이름을 볼 것 같으면 대개는 약초들이 전통적으로 사용되어 온 치료 작용을 나타내기도 하는데 웜우드 즉 '벌레식물'로 번역되는 이 약초 역시 장내의 각종 기생충을 박멸하는 특이한 약초임을 이름을 통해서도 알 수 있다.

20세기 초 약초 분야에서 괄목할만한 활약을 하였던 '백 투 이든(Back to Eden)'의 저자 제트로 클라스(Jethro Kloss)는 그의 저서에 "담즙 분비를 촉진하며 간질환, 황달, 간헐적인 열 등에 훌륭한 치료약"으로 웜우드를 소개하였으며 이에 더하여 "만성 설사, 대하 및 식욕부진, 소화불량 등에 효과가 탁월함"을 기록하였다. 그는 또한 각 질환에 따른 사용방법을 구체적으로 기술하였는데 웜우드 오일(Wormwood Oil)을 알코올에 섞어서 사용하면 삐거나 멍들거나, 요통 등에 효과가 있음을 시사하였고, 발효시킨 웜우드 차는 관절염, 부종, 염좌(Sprain)에 사용하기도 하였다. 오늘날도 많은 본초학자들이 전통적인 방법을 상용하고 있으며, 이외에도 웜우드 오일을 이용해 심장의 기능을 강화시켜 혈액순환을 촉진시키기도 하며, 차는 분만시의 통증을 감소시키는 약차로 이용하고 있다.

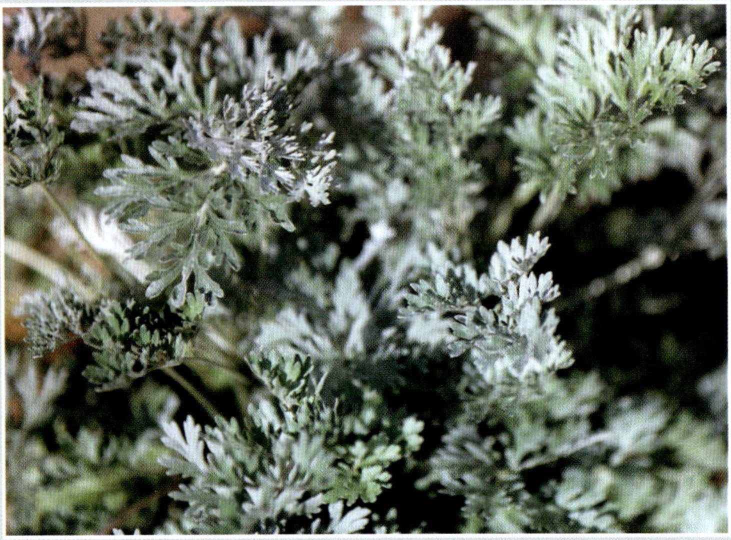

[주요기능]

- **식욕 및 소화촉진 기능이 뛰어나며 영양성 빈혈에 사용한다.**

  웜우드의 소화도에 대한 작용은 수세기를 내려오면서 경험과 과학적으로 증명된 기능으로 위산과 담즙 분비를 촉진하므로 소화기능을 강화한다. 때문에 영양분의 흡수가 증가되어 영양성 빈혈에 치료효과가 우수하다. 또한 복부팽만감, 가스 등을 해소시켜 위장을 편안케 하며, 특히 정기적으로 웜우드 정기(Tincture)를 만들어 복용하면 소화기능을 강화시켜, 수술 후 또는 큰 병을 앓고 난 후의 신체 각종 기능을 빨리 회복시킨다.

- **각종 해충박멸에 효과가 우수하다.**

  상업용 제품의 화학 해충퇴치약(Insect Repellent)은 피부에 거북함을 느끼게 하나 웜우드는 보다 쾌적하게 피부에 적용할 수 있다.

- **변비치료에 사용한다.**

  대부분의 고미 약초들이 변비치료에 쓰이며 웜우드 역시 짧은 기간에 안전하게 사용할 수 있다.

이외에도 비만, 차멀미, 월경통 등에 사용하며 내복 또는 외용으로 모발의 탈락을 억제하는 기능이 있고 비타민 B 복합체, 비타민 C, 칼슘, 포타슘 등을 함유하고 있다.

[사용방법]

웜우드는 가을에 뿌리를 갈라 번식시키며 또한 씨를 뿌려 키우기도 한다. 약재는 늦은 여름에 지상 부위를 채취해 그늘에 말렸다 사용한다.

- 1~2찻숟가락의 말린 약초를 1컵의 끓인 물에 10~15분 가량 담갔다 하루 2번 나누어 마신다. 변비에는 1컵을 다 마시며 맛이 유난히 쓰므로 꿀 또는 레몬을 타서 마셔도 좋다.
- 정기(Tincture)는 만성소화불량 및 영양성 빈혈에 적은 양으로도 효과를 볼 수 있다. 1/2찻숟가락을 식사 전에 마시거나 또는 8~10방울 정도의 정기를 각설탕(Sugar Cube)에 떨어트려 먹어도 된다.

주의

- 임산부는 사용을 금한다.
- 일반적으로 4~5주의 복용을 1료정(치료기간)으로 하므로 장기간 복용시에는 전문한의사와 상의한다.
- 순수한 웜우드 오일은 독성이 강하므로 내복을 금한다.

참 고

- 웜우드는 19세기 이탈리아, 프랑스, 스위스 등지에서 매우 유행했던 알코올 음료인 '압신트(Absinthe)'의 기본원료로 사용되었으나 각종 부작용 및 탐닉현상이 발견되면서 금지가 된 음료수이다.

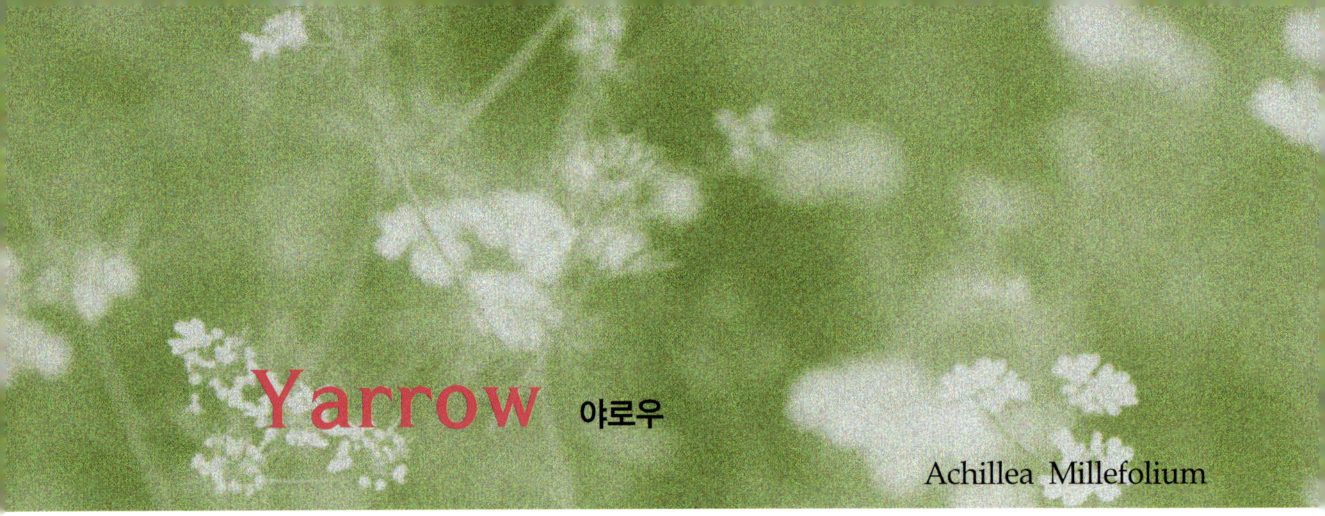

Yarrow 야로우

Achillea Millefolium

야로우는 엉거시과에 속하는 다년생 약초로 밀포일(Milfoil)이라는 이름으로도 널리 알려졌다. 밀포일은 라틴어에서 유래한 것으로 "많은 조그만 잎으로 이루어졌다"는 의미로 잎사귀의 모양을 보고 이렇게 이름하였다(학명에서 보듯이 mille(밀레)는 thousand, folium(포리움)은 leaf의 뜻이다). 이러한 잎사귀의 사용은 수천년의 역사를 가지고 있다.

고대 그리스 신화에 나오는 트로이 전쟁(Trojan war)은 그리스신화에 나오는 트로이군 사이에 벌어졌던 10년간의 전쟁으로 이 전쟁의 영웅으로 알려진 아킬레스(Achilles)는 동료 군사들의 상처에 야로우의 잎사귀를 사용하여 출혈을 멎게 하였다는 전설이 내려오고 있다. 과학의 발달로 아킬레스의 야로우 사용이 타당한 근거가 있음이 밝혀졌는데, 즉 지혈(止血)을 돕고 통증을 완화하며 염증을 방지하는 물질이 함유되어 상처치료에 효과가 우수함이 증명되었다.

동양에서는 야로우를 영초(靈草), 일지호(一枝蒿), 시초(蓍草)로 불렀다. 특히 동양 최고의 지혜서라 할 수 있는 주역(周易)에서는 야로우의 곧은 가지 50개를 말려 역점(易占)을 치는데 사용하였으며(시초점이라고도 함) 후세에 와서는 곧은 '야로우'를 구하기 힘들어지자 대조각(서죽 : 筮竹)으로 대신 만들어 쓰거나 간단하게 동전을 사용하기도 했다.

인도의 전통의술인 아유얼베다(Ayurveda)에서는 '열(Fever)'을 내리는 중요한 약초로도 사용하고 있다. 이렇듯 야로우는 동서양을 막론하고 여러 방면으로 많이 사용을 하였으며 치료 약초로서의 발전 또한 시대에 따라 지속적으로 이루어졌다.

고대 로마군의 의사로 있었던 디오스코리디스(Dioscorides)는 상처에 잎사귀를 찧어서 문지르기를 권하였고, 16세기의 본초학자인 쟌제라드(John Gerard)는 얼굴이 붓거나 몸이 붓는 현상 등에 사용하였으며, 17세기 때의 잔 파킨슨(John Parkinson)은 "코의 출혈을 멈추게 하는 확실한 약초"로 칭찬을 하였다. 같은 시대의 니콜라스 컬페퍼(Nicholas Culpepper)는 "급격한 출혈을 방지하며, 또한 염증과 궤양에 좋은 약초로 특별히 치질에 탁월한 효과를 발휘한다"고 그의 책에 기록을 하였다. 유럽의 개척자들이 북미에 들어가 원주민에게 '야로우'를 소개한 이후 그들은 약초의 사용을 상처치료 뿐 아니라 각종 화상, 내복으로는 감기, 인후통, 관절염, 치통, 불면, 소화불량 등에 적용 발전시켰다.

19세기의 약초사용은 절충학파에 의하여 많이 사용되어졌다. 절충학파들은 야로우를 혈관을 튼

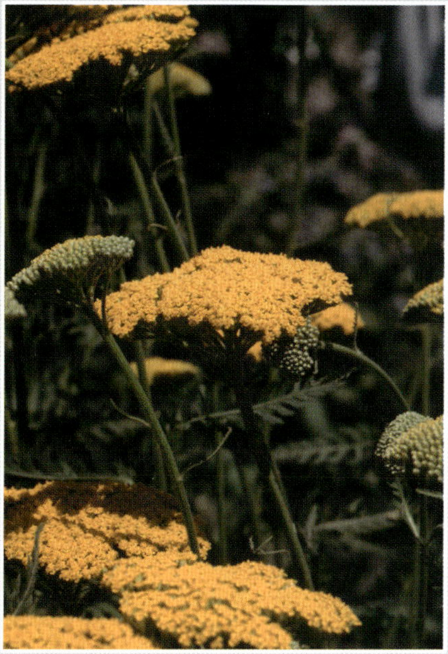

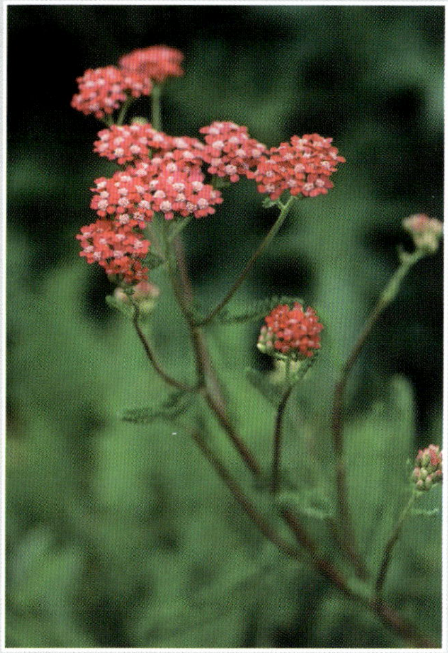

튼하게 하는데도 이용하였으나 전통적으로 사용된 상처 치료 등에 대하여는 경시한 것을 볼 수 있다. 절충학파의 교과서로 쓰고 있는 '킹스 미국의약품 해설서(King's American Dispensatory : John King이 편집하였으며 인디언이 사용한 약초를 최초로 편집한 해설서)'에는 혈뇨(Hemorrhoids), 실금(Incontinence), 치질, 월경통, 설사, 이질 및 각종 가벼운 출혈에 사용하는 약초라 하였다. 현대의 본초학자인 스티븐 포스터(Steven Foster)는 '야로우는 약초붕대'라 하여 상처에 대한 치료효과가 우수하다는 것을 말하였다.

이외에도 여러 본초학자들은 인도의 전통의술에서와 같이 '열'을 내리거나 또는 요도감염, 소화촉진제로 많이 사용하고 있다.

[주요기능]

만약 아킬레스가 취약한 뒤꿈치에 상처를 당했을 때 야로우를 한 손에 쥐고 있었더라면 트로이 전쟁에서 틀림없이 살았을 것이다.

- **상처치료에 탁월한 효과가 있다.**

  야로우에는 수종의 치료성분을 함유하고 있다. 피의 응고를 촉진하는 아킬린(Achillin)을 비롯하여 염증을 방지하고, 통증을 완화하는 캠퍼(Camphor : 장뇌) 및 미생물의 발육과 증식을 저지하는 물질인 탄닌(Tannin), 시네올(Cineol) 등 많은 성분을 함유하고 있어 외상으로 인한 출혈에 효과가 우수하다.

- **소화기능을 돕는다.**
  야로우는 카모밀(Chamomile)과 마찬가지로 소화도의 평활근에 작용하여 경련을 방지하고 소화를 돕는다.

- **월경통을 완화시킨다.**
  소화도의 경련을 방지할 뿐만 아니라 자궁의 경련도 완화시키므로 월경통에 좋은 효과를 나타낸다.

- **진정제로서의 기능이 있다.**
  야로우에 함유된 소량의 투존(Thujone)이라는 방향성 물질은 최면성의 물질로 전통적으로 야로우가 진정제로서의 역할을 해온 것에 대한 설명이 될 수 있다.

- **벌레퇴치약으로 상당한 효력을 가지고 있다.**
  야로우를 차로 만들어 노출된 피부에 뿌리거나 꽃을 문지르면 모기, 날파리 등의 접근을 막을 수 있다.

- **입안이 헐어 쓰라린 경우에도 차로 만들어 입안을 씻어내면 치료를 촉진한다.**

이외에도 동물실험에서 야로우가 유독한 화학 물질로부터 간(Liver)을 보호하는 것으로 나타났으며 인도의 한 연구결과에서도 야로우가 간염(Hepatitis)치료를 돕는 것으로 나타났다.

[사용방법]

야로우는 지상부의 잎, 줄기, 꽃을 모두 사용한다.

- 내복 : 1~2찻숟가락의 말린 약초를 1컵 정도의 끓인 물에 10~15분 담갔다 하루에 3컵 마신다. 야로우는 맛이 쓰고 쏘는 듯한 느낌이 있다. 때문에 꿀이나 레몬을 섞어 맛을 개선하여 마셔도 좋으며 또는 감초(甘草)나 다른 약초와 섞어서 사용할 수도 있다.
- 외용 : 짓찧어서 환부에 붙인다.

주의

- 임산부와 2살 이하는 금하며 2살 이상의 어린아이와 65세 이상은 적은 양에서 시작하여 필요에 따라 양을 늘린다.
- 꽃가루에 의한 과민 반응이 있는 경우 사용 전 한의사나 본초학자와 상의한다.

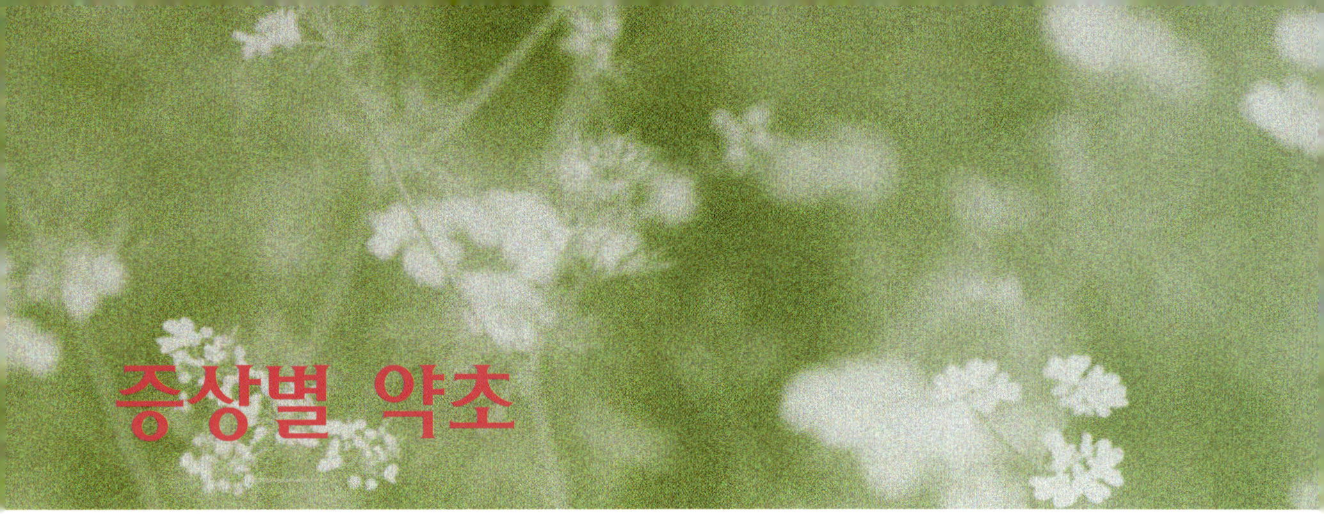

증상별 약초

- **간질환** : Angelica, Dandelion, Milk thistle, Mint
- **감염** : Bay, Echinacea, Goldenseal, Pau'D Arco, Tarragon
- **건망증** : Hawthorn, Rosemary, Sage
- **건선** : Gotu kola
- **고혈압** : Cascara sagrada, Dandelion, Horehound, Evening prim rose, Feverfew, Valerian, Hawthorn, Motherwort, Parsley, Rue
- **관절질환** : Angelica, Bay, Feverfew
- **당뇨** : Pau' D Arco, Marshmallow, Sage, Savory
- **벌레퇴치** : Pennyroyal, Rosemary, Yarrow
- **변비** : Aloevera, Angelica, Burdock, Cascara Sagrada, Horehound, Psyllium, Senna, Wormwood
- **부인과(월경)** : Bay, Catnip, Chives, Dandelion, Evening prim rose, Feverfew, Yarrow, Mugwort, Hawthorn, Lady's mantle
- **불면** : Thyme, Chamomile, Valerian
- **비듬** : Rosemary
- **상처, 화상** : Aloevera, Bay, Calendura, Comfrey, Gotukola, Lavender, Yarrow
- **설사** : Psyllium
- **성기능강화** : Sawpalmetto, Goldenseal, Rue, Savory
- **소화기질환** : Borage, Angelica, Calendura, Catnip, Goldenseal, Papaya, Chamomile, Chives, Fennel, Feverfew, Ground IVY, Thyme, Wormwood, Yarrow, Marjoram
- **신경성질환** : Bay, Chamomile, Feverfew, Gotu kola, Passion flower, Skullcap

- **심혈관질환** : Angelica, Burdock, Evening primrose, Hawthorn, Motherwort, Tarragon
- **알러지 면역 기능** : Basil, Echinacea, Evening prim rose, Goldenseal, Pau'D Arco, Gotu kola, Parsley
- **암** : Burdock, Cascara sagrada, Hop, Parsley, Pau'D Arco
- **에이즈** : St Jonn's wort
- **우울증** : St Jonn's wort, Lavender, Chamomile, Thyme
- **전립선** : Sawpalmetto, Pau 'D Arco
- **중풍 예방** : Tarragon
- **체중조절** : Burdock, Dandelion, Wormwood, Evening prim rose
- **콜로에스테롤 저하** : Evening prim rose, Fenugreek, Foti, Hawthorn, Psyllium, Skyllcup
- **통증** : Passion flower, Echinacea, Goldenseal
- **통풍** : Horsetail
- **편두통, 두통** : Feverfew, Evening prim rose, Pennyroyal, Valerian
- **피부질환** : Aloevera, Basil, Burdock, Calendura
- **호흡기질환** : Borage, Catnip, Coltsfoot, Hawthorn, Oregano, Hyssop, Eveningprim rose, Horehound, Mullein

[References]

- Magic and Medicine of Plants / Reader's Digest
- Today's Herbal Health / Louise Tenney
- Back to Eden / Jethro Kloss
- Culpeper's complete Herbal / Foulsham
- Healing Herbal Remedies / Jason Elias, MA. L.Ac. and Shelagh Ryan Masline
- The Herb Book / John Lust
- Encyclopedia of Natural Medicine / Michael Murray, N.D. and Joseph Pizzornos, N.D.
- The Healing Herbs / Michael Castleman
- Aromatherapy Work Book / Marcel Lavabre
- Aromatherapy / Erich Keller
- The Essential Aromatherapy Book / Carole McGilvery and Jimi Reed
- A Modern Herbal / Mrs. M. Grieve
- The Herbalist / Joseph E. Meyer
- The Rodale Herb Book / Edited by William H. Hylton
- Herbal Emissaries / Steven Foster and Yue Chongxi
- Herbalism / Frank J. Lipp
- Growing & Using the Healing Herbs / Gaea and Shandor Weiss
- Gerard's Herbal / Edited by Marcus Woodward
- Herbs Growing, Drying and Using Herbs~ from cooking to cosmetics / Marshall Cavendish
- Herbal Medicine / Dian Dincin and Buchman, PH.D.
- Heinerman's Encyclopedia of Fruits, Vegetables, and Herbs / John Heinerman
- The Doctor's Complete Guide to Healing Herbs / David Kessler, M.D., with Sheila Buff
- Culpepper's Herbal Remedies / Dr. Nicholas Culpepper
- Nature's Healing Grass / H.E. Kirschner, M.D.
- Herbal Medicine / Anne Mcintyre
- Holistic Herbal / David Hoffman
- Sunset Herbs / Sunset Publishing Corporation
- Herbs for Common Ailments / Anne Mcintyre
- Rodale's Successful Organic Gardening Herbs / Rodale

- Flower Essences / Machaelle Small Wright
- Nature's Healing Herbs / James Edmond O'Brien
- Chinese System of Food Cures / Henry C. Lui
- Chinese Herbal Medicine / Dan Benskey and Andrew Gamble with Ted Kaptchuk
- Homeopathy Beyond Flat Earth Medicine / Timothy R. Dooley, N.D., M.D.
- The Random House Dictionary of the English Language / Random House, Inc and Si-Sa-Yong-Oh-Sa, Inc
- 中藥學 / 上海科學技術出版社
- 中藥學 / 人民衛生出版社
- 中藥大辭典 上 下
- 약이되는 야생초 / 김태정
- 영한의학 사전 / 이우주 엮음

한의사가 꼭 알아야 할 **서양약초**

인　　쇄　2008년 1월 10일
발　　행　2008년 1월 15일
저　　자　홍대선
발 행 인　김정찬
발 행 처　도서출판 정담
주　　소　서울특별시 송파구 가락동 10-2 동원빌딩 4층
전　　화　443-2683, 2791
팩　　스　430-7370
홈페이지　www.jdb.co.kr
등　　록　제 22-135호
정　　가　35,000원

ISBN 978-89-8085-401-1

미국내 구입처 : Jungdam USA
TEL : 714-697-3060
213-675-5000